JN275060

シリーズ編集

野村総一郎 防衛医科大学校病院・病院長
中村 純 産業医科大学医学部精神医学・教授
青木省三 川崎医科大学精神科学・教授
朝田 隆 筑波大学医学医療系精神医学・教授
水野雅文 東邦大学医学部精神神経医学・教授

● 精神科臨床エキスパート

依存と嗜癖
どう理解し、どう対処するか

編集

和田 清

国立精神・神経医療研究センター精神保健研究所 薬物依存研究部・部長

医学書院

〈精神科臨床エキスパート〉
依存と嗜癖――どう理解し,どう対処するか

| 発　　行 | 2013年5月15日　第1版第1刷Ⓒ |

シリーズ編集　野村総一郎・中村　純・青木省三・
　　　　　　　朝田　隆・水野雅文
編　　集　　和田　清
発 行 者　　株式会社　医学書院
　　　　　　代表取締役　金原　優
　　　　　　〒113-8719　東京都文京区本郷1-28-23
　　　　　　電話 03-3817-5600(社内案内)
印刷・製本　三美印刷

本書の複製権・翻訳権・上映権・譲渡権・公衆送信権(送信可能化権を含む)
は(株)医学書院が保有します.

ISBN978-4-260-01795-4

本書を無断で複製する行為(複写,スキャン,デジタルデータ化など)は,「私
的使用のための複製」など著作権法上の限られた例外を除き禁じられています.
大学,病院,診療所,企業などにおいて,業務上使用する目的(診療,研究活
動を含む)で上記の行為を行うことは,その使用範囲が内部的であっても,私
的使用には該当せず,違法です.また私的使用に該当する場合であっても,代行
業者等の第三者に依頼して上記の行為を行うことは違法となります.

JCOPY　〈(社)出版者著作権管理機構　委託出版物〉
本書の無断複写は著作権法上での例外を除き禁じられています.
複写される場合は,そのつど事前に,(社)出版者著作権管理機構
(電話 03-3513-6969,FAX 03-3513-6979,info@jcopy.or.jp)の
許諾を得てください.

■執筆者一覧

宮田　久嗣	東京慈恵会医科大学精神医学講座・教授
廣中　直行	三菱化学メディエンス株式会社・薬理研究部・研究員
成瀬　暢也	埼玉県立精神医療センター・副病院長
梅野　充	都立松沢病院・精神科医長
松本　俊彦	国立精神・神経医療研究センター精神保健研究所薬物依存研究部・診断治療開発研究室長
小林　桜児	神奈川県立精神医療センター・せりがや病院
松下　幸生	久里浜医療センター・副院長
樋口　進	久里浜医療センター・院長
森田　展彰	筑波大学医学医療系・准教授
嶋根　卓也	国立精神・神経医療研究センター精神保健研究所薬物依存研究部・心理社会研究室長
日高　庸晴	宝塚大学看護学部・准教授
近藤あゆみ	新潟医療福祉大学社会福祉学部・准教授
田辺　等	北海道立精神保健福祉センター・所長
佐藤　拓	成瀬メンタルクリニック・院長
中山　秀紀	久里浜医療センター・精神科
三原　聡子	久里浜医療センター・インターネット依存専門外来
栗坪　千明	特定非営利活動法人栃木DARC・理事長
中村　努	認定NPO法人ワンデーポート・理事

（執筆順）

■ 精神科臨床エキスパートシリーズ 刊行にあたって

　近年，精神科医療に寄せられる市民の期待や要望がかつてないほどの高まりを見せている．2011年7月，厚生労働省は，精神疾患をがん，脳卒中，心臓病，糖尿病と並ぶ「5大疾患」と位置づけ，重点対策を行うことを決めた．患者数や社会的な影響の大きさを考えると当然な措置ではあるが，「5大疾患」治療の一翼を担うことになった精神科医，精神科医療関係者の責務はこれまで以上に重いと言えよう．一方，2005年より日本精神神経学会においても専門医制度が導入されるなど，精神科医の臨床技能には近時ますます高い水準が求められている．臨床の現場では日々新たな課題や困難な状況が生じており，最善の診療を行うためには常に知識や技能を更新し続けることが必要である．しかし，教科書や診療ガイドラインから得られる知識だけではカバーできない，本当に知りたい臨床上のノウハウや情報を得るのはなかなか容易なことではない．

　このような現状を踏まえ，われわれは《精神科臨床エキスパート》という新シリーズを企画・刊行することになった．本シリーズの編集方針は，単純明快である．現在，精神科臨床の現場で最も知識・情報が必要とされているテーマについて，その道のエキスパートに診療の真髄を惜しみなく披露していただき，未来のエキスパートを目指す読者に供しようというものである．もちろん，エビデンスを踏まえたうえでということになるが，われわれが欲して止まないのは，エビデンスの枠を超えたエキスパートの臨床知である．真摯に臨床に取り組む精神科医療者の多くが感じる疑問へのヒントや，教科書やガイドラインには書ききれない現場でのノウハウがわかりやすく解説され，明日からすぐに臨床の役に立つ書籍シリーズをわれわれは目指したい．また，このような企画趣旨から，本シリーズには必ずしも「正解」が示されるわけではない．執筆者が日々悩み，工夫を重ねていることが，発展途上の「考える素材」として提供されることもあり得よう．読者の方々にも一緒に考えながら，読み進んでいただきたい．

　企画趣旨からすると当然のことではあるが，本シリーズの執筆を担うのは第一線で活躍する"エキスパート"の精神科医である．日々ご多忙ななか，快くご執筆を引き受けていただいた皆様に御礼申し上げたいと思う．

本シリーズがエキスパートを目指す精神科医，精神科医療者にとって何らかの指針となり，目の前の患者さんのために役立てていただければ，シリーズ編者一同，望外の喜びである．

　2011 年 9 月

シリーズ編集　野村総一郎
中村　　純
青木　省三
朝田　　隆
水野　雅文

■序

　グローバル化の進展と，それに相反するかのような社会基盤の不安定化の進行の中で，社会は閉塞感に充ち満ちております．その裏返しのように，「癒やし」や「回復」といった視点が求められる今日です．その背景には，1999年に世界保健機関（WHO）が定義した健康の概念『健康とは身体的・精神的・スピリチュアル・社会的に完全に良好な動的状態であり，たんに病気あるいは虚弱でないことではない』の「スピリチュアル」の影響もありそうです．

　従来，「依存症」という概念はWHOによる「依存（dependence）」の定義に基づいた，アルコールを含めた物質（ないしは薬物）依存症（症候群）だけでした．しかし，世の中では，「ギャンブル依存」「インターネット依存」「買い物依存」など，何でもかんでもが依存と呼ばれる傾向が続いています．

　そもそも，わが国では依存という言葉は「他によりかかって存在すること」という意味合いで，人間関係のあり方の面からみた人間存在様式を表現する言葉として使われてきたように思います．そのような意味では，「ギャンブル依存」「インターネット依存」「買い物依存」という表現は，自然に理解されうる言い回しだろうと思われます．

　ただし，「疾患」として考えるときには，依存とはWHOによる定義をその出発点とする必要があります．結果的に，依存とは物質（ないしは薬物）依存だけであることを理解しておく必要があります．一方，疾患としての依存ではない「ギャンブル依存」「インターネット依存」「買い物依存」などの行為への「のめり込み」は「プロセス依存」と呼ばれてきました．物質依存とは，その個人の病理に関わりなく，その物質を使い続けることによって，結果的にどのような人にでも陥りうる疾患です．一方，プロセス依存では，その行為自体には普遍的作用はなく，個々人の病理が「のめり込み」への原因になります．ここに，物質依存とプロセス依存の明らかな違いがあります．ただし，物質依存でも，その物質の使い始めと依存が成立するまで使い続ける過程には，個人の病理が大きく影響していることは否めません．そこで使用される便利な概念が「嗜癖（addiction）」です．「嗜癖」とは，物質依存とプロセス依存とを包括する概念であると考えるとよいかもしれません．

　そもそも，精神医学にとって何をどこまで「疾患」と考えるかは重要な問題ではあります．しかし，抽象的概念論には関係なく，依存であれ嗜癖であれ，それに陥っている人たちがいるのは事実です．2013年5月に公表される予定のDSM-5では，従来

の「物質関連障害(Substance-Related Disorders)」は,「ギャンブル障害(Gambling Disorder)」を含めた「物質関連障害と嗜癖性障害(Substance-Related and Addictive Disorders)」に変わると聞いています.

　《精神科臨床エキスパート》シリーズの1冊である本書では,これら「依存」「嗜癖」に対して,臨床家がどのように理解し,どのように対応すべきなのか,技術論的展開に力点を置きました.「依存」「嗜癖」に陥った人たちに実際に携わっているエキスパートたちの「臨床知」を本書で披露していただくことによって,多くの臨床家が対応に困惑しているそれらの問題に対する「道しるべ」となることを願っております.

2013年5月

編集　和田　清

■目次

第1部　総論　（宮田久嗣，廣中直行）　1

総論　あふれる「依存症」　2
―依存と嗜癖はどう違うのか？

- なぜ，いま「依存」と「嗜癖」が問題か？ …………………………………………… 2
- 診断基準の変遷から「依存」と「嗜癖」を考える ……………………………………… 3
  1. DSM-Ⅲ　4
  2. DSM-Ⅲ-R　6
  3. DSM-Ⅳ，Ⅳ-TR　6
  4. DSM-5　6
  5. DSM診断からみた「依存」と「嗜癖」の違い　7
- 基礎研究の立場から「依存」と「嗜癖」を考える ……………………………………… 7
  1. 依存性薬物に特有の薬理効果　8
  2. 薬理効果の神経基盤　10
  3. 「嗜癖的行動」のモデル化をめぐって　10
- 「依存」と「嗜癖」をどう考えるか？ …………………………………………………… 13
  1. 「嗜癖」概念の裏づけ　13
  2. 結論にかえて：化学物質以外の対象への「依存」・「嗜癖」　14

第2部　アルコール・薬物依存症の問題への対応と考え方　17

第1章　臨床家が知っておきたい依存症治療の基本とコツ　（成瀬暢也）　18

- 依存症治療の現状 ………………………………………………………………………… 18
- 依存症が精神科治療者から嫌われる理由 ……………………………………………… 19
- 薬物依存症患者は診やすくなっている ………………………………………………… 19
- 依存症治療を困難にしている理由 ……………………………………………………… 20
- 依存症治療の構成 ………………………………………………………………………… 20

1. 治療関係づくり　21
2. 治療の動機づけ　21
3. 精神症状に対する薬物療法　22
4. 解毒（中毒性精神病の治療）　22
5. 疾病教育・情報提供　22
6. 新たな行動修正プログラム　22
7. 自助グループ・リハビリ施設へのつなぎ　23
8. 生活上の問題の整理と解決の援助　23

- これまでのわが国の依存症治療の問題点と新たな依存症治療の展開……………24
- LIFE プログラムについて……………………………………………………………26
- 外来治療の要点………………………………………………………………………28
   1. 初診時の対応が重要である　28
   2. 覚醒剤患者に対して通報しないことを保障する　28
   3. 米国の依存症治療の原則からみえてくるもの　30
   4. 治療の継続が初期の目標である　31
   5. 外来治療を容易にする補助介入ツール　31
   6. これからの依存症治療は外来が中心になる　32
- 入院治療の要点………………………………………………………………………32
   1. 入院治療導入のコツ　32
   2. 入院治療で何をするのか？　33
   3. 「薬物渇望期」の適切な対応により入院治療は容易になる　33
   4. 精神科救急と依存症治療のつなぎ　35
   5. 入院治療における随伴性マネジメントの実際　38
   6. 病棟スタッフの依存症患者への対応の留意点 10 か条　38
- 依存症患者の特徴と基本的な対応……………………………………………………39
- 回復とは何か？　依存症の治療とは何をするのか？………………………………41
- 自助グループ・リハビリ施設とのつなぎ方…………………………………………42
- 違法薬物患者への対応と法的根拠……………………………………………………43
- 合併する精神科的問題について適切な対応を行う…………………………………45
- 自殺念慮・自傷行為への対処法を心得ておく………………………………………45
- 依存症と家族……………………………………………………………………………45
- 薬物依存症治療のこれから……………………………………………………………47

第 2 章　精神病性障害（幻覚・妄想）を併存する薬物依存症者の治療と支援　（梅野 充）　49

- 「精神病性障害（幻覚・妄想）を併存する薬物依存症者」とは……………………49
- 「精神病性障害（幻覚・妄想）を併存する薬物依存症者」のとらえ方……………49

1. 覚醒剤とは　49
2. 診断基準と分類　50
3. 覚醒剤関連精神障害の社会精神医学的研究の概観　51
4. わが国における覚醒剤関連精神障害の治療の実情　54
5. 覚醒剤関連精神障害研究の意義　55
6. 「幻覚妄想をもつ薬物依存症者」のとらえ方について　56

- 回復に至るまでの流れ ……………………………………………………………… 56
   1. 本人が医療にかかるまで　56
   2. 本人の受診　57
   3. 治療　57
   4. 家族について　59
   5. 継続的な支援について　59

- 柔軟性・創意工夫のある粘り強い連携に基づく支援が必要 ……………………… 60

第3章　アルコール・薬物依存症と衝動的行動　　（松本俊彦）　63
―暴力，自傷・自殺，摂食障害を中心に

- 暴力行動との関係 …………………………………………………………………… 63
   1. 物質使用と暴力犯罪　63
   2. 重複障害における暴力行動　65
   3. 心神喪失者等医療観察法における物質使用障害治療　66

- 自殺行動との関係 …………………………………………………………………… 67
   1. 物質使用と自殺　67
   2. アルコールと自殺　69
   3. 物質使用と自傷行為　70
   4. わが国の自殺対策における物質使用障害対策の位置づけ　71

- 食に対する衝動性―摂食障害 ……………………………………………………… 71
   1. なぜ物質依存症と摂食障害の併存率が高いのか　71
   2. 物質使用が摂食障害に与える影響　72
   3. 摂食障害治療において物質乱用・依存に注目する臨床的意義　73

第4章　アルコール・薬物依存症の治療　　（小林桜児）　79
―解離という視点から

- 患者が乱用物質と出合うまで―苦痛と解離の過程 ………………………………… 80
   1. 「明白な」生きづらさ　80
   2. 解離と発達トラウマ障害　81
   3. 「暗黙の」生きづらさ　82

- 患者が医療につながるまで―「信頼障害」と「自己治療」の過程･････････････････････83
- 患者が医療につながるとき―「初期援助者」から地域ネットワークへ･････････････86
    1. 初期評価　86
    2. 治療導入　87
    3. 再発防止と回復　88

第5章　アルコールに強い人・弱い人
―依存症からみた違いと対応の異同　　　　　　　　　　（松下幸生，樋口 進）　90

- アルコール依存症の遺伝的要因･･･90
- アルコールの代謝･･･90
- アルコール代謝酵素遺伝子多型と飲酒･･･91
    1. ADH の遺伝子多型　92
    2. ALDH2 の遺伝子多型　93
    3. ADH，ALDH の遺伝子多型がアルコール代謝に及ぼす影響　93
    4. ADH，ALDH 遺伝子型と飲酒行動　93
- アルコール代謝酵素遺伝子多型とアルコール依存症･･････････････････････････････94
    1. アルコール依存症と非依存症のアルコール代謝酵素遺伝子型の比較　94
    2. ALDH2 遺伝子型による依存症の経過への影響　97
    3. アルコール依存症におけるアセトアルデヒドの役割　98
    4. ALDH2 遺伝子型と依存症者の性格傾向　98
    5. ALDH2 遺伝子型と治療効果　99
- アルコール依存症の合併症とアルコール代謝酵素遺伝子････････････････････････99
    1. アルコール性肝硬変，慢性石灰化膵炎，糖尿病，高血圧　99
    2. ウェルニッケ-コルサコフ症候群　99
- アルコール依存症治療の展望･･･100

第6章　暴力などのトラウマ問題を抱えた
薬物依存症者に対する治療　　　　　　　　　　　　　　　　　　（森田展彰）　102

- 薬物依存症の治療でトラウマ問題の合併は非常に多い･･･････････････････････････102
- 物質使用障害と PTSD の合併事例の治療がなぜ難しいのか？ ････････････････････103
    1. トラウマの想起や苦しい感情から短期的に逃れるために
       薬物を用いてしまうこと　103
    2. 長期反復的なトラウマの曝露の影響（複雑性 PTSD）による自尊心の低下や
       感情や行動のコントロール障害が安定的に援助を受けることを難しくする　104
    3. 危ない人間関係や刺激に対するとらわれ（トラウマ・ボンド）　104
    4. 併存する精神症状や問題行動の重症化への対応が必要となる　104

5．援助体制の問題　105
● 援助 …………………………………………………………………………………………105
　　　1．援助のポイント　105
　　　2．薬物依存症とPTSDの統合的プログラム　110
● トラウマと薬物依存症の統合的な治療を …………………………………………………113

第7章　性的マイノリティと薬物乱用・依存の関係　（嶋根卓也，日高庸晴）　115

● 何気ないやり取りで …………………………………………………………………………115
● 性の多様性を理解する ………………………………………………………………………116
● HIV/AIDSと薬物依存の交差点 ……………………………………………………………117
● ゲイ・バイセクシュアル男性における薬物使用 …………………………………………118
● セックスとドラッグとの関係 ………………………………………………………………120
● アルコールとセックスの相乗効果 …………………………………………………………122
● ゲイ・バイセクシュアル男性のこころ ……………………………………………………123
● 薬物問題を抱える性的マイノリティの存在に気づいたら ………………………………124

第8章　薬物依存症者をもつ家族に対する理解と相談支援の方法　（近藤あゆみ）　127

● 薬物依存症者をもつ家族の現状 ……………………………………………………………127
　　　1．日常生活において家族が経験するさまざまな困難　127
　　　2．家族の心身の健康　127
● わが国における薬物依存症者をもつ家族に対する支援体制 ……………………………128
　　　1．専門機関による支援　128
　　　2．自助活動　131
● 薬物依存症者をもつ家族に対する相談支援の方法 ………………………………………131
　　　1．欧米における家族支援に関する近年の動向　131
　　　2．家族に対する個別支援　133
　　　3．家族を対象とした集団心理教育　135

第3部　嗜癖の問題への対応と考え方　139

第1章　嗜癖の理解と治療的アプローチの基本　（田辺　等）　140

● 「嗜癖」概念を巡る2つの論点 ………………………………………………………………140
　　　1．診断用語にまつわる議論　140
　　　2．概念の範囲にまつわる議論　141

- 治療的アプローチの各段階での基本的留意点……………………………………………142
  1. 問題の認知/家族の相談　143
  2. 本人の登場と動機づけ　144
  3. 嗜癖問題の治療プログラムへの参加　145
- 今後の嗜癖問題の治療と支援で認識してほしいこと………………………………145
  1. 嗜癖へのアプローチは1つの機関で完結でなく地域全体の連携で　145
  2. スタッフは嗜癖の理解と嗜癖問題を抱えた人への理解を大切に　146

第2章　病的ギャンブリング
　―その概念と臨床類型　　　　　　　　　　　　　　　　（佐藤 拓）　147

- 病的ギャンブリングを巡る議論………………………………………………………147
- 社会的概念………………………………………………………………………………147
- 精神医学的概念と臨床類型……………………………………………………………149
  1. 依存（単純嗜癖）タイプ　149
  2. 他の精神障害を併存するタイプ　150
- より多様な支援を実現するために……………………………………………………152

第3章　わが国の病的ギャンブリングの現状と
　治療的アプローチ　　　　　　　　　　　　　　　　　（田辺 等）　155

- 病的ギャンブリングの用語について…………………………………………………155
- わが国の病的ギャンブリングの現状…………………………………………………156
- わが国の相談，診療にみる病的ギャンブリングのプロフィール…………………157
  PG臨床経験での小括　157
- PGへの治療的アプローチ……………………………………………………………158
- PGへの治療的アプローチにおける留意点…………………………………………160
  1. 家族への支援で留意すべきこと　160
  2. PGの否認への対処法　160
  3. 自殺傾向について　161
- 嗜癖を標的とした精神療法・心理療法を考える……………………………………162
  1. 嗜癖の回復に精神療法・心理療法的な関与は必須　162
  2. 自助グループがもつ精神療法・心理療法的要素　163
  3. PGの治療における精神療法・心理療法の課題と扱うテーマ　163
- 嗜癖からの回復は「生き直し」のプロセス……………………………………………165

第4章　インターネット嗜癖の現状と対処法　（中山秀紀,　三原聡子,　樋口 進）　167

- インターネットを取り巻く状況……………………………………………………167
- インターネット嗜癖に関する診断基準・スクリーニングテスト………………167
- インターネット嗜癖の有病率に関する調査………………………………………169
- インターネット嗜癖に合併する障害と家族関係…………………………………170
- インターネット嗜癖治療概論………………………………………………………171
  1. 認知行動療法　171
  2. グループ療法　172
  3. 韓国におけるインターネット嗜癖対策　172
- 久里浜医療センターにおけるインターネット嗜癖治療…………………………173
  1. 個人精神療法　174
  2. 家族会　174
  3. インターネット嗜癖者専門デイケア　174
  4. 入院治療　174
  5. インターネット依存（嗜癖）国際ワークショップ　175

第4部　回復支援施設からみた依存・嗜癖　177

第1章　ダルク入寮者にみる依存と嗜癖
―どのような問題を抱え，どう対処しているのか　（栗坪千明）　178

- ダルクとは？………………………………………………………………………178
- 栃木ダルクの沿革と施設概要………………………………………………………178
- 利用者の動向………………………………………………………………………179
- 栃木ダルクのプログラム……………………………………………………………181
  1. 5 stage system の概要　181
  2. ロールモデル　181
  3. 回復プログラム　182
- 5 stage system 効果の考察…………………………………………………………185
  1. 社会性の獲得　185
  2. モチベーションの強化　185
  3. プログラム継続の維持　185
  4. 援助側の評価　186
- 家族支援の重要性……………………………………………………………………186
- まとめ………………………………………………………………………………186

第2章　パチンコに耽溺する人の特性と支援について —NPOからみえる支援の課題 （中村 努）188

- ワンデーポート設立の経緯 …………………………………………………………188
- 「依存症モデル」に依存しすぎていた ………………………………………………189
  Aさんの事例　190
- 進行性の病気ではない人たち ………………………………………………………192
- 「パチンコ依存」は病的賭博なのだろうか？ ………………………………………192
- 支援の個別化とネットワーク ………………………………………………………194
- 支援のあるべき姿とは？ ……………………………………………………………194

● 索引 ……………………………………………………………………………………197

第1部

総論

総論

あふれる「依存症」
依存と嗜癖はどう違うのか？

● なぜ，いま「依存」と「嗜癖」が問題か？

　「依存」を「やめたくてもやめられない状態」と通俗的に表現するのは，あながち間違いとはいえないが，医学や薬理学の背景をもたない人が，この表現を自ままに解釈すると，依存の対象が限りなく広がってしまう．さらに，「依存」「嗜癖」「習慣」「中毒」といった用語の科学的な背景が考慮されず，語感や社会的なインパクトに頼った適当な使われ方をすると，問題の本質がどこにあるのかさえもわからなくなるおそれがある．そこで本章では，「依存」と「嗜癖」について，その歴史，定義，臨床的診断基準から基礎研究まで幅広い観点から検討し，その相違や用語としての使い方を考えることとする．

　従来，依存といえばアルコール，覚醒剤，コカインからタバコのニコチンまで，化学物質を対象として論じられてきた．一方，最近ではギャンブル，インターネット，携帯電話，万引きなど物質によらない行為も注目されるようになった．これらの行為に対しては嗜癖という用語が用いられることが多い．しかし，両者ははっきりと区別されないまま使用されているのが現状である．

　まず，一般的にはこれらの言葉はどのように使われてきたのだろうか？　日本の例ではあるが，試みに1983〜2011年まで専門雑誌（邦文）に掲載された論文1,692篇のタイトルを計量書誌学的方法で分析してみたところ[1]，「依存」（1,296篇）とともに多く用いられる単語は，「アルコール」「症」「薬物」「治療」「患者」「調査」「脳」などであり，依存は研究と治療の双方にまたがる広い概念として使われていた．一方，「嗜癖」（102篇）は「行動」「問題」「家族」「治療」などと関連が強く，化学物質に関連する用語はほとんど出てこなかった．また，「脳」は「依存」とともに用いられるが，「嗜癖」と共起することはなく，日本ではこれまで嗜癖が生物学的な概念でなかったことがうかがえた．さらに，カタカナで「アディクション」と表記した場合（83篇），この単語はもっぱら「家族」「看護」とともに用いられ，看護分野で広まった概念であると思われた．

　精神医学の分野に限ってみると，樋口（2011）は，依存とは「（物質摂取を）やめようと思っても簡単にはやめられない生物学的状態」を示すとし[2]，依存は物質を対象に用いられている．これに対して嗜癖は，「そのヒトにとって利益をもたらしていた習慣が，自己調節機能をもたずに続けられた結果，不利益をもたらすことになってし

表1 嗜癖と習慣の定義

	嗜癖または耽溺(addiction)	習慣(habituation)
状態	周期的あるいは慢性の薬物反復摂取による中毒症状	薬物の反復摂取によって起こる状態
特徴	1. 薬物をあらゆる手段によって入手し，摂取し続けることへの，自制できない衝動的欲求がある． 2. 用量増加の傾向が目立つ． 3. 薬物の作用に対して，精神的および身体的な依存がある． 4. 個人と社会に対する弊害がある．	1. 薬物がもたらす充足感のために，それを摂取したいという欲求がある．ただし，この欲求は衝動的ではない． 2. 用量増加の傾向は軽度か，ない． 3. ある程度の精神依存はあるが，身体症状はなく，禁断症状* は認められない． 4. 弊害はあっても，個人に限局される．

＊：禁断症状：現在は退薬症候または離脱症状
〔柳田知司：薬物依存の概念―薬理学的立場から．加藤正明，栗原雅道(編)：現代精神医学体系第15巻A．pp 11-22，中山書店，1977 より改変〕

まった．それにもかかわらずその習慣が自動化し，制御困難になった行動」とされ[3]，その対象は物質，行為，人間関係に及ぶものとしている．嗜癖という用語が嗜好の"嗜"や"癖"という語彙から成り立っていることを考えると，このような定義が一般的イメージであるのかもしれない．しかし，この定義では，嗜癖には覚醒剤，コカイン，幻覚剤など，ヒトにとって有益ではない物質を対象とすることは困難となる．また，後述する米国精神医学会による精神疾患の診断基準(DSM-5)では，物質と行為の両者に対して嗜癖を使用するように改訂が進んでいる．なお，日本語の「依存」と英語の「dependence」には，物質を対象とする限り，概念の乖離はないと考えられるが，「嗜癖」と「addiction」の間にはニュアンスの相違があるかもしれない．そのことをふまえたうえで，以後，本章で欧米の文献に依拠する場合，「dependence」に「依存」，「addiction」に「嗜癖」をあてることとする．

診断基準の変遷から「依存」と「嗜癖」を考える

嗜癖とは，習慣(habituation)とともに，依存という概念が一般的になる前に用いられていた用語である．嗜癖と習慣は1957年のWHOのExpert Committeeによって表1のように定義された[4]．すなわち，嗜癖とは，①著明な身体依存，②薬物摂取の渇望，および③大きな社会的弊害の3条件を満たす薬物の使用である．習慣はこれより程度の軽い薬物の習慣的使用であり[5]，両者の基本的相違は身体的依存の有無にあるとされた．しかし，当時大きな社会問題となっていたコカインが，身体的依存を形成しにくいにもかかわらず，嗜癖に相当する重症の状態をもたらすことから，嗜癖と習慣の定義に合致しないことがわかり，この定義は批判にさらされることになった．そして，7年後の1964年のExpert Committeeで依存という用語が正式な学術用語として採用された[6]．

依存とは，本来は生体の状態を記述的に示したものであり，理論的には軽度から重度まで連続した変化として存在し，正常か異常か，よいか悪いかというような価値判

断を含まない[7]．しかし，それでは臨床的，社会的な問題のニーズに対応するには不便であることから，WHOは1969年のExpert Committeeにおいて「薬物依存とは，生体と薬物の相互作用の結果生じた特定の精神的，時に精神的および身体的状態をいう．また，時に退薬による苦痛を逃れるため，その薬物を連続的あるいは周期的に摂取したいという強迫的欲求を常に伴う行動やその他の反応によって特徴づけられた状態を指す．耐性はみられることもみられないこともある」と定義した[8]．また，薬物依存の本質は精神依存（ヒトが薬物に精神的に頼った状態であり，制御困難な欲求を示すこと）であり，身体依存（減量や中止によって退薬症候を示すこと）は必要条件とは考えられていない[7]．このような依存の概念は，「薬物」という用語が「物質」に変わったものの，現在まで依存の中心的概念であった．

　しかし，現在，米国で作成中のDSM-5においては，依存に代わって，再び嗜癖という用語が採用されるようになった．その背景には，依存が物質を対象とした概念であるのに対して，DSM-5では，ギャンブル，インターネットなどの物質以外の対象物も含むことが関係していると考えられる．したがって，今一度DSMの歴史をたどり，依存から嗜癖へとどのような流れのなかで用語が変化してきたのかをたどってみたい．ただし，DSM-5に関しては，本章執筆時点では，米国で作成の最終段階にあり，われわれが入手できる範囲の情報で考察することになる．

1 | DSM-Ⅲ

　表2にDSMの診断基準を"Ⅲ"から"5"まで簡略化して示し，依存の診断がどのように変遷していったのかを考えてみる[9-12]．まずDSM-Ⅲ（表2A）では，依存を起こす物質として，アルコール，バルビツール酸類，アヘン類，アンフェタミン類，大麻，タバコの6種類の物質が挙げられている．興味深いことに，コカイン，フェンシクリジン，幻覚剤は乱用の診断項目のみで，依存の項目はない．また，依存を起こすとされる上記6種類の物質のすべてで離脱と耐性の診断項目がみられるが，タバコのみ耐性の項目がない．これに加えて，アルコールと大麻では，病的な使用（減量・中止の失敗，減量の継続的努力，中毒状態，物質による精神障害など）と，社会機能の障害が挙げられている．一方，タバコはユニークな位置づけにあり，離脱は起こすものの，耐性はなく，欲求の自己制御困難（強迫的使用）はあるものの，社会機能の障害はないとされている．

　DSM-Ⅲの特徴は，依存の診断として耐性と離脱を重視しているほか，「病的な使用」のなかに欲求の自己制御困難（強迫的使用）と物質誘発性障害の両者が含まれていることである．ここには，その後の依存の診断基準の基礎となる考え方がみてとれるものの，「減量・中止の失敗」「不利益が生じても継続使用する」などの欲求の自己制御困難に相当する項目はアルコール，大麻，タバコにしか認めていないなど，依存の診断基準としてはまだ未完成であったといえる．

表2 DSM診断基準の変遷

A. DSM-Ⅲ

内容	診断項目
耐性	効果の減弱,または,使用量の増加 アルコール,バルビツール酸または類似物質,アヘン類,アンフェタミンまたは類似物質,大麻,タバコ
離脱	中止や減量による離脱症状の発現 アルコール,バルビツール酸または類似物質,アヘン類,アンフェタミンまたは類似物質,タバコ
病的使用 (アルコール)	適切に機能するため毎日飲酒,減量・中止の失敗,減量の継続的努力,過剰飲酒,ブラックアウト,飲酒によって重篤な身体疾患の悪化が想定できても飲酒,酒以外のアルコールを摂取.
病的使用 (大麻)	減量・中止の失敗,減量の継続的努力,1日中中毒状態にある,1か月間以上の大麻使用,大麻性妄想障害
社会機能障害	社会機能の障害(アルコール,大麻)
タバコ依存	1か月間の継続使用,中止・減量の努力と失敗,中止による離脱,身体疾患が生じるにもかかわらず継続使用

B. DSM-Ⅲ-R(9項目中3項目以上で診断.少なくとも1か月間持続していること)

No.	内容	診断項目
1	自己制御困難	当初の思惑よりも,摂取量が増えたり,長期間使用する.
2	自己制御困難	やめようとしたり,量を減らす努力や,その失敗がある.
3	自己制御困難	物質に関係した活動(入手,使用,影響からの回復)に費やす時間が増加する.
4	心身の障害	社会的役割遂行時,または,物質使用が危険な状況下で,中毒や離脱状態を示す.
5	自己制御困難	物質使用のために,重要な社会活動を犠牲にする.
6	自己制御困難	心身に問題が生じているにもかかわらず,使用を続ける.
7	耐性	耐性:反復使用による効果の減弱,または,使用量の増加
8	離脱	離脱症状の存在*
9	離脱	離脱症状からの回避のために再使用する*.

*:大麻,幻覚剤,フェンシクリジンには適応されない.

C. DSM-Ⅳ,DSM-Ⅳ-TR(7項目中3項目以上で診断.同じ12か月以内で起こること)

No.	内容	診断項目
1	耐性	耐性:反復使用による効果の減弱,または,使用量の増加
2	離脱	離脱:中止や減量による離脱症状の出現
3	自己制御困難	当初の思惑よりも,摂取量が増えたり,長期間使用する.
4	自己制御困難	やめようとしたり,量を減らす努力や,その失敗がある.
5	自己制御困難	物質に関係した活動(入手,使用,影響からの回復)に費やす時間が増加する.
6	自己制御困難	物質使用のために,重要な社会活動を犠牲にする.
7	自己制御困難	心身に問題が生じているにもかかわらず,使用を続ける.

D. DSM-5(11項目中2項目以上で診断.同じ12か月以内で起こること)

No.	内容	診断項目
1	社会障害	物質使用の結果,社会的役割を果たせない.
2	社会障害	身体的に危険な状況下で反復使用する.
3	社会障害	社会・対人関係の問題が生じているにもかかわらず,使用を続ける.
4	耐性	耐性:反復使用による効果の減弱,または,使用量の増加
5	離脱	離脱:中止や減量による離脱症状の出現
6	自己制御困難	当初の思惑よりも,摂取量が増えたり,長期間使用する.
7	自己制御困難	やめようとしたり,量を減らす努力や,その失敗がある.
8	自己制御困難	物質に関係した活動(入手,使用,影響からの回復)に費やす時間が増加する.
9	自己制御困難	物質使用のために,重要な社会活動を犠牲にする.
10	自己制御困難	心身に問題が生じているにもかかわらず,使用を続ける.
11	欲求	物質使用への強い欲求や衝動がある.

表3 ICD-10の依存症候群（6項目中3項目以上で診断．同じ1年以内で起こること）

No.	内容	診断項目
1	欲求	物質摂取の強い欲求や強迫感
2	自己制御困難	物質摂取行動（開始，終了，量の調節）を制御することが困難．
3	離脱	離脱：中止や減量による離脱症状の出現
4	耐性	耐性：反復使用による使用量の増加
5	自己制御困難	物質使用のために，本来の生活を犠牲にする． 物質に関係した活動（使用，影響からの回復）に費やす時間が増加する．
6	自己制御困難	心身に問題が生じているにもかかわらず，使用を続ける．

2｜DSM-Ⅲ-R

　DSM-Ⅲ-R（表2B）になると，依存の概念がほぼ完成し，その後のDSM-Ⅳの診断基準の基盤が作られた．DSM-Ⅲ-Rの物質依存の診断項目は9項目で，そのなかの3項目が1か月以上続いて認められれば，依存の診断が下される．

3｜DSM-Ⅳ，Ⅳ-TR

　DSM-ⅣとDSM-Ⅳ-TRの内容（表2C）は同じであり，DSM-Ⅲ-Rとの違いは，DSM-Ⅳでは診断項目が2項目減っていることと，ある項目が該当するためには，DSM-Ⅲ-Rでは1か月間その症状が認められることが必要であるのに対して，DSM-Ⅳでは同じ12か月以内に認められればよいとする点である[12]．
　DSM-Ⅲ-RからDSM-Ⅳに変更になったときに削除された項目は，①「社会的役割遂行時，または，物質使用が危険な状況下での中毒や離脱状態」と，②「離脱症状からの回避のために再使用」である．DSM-Ⅳでは①の項目は「物質誘発性精神障害」と「物質による離脱」に含まれ，②の項目は「離脱症状のなかの小項目」に含まれる．この結果，DSM-Ⅳの物質依存の診断項目は，欲求の自己制御困難（強迫的使用）が5項目，耐性が1項目，離脱が1項目となった[6]．
　ICD-10（表3）は，基本的にはDSM-Ⅳと同様の診断基準といえる[13]．

4｜DSM-5

　DSM-5（表2D）では依存から嗜癖に用語が変更になったが，診断基準をみてみると，DSM-Ⅳの物質乱用の診断項目（3項目）と物質依存の診断項目（7項目）に加えて，新たに追加された「物質使用への強い欲求や衝動」という「欲求」の項目が加わり，全11項目となった．このなかから，最近の12か月以内に2項目以上が陽性であれば物質依存の診断が下される[14]．

5 | DSM 診断からみた「依存」と「嗜癖」の違い

　DSM の診断項目から嗜癖（DSM-5）と依存（DSM-Ⅳ）の違いを考えてみると，DSM-5 の嗜癖では，①耐性や離脱のような，生理学的指標の診断的価値が減じられたこと，②社会面への影響（障害）が診断基準に加わったこと，③対象物への欲求が独立した項目として追加されたこと，④診断の閾値が下がった（従来よりも軽度で診断がつくようになった）ことであろう．前述したように，DSM-5 では物質に加えて，ギャンブルやインターネットが対象となっているが，このような物質によらない嗜癖でも，従来の DSM-Ⅳ の診断基準の項目 3～6 の 4 項目に該当しうることから，従来の診断基準で対応することは可能である．一方，抗うつ薬（SSRI）や鎮痛薬，抗不安薬でも耐性や離脱が生じることがあるため，依存と誤診断される問題が指摘されているが，耐性と離脱だけでは依存とは診断できないことは，これまで紹介した診断基準から明らかである．

　すなわち，診断の手順だけ考えれば，今回のような大きな診断基準の変更は必要なかったといえる．それにもかかわらず，DSM-5 で診断基準が変更された背景には，米国精神医学会の DSM 作成グループに依存から嗜癖に診断基準を修正し，物質に限らず，ギャンブルやインターネットなどの行為の問題も含めて，より広く診断の対象を広げたいという意向があることがうかがえる．

　以上，診断基準から判断すれば，依存から嗜癖に変更することによって，①物質だけではなく，嗜癖行動を起こす対象物を広く包括し，②社会的障害も疾患概念に含み，③疾患の閾値を下げる（より広く診断できる）ようになったといえる．このことが，依存と嗜癖の違いになるのであろう．したがって同じ嗜癖という用語であっても，その内容は 1957 年に WHO の Expert Committee によって定義されたものとは異なると考えられる．

基礎研究の立場から「依存」と「嗜癖」を考える

　精神医学の概念がこのように変遷する一方で，化学物質を対象とした依存については，物質と生体の相互作用に関する基礎研究が進んできた．基礎研究というとき，本章では主に動物実験を扱うが，動物実験ばかりが基礎研究ではない．ヒトを対象とした脳の画像解析や遺伝子解析も基礎研究である．化学物質以外の対象への嗜癖が問題になってきた頃，脳の研究が進めばこれを本当に嗜癖と呼ぶべきか，また，化学物質に対する依存と似ているのか違うのかがわかるのではないかという期待があった[15]．基礎研究はこのような期待に応えてきたといえるだろうか？　本節ではこのような問題意識をもちつつ，まず薬物依存について代表的な実験法と神経機構について概観し，次いで今後の発展の方向を探ってみる．

1 | 依存性薬物に特有の薬理効果

薬物依存が進行する過程を考えると，何らかのきっかけによって薬物を摂取し，多幸感や高揚感など，特有の感覚を体験する，次いで薬物の摂取頻度が増え，ついには薬物効果に関連した環境刺激が薬物体験を想起させる手がかりとなる，という経過が考えられる．このそれぞれの段階に相当する薬理効果が想定されている．

(1) 自覚効果

薬物に特有の感覚効果を自覚効果という．薬物の自覚効果をヒトで調べるには，質問紙を使い，たとえば，「いつもこんな感じがしていたら幸せだと思う」「誰かに冗談を言いたいような感じがする」「眠い」といった項目にチェックを求める．動物では「薬物弁別（drug discrimination；DD）」という実験を用いる．この実験にはレバースイッチが2個付いた実験箱を用い，いずれか一方のレバーを訓練薬側，その反対側を溶媒側と決めておく．覚醒剤などの訓練薬を投与した日には訓練薬側レバーを何回か押せば餌粒を与え，およそ100粒ぐらい得るまで続ける．溶媒を投与した日には溶媒側を押せば餌粒を与える．動物は最初のうちデタラメにレバーを押すが，このような訓練を続けるうちに，その日にどちらを投与されたかによって適切なレバーを選択するようになる．こうなった段階で被験薬を投与し，どちらのレバーを押すかを観察する．このとき訓練薬側を押せば，被験薬で惹起された感覚が訓練薬のものに似ていたと推測できる．すなわち，動物は「この薬を飲むとどんな感じがしますか？」という質問に答えることはできないが，「この薬とあの薬は似ていますか？」という質問には答えられるのである．既存の依存性薬物に類似した自覚効果をもつ薬物は，そのような薬物の代替品として乱用される可能性があるため，薬物の自覚効果を調べることは重要である．

(2) 強化効果

薬物摂取の頻度を増加させるような効果を強化効果という．ある薬物が強化効果をもっているかどうかを調べるには，図1のように，あらかじめ頸静脈にカテーテルを留置した動物をレバースイッチが付いた箱に入れ，動物がこのスイッチを押すとポンプが作動して，一定量の薬液が動物の静脈内に注入されるようにしておく．動物が自発的に薬液を静脈内投与することから「自己投与（self administration；SA）」の実験という．レバー押しの頻度（単位時間あたりの回数）が溶媒に比べて増加すると，その薬物には強化効果があったと判定される．ヒトに乱用される薬物の多くは実験動物で強化効果を示す．ただし，感覚変容を起こす薬物の強化効果は動物では証明しにくい．たとえばテトラヒドロカンナビノール（tetrahydrocannabinol；THC）の自己投与は動物では起こらないと考えられていたが，近年ではリスザルでの成功例がある[16]．ジメチルトリプタミン（N, N-dimethyltryptamine；DMT），メスカリン，シロシビンは3,4 メチレンジオキシメタンフェタミン（3,4-methylenedioxy methamphetamine；

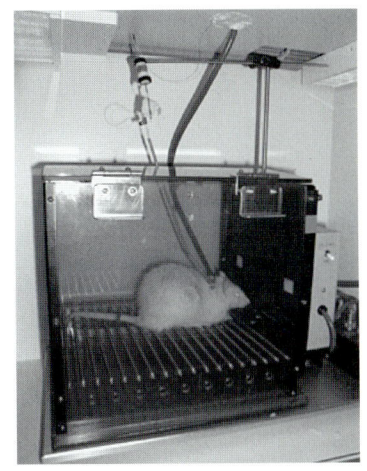

図1　薬物の自己投与実験装置 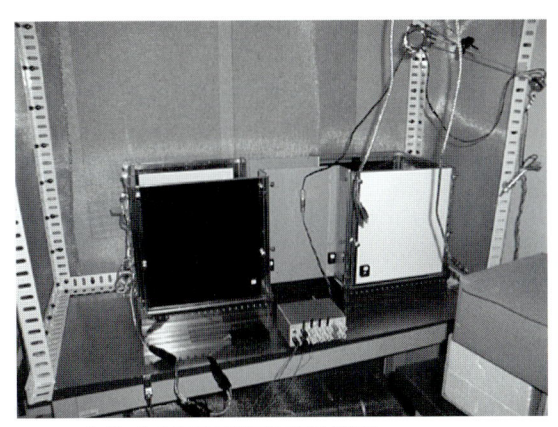　　図2　条件づけ場所嗜好性実験装置

MDMA，通称：エクスタシー）の自己投与を経験したサルで一時的に自己投与を示すが，長期的には持続しない[17]．筆者の知る限り，動物でリゼルグ酸ジエチルアミド（lysergic acid diethylamide；LSD）の自己投与を報告した例はない．

(3) 報酬効果

　報酬効果とは，薬物や薬物が入手できそうな環境に対して接近行動を起こさせる効果である．報酬効果と強化効果はよく似ているが，全く同じではない．報酬効果とは事物が潜在的に持っている特性である．たとえば金銭は，入手できるか否かに関わりなくヒトを惹きつけるので報酬効果をもっている．しかし，実際に金銭が与えられない限り，強化効果はもたない．一定の労働に随伴して賃金が与えられ，その労働の頻度が増加すれば，その賃金は強化効果をもっていたことになる．薬物の報酬効果を調べるには，「条件づけ場所嗜好性実験（conditioned place preference：CPP）」という手法を用いる．この実験には図2のように，壁の色や床の足触りを変えた2個のコンパートメントから成る装置を使う．コンパートメント間には仕切り板があるが，最初はそれを外し，装置内を自由に探索させて，各コンパートメントでの累積滞在時間を測定する．次いで「条件づけ」と呼ばれる手続きに入る．ここでは仕切り板を下ろし，ある日には被験薬を投与し，どちらかのコンパートメントに一定時間動物を放置する．別の日には溶媒を投与し，反対側のコンパートメントに一定時間動物を放置する．このような条件づけを数回繰り返した後にテストを行う．ここでは何も投与せず，仕切り板を外して，各コンパートメントでの累積滞在時間を測定する．被験薬に報酬効果があれば，薬物側コンパートメントでの滞在時間が条件づけ前よりも長くなる．強化効果を示す薬物はほぼ報酬効果を示すが，アルコールや睡眠薬など，中枢神経系に対して抑制的に作用する薬物の報酬効果は検出しにくい．

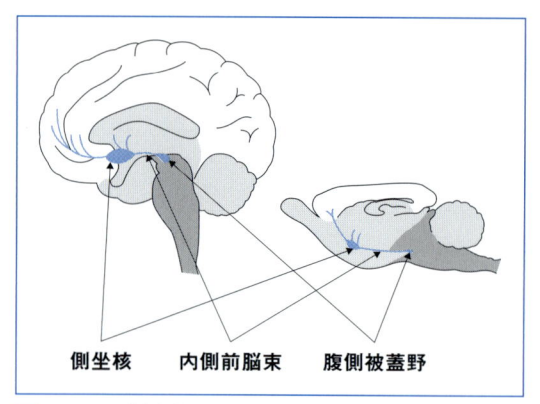

図3 ヒト(左)とラット(右)の中脳-辺縁系ドパミン神経系

側坐核　内側前脳束　腹側被蓋野

2 | 薬理効果の神経基盤

これらの薬理効果の発現基盤として，中脳の腹側被蓋野から内側前脳束を経て大脳辺縁系の側坐核へ，さらに内側前頭前野へと投射するドパミン神経系(中脳-辺縁系ドパミン神経)が重視されている(図3)．この神経系を微弱な電気で刺激すると強い報酬効果や強化効果が観察されるため，この経路は「報酬系」とも呼ばれる．かつてこの神経系は「快感を引き起こす神経経路」と思われていた．確かに，この神経の活動と快情動とは深い関わりがある．しかし，報酬の探索と獲得に関わる多彩な機能が明らかになるにつれて，この神経系の活動を単に「快」と呼ぶことはできなくなった．たとえば，この神経系はまだ入手していない報酬に対する期待や欲求に関連して活動する[18]．また，依存性薬物の影響を受けて可塑的な変化を起こし，薬物探索行動を強固にする[19]．さらに，報酬を得るためにどの程度の労力を費やすかを左右する[20]．中脳-辺縁系ドパミン神経は，生存価を高める刺激(報酬)に対して適切な接近行動を起こすように，動物の行動を修正する機能を果たしていると考えられる．

中脳-辺縁系ドパミン神経に関する研究が進むと同時に，依存性薬物の薬理効果をすべてこの神経で説明することには無理があるとも考えられるようになった．当然のことながら，薬物は脳の他の部位にも作用し，システムとしての脳の挙動に影響も与える．依存性薬物の影響を受けやすい部位としては，たとえば黒質-線条体のような身体運動系，海馬や扁桃体を中心とする情動-記憶系，前頭眼窩野や前部帯状回を含む衝動制御-意思決定系などが考えられている．

3 |「嗜癖的行動」のモデル化をめぐって

前述のDD，SA，CPPといった実験は，漫然と「薬物依存の基礎実験」と思われているが，その目的はあくまでも薬物の「依存形成能(dependence-producing potential)」もしくは「乱用可能性(abuse liability)」を予測することである．つまりこれらは

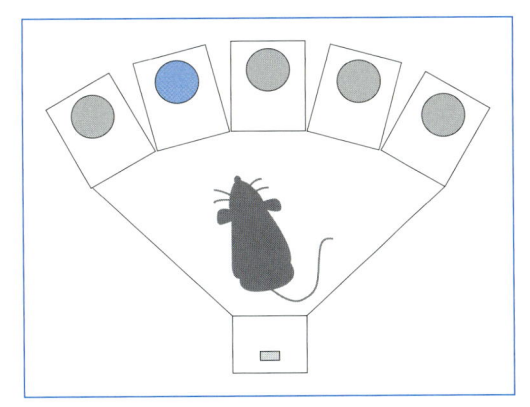

図4 ラットの衝動性実験装置

薬物の作用を明らかにするための実験であり，「薬物依存」という生体の状態のモデル実験ではない．しかしながら，精神疾患の遺伝的背景や，行動の個人差の神経科学的背景が解明されるにつれて，薬理効果を検討するだけの実験では薬物依存を理解するための基礎研究として不十分ではないかという認識が生まれてきたように思う．そこで，たとえばDSM-Ⅳ-TRに記載された特徴などを参考にして，①欲求の程度が亢進すること，②摂取（自己投与行動）のコントロールが効かなくなること，③悪い結果が起こるとわかっていても摂取を続けることなど，動物でも再現できる行動特徴のモデル化を試みる提言が行われた[21]．そのような試みのなかで，今後重要になりそうなものを3件ほど紹介する．

(1) 衝動性に関するもの

衝動性は薬物摂取のようなリスク行動と深い関係があると考えられている．一口に衝動性といっても，行動の実行機能に関するものと，報酬の認知に関するものとがある．

実行機能の衝動性を調べる実験では，図4のようにラットの前に5つほどの「のぞき穴」が並んだ装置を使う．その反対側は餌皿がある．この実験には「GO試行」と「NOGO試行」があり，試行が始まるときには中央の「のぞき穴」が点灯する．ラットがここに鼻先を突っ込むと，中央のランプは消え，今度は左右いずれかの「のぞき穴」が点灯する．このとき「GO」試行では，点灯後5秒以内に「のぞき穴」に鼻先を突っ込むと餌がもらえる．一方，「NOGO」試行では，「のぞき穴」の点灯に加えて純音が提示され，このときには5秒間「何もしない」でいると餌がもらえる．ラットではヒトの前頭眼窩野に相当する部位と腹内側線条体（側坐核が含まれる），視床下核を結ぶ神経経路がこの課題に関連する衝動性を制御しているという[22]．

一方，報酬の認知に関する衝動性に関連するのが「遅延報酬割引」である．報酬を得るまでに長く待たされると，その報酬の価値は小さく感じられる．大きな報酬と小さな報酬があるとして，どちらも今ただちに手に入るとなれば，誰しも大きな報酬を好

むはずである．しかし，小さな報酬は今すぐ与えられるが，大きな報酬を得るにはしばらく待たなければならないときには，やがて「小さくてもよいから今すぐに欲しい」ということが起こる．これを選好の逆転といい，薬物依存者ではこれが起こりやすい．ラットでこれを実験するには，2個のレバースイッチがある実験箱を使い，一方を「ただちに小さな報酬がもらえるレバー」，他方を「しばらく待った後に大きな報酬がもらえるレバー」とする．典型的な手続きでは，小さな報酬とは餌粒1個，大きな報酬は4個である．実際のデータを見ると，10秒待たされただけで左右レバーの選好率は50%-50%となり，20秒の遅延時間を置くと，大きな報酬が出てくるレバーの選択率は30%ほどになる．ヒトの前頭眼窩野に相当するラットの脳部位に損傷を作ると，選好が「即時の小さな報酬」のほうに偏るが，損傷部位が外側か内側かで効果が異なるようである[23]．

(2) 発育期ストレスに関するもの

嗜癖的行動の多くが思春期から青年期にかけて好発することから，この時期の心理・生理的発育には興味がもたれる．若齢ラット(28日齢)を7日間ほど社会的なストレスに曝露すると，軽い電気ショックを受けた場所を床敷で覆い隠す行動(不安の指標の一種とされる)が亢進し，強制水泳テストで壁をよじ登って逃げようとする行動(実際は逃げられない)が増える．この行動にはノルアドレナリン系の起始核である青斑核に対するコルチコトロピン放出因子(corticotropin-releasing factor；CRF)の作用が関係しているらしい[24]．これと似た知見は攻撃行動の実験でもみられる．すなわち，若齢ラットに捕食者の匂いを嗅がせたり，高所に放置したりした後に雌と交配させると，同居雌に対する攻撃行動が増える[25]．この実験の報告者らは，こうした行動が人間の「パートナー間の暴力」のモデルになるのではないかと考えている．今はそのことの当否は保留しておくが，ヒトが青年期にストレスを受けると，その他の時期よりもその影響が行動化(acting out)しやすいという傾向があるとすれば，その生物学的基盤がモデル実験で明らかにされつつあるといえるかもしれない．

(3) 社会性に関するもの

近年，他者の情動や意図を察知し，適切な意思決定を行う「社会的機能」に関わる神経システムに注目が集まっている．どのような社会環境のもとで成育したかは，薬物依存や嗜癖的行動に対する脆弱性に影響を与える．一方，依存・嗜癖に陥ると他者のことを配慮する利他性が損なわれる．このようなことから，社会性ないし社会行動は，依存・嗜癖の研究において重要なテーマになるものと思われる．

たとえばμオピエート受容体のノックアウトマウスは幼若期に親に対する愛着行動を示さない．出生後1〜4日目までナルトレクソンを投与し，脳内オピエート系の機能を阻害したマウスは，若齢期(28〜30日齢)に他個体に対する興味が著しく損なわれている[26]．この実験は，母子の絆にオピエート系が関わっていることを示した点で注目されるが，母子の絆といえばオキシトシンの役割も注目されている．オキシト

シンのノックアウトマウスは炭水化物に対する過食傾向を示す[27]．これは味覚感受性の変化ではなく，餌に甘味があってもなくても過食傾向には変わりない．このような知見からただちにヒトの過食の背景に社会的な絆の形成不全があるといえるわけではないが，過食傾向がどのような行動と関連を持っているか，今後検討を進める意義は深い．オキシトシンには中脳-辺縁系でドパミンとの相互作用があり，これが薬物依存による社会機能障害の背景なのではないかという見解もある[28]．すなわち，MDMAやγ-ヒドロキシ酪酸（γ-hydroxybutyric acid；GHB）といった薬物はオキシトシン系に作用し，急性効果としては社交性を高める．また，ドパミン系との相互作用によって性行動やその他の社会行動を促進し，同時に薬物探索行動も強める．しかし，長期的な薬物使用の結果，オキシトシン系にもダウンレギュレーション（受容体の数を減らして適応すること）が起こり，依存者は社会性を失っていく．ただ，この見解はいまだに仮説の1つであり，今後の検証が待たれる．

「依存」と「嗜癖」をどう考えるか？

1 | 「嗜癖」概念の裏づけ

　以上のように，基礎研究の関心領域も広がりつつあるが，それらが依存と嗜癖の概念整理に役立つかどうかは，今後の発展次第である．基礎研究の立場からいうと，「依存」は記述的・操作的な概念であり，「嗜癖」よりも実験しやすい．薬物依存は身体依存と精神依存に分けて考えられるが，ある薬物が身体依存形成能をもつかどうかは，薬物を反復投与した後に休薬し，退薬症候が発現するかどうかで客観的に調べることができる．作用機序の見当がついている場合にはアンタゴニストを投与して退薬症候を誘発することもできる．精神依存形成能の有無を検討する方法は前節に記した通りである．

　これに対して，嗜癖的な行動の対象やその特徴は多岐にわたっており，何をモデル化すれば嗜癖的行動の基礎研究といえるのか，明らかでないことが多い．

　しかし，依存という概念はまさにその操作的な性質によって，あまりにも薬理学的と考えられてきたのではなかっただろうか．前述の通り，依存の基礎研究は薬物の性質を明らかにするための研究であり，従来の実験では機会的な薬物使用が次第に強迫的になっていくのはなぜか，その反面，なぜある人々は機会的使用の段階でとどまることができるのかといった疑問に十分答えることができなかった．

　このような批判に応えるための新しい実験的アプローチが始められていることもまた前節で述べたが，それはまだ萌芽的な段階にある．現在のところ，動物実験では餌や繁殖相手など，自然の報酬を用いて，嗜癖的な行動の背景にある神経機構を検討している．しかし，臨床場面で観察される病態と動物の行動の間には大きなギャップがある．臨床的にも意義のある基礎研究を行うためには，多くの検討課題をクリアしなければならない．

そのなかでもまず必要なステップは，嗜癖的なヒトの行動を「環境」「行動」「結果」という流れのなかに落とし込むことであろう．「結果」はまた次の行動のための「環境」を導くので，この3項は円環的な構造を作っている．そこで，まずは問題となる行動に先立って存在していた事象は何か，その行動に随伴して起こった事象は何かを明確にしなければならない．この点は基礎研究者と臨床家が連携して研究を進めるべきところで，この作業を通して嗜癖という概念が操作的にも裏づけられていくことが期待される．

2 結論にかえて：化学物質以外の対象への「依存」・「嗜癖」

近年のヒトの脳機能の画像解析の進歩によって，側坐核を含む「報酬系」が金銭や他人の顔といった抽象度の高い刺激にも反応することが知られるようになった．報酬系が反応しているとなれば，心身に対して依存性薬物と同じような影響をもたらす可能性もないわけではない．画像研究が進歩すれば，「インターネットに対する嗜癖」などの性質もわかってくるかもしれない．ただ，診断基準が確定しないと同質の被験者を集めることができないので，現在のところ，多くの研究が報告されているのは「病的賭博」のみである．ここには，基準ができなければ研究が進まないが，基準を作るためには研究が必要というジレンマがある．

それでは動物の行動モデルはどうだろうか？　物質によらない嗜癖が重要視されてきたため，実験動物でのモデル化もいくつか試みられている．とりわけギャンブル行動については多くの実験報告や総説がある．しかし，研究が増えるに連れて，「ギャンブルの本質とは何か？」が問題になってきた．これはいかにも迂遠な議論のように思われるが，先に述べたように，モデル研究では行動の特徴を「環境」「行動」「結果」の流れのなかで整理する必要があり，「何が起こったときに何をするのがギャンブルなのか？」がわからなければ，モデル化は無理なのである．これは，インターネットなど，その他の行為への嗜癖についてもいえる．

しかし，当然のことながら，モデル化が可能なのは，嗜癖的な行動を構成する要素の1つであり，その全体像ではない．また，たとえば衝動的な意思決定といったような要素は，特定の嗜癖的行動に特異的なものではなく，薬物依存やその他の精神疾患にも認められる．このようなモデルと臨床像の「ずれ」をどのように考えるべきだろうか？

ここで，要素的な行動と精神疾患との間には図5のような関係があるとみればよいのではないかと思う．ある要素に着目するからこそ的確なモデルを作ることができ，その神経科学的な基盤を探ることも可能となる．ある要素的な行動の集合を「依存」と呼び，別の要素的な行動の集合を「嗜癖」と呼ぶ．それらの間に共通要素もあり，共通でない要素もある．このように認識することには臨床家も基礎研究者も抵抗は少ないであろう．また，このような試みは，言葉によるラベリング効果にまどわされず，問題の本質を明らかにするうえで有益であると思われる．

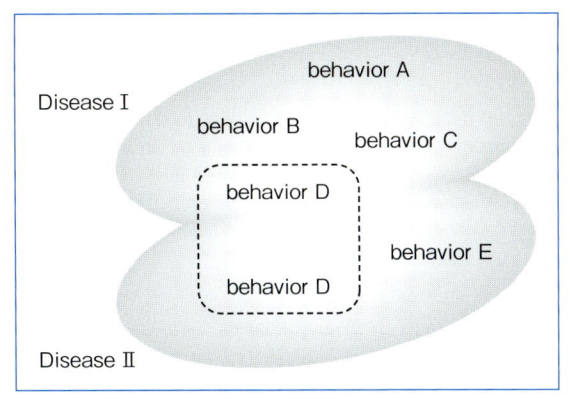

図5　要素的行動と疾患の関係

　臨床家にとっては，現実に「手助け」を必要としている人々がいる以上，概念の精緻化よりも実践的な臨床行為のほうが重要であろう．しかし，治療・援助行為の効果と概念の妥当性は同時並行的に評価されるべきである．概念が洗練されるに連れて「手助け」の肌理も細かくなる．それが「やめたくてもやめられない状態」への効果的な介入につながることが期待される．

● 文献
1) 高橋伸彰，廣中直行，嶋崎恒雄，ほか：依存・嗜癖・乱用は同義か？：タイトル・キーワードの計量書誌学的分析．行動科学 51：25-35, 2012
2) 中山秀紀，樋口 進：物質依存の概念(ICD, DSMなど)．福居顕二(編)：依存症・衝動制御障害の治療，専門医のための精神科臨床リュミエール 26．pp 2-13, 中山書店，2011
3) 安田美弥子：現在のこころの病アディクション—事例にみるその病態と回復法．太陽出版，2004
4) 柳田知司：薬物依存の概念—薬理学的立場から．加藤正明，栗原雅道(編)：現代精神医学体系第 15 巻 A. pp 11-22, 中山書店，1977
5) WHO：EXPERT committee on addiction-producing drugs ; seventh report. WHO Tech Rep Ser116：1-15, 1957
6) WHO：EXPERT COMMITTEE ON ADDICTION-PRODUCING DRUGS. 13TH REPORT. WHO Tech Rep Ser 273：1-20, 1964
7) 柳田知司：薬物依存研究の展望—精神依存を中心に．日本薬理学雑誌 100：97-107, 1992
8) Expert Committee on Drug Dependence 16th Report. WHO Tech Rep Ser 407：1-28, 1969
9) 髙橋三郎，花田耕一，藤縄 昭(訳)：DSM-Ⅲ精神障害の分類と診断の手引．pp 83-93, 医学書院，1982 (American Psychiatric Association：Quick Reference to the Diagnostic Criteria from DSM-Ⅲ. American Psychiatric Association, 1980)
10) 髙橋三郎，花田耕一，藤縄 昭(訳)：DSM-Ⅲ-R 精神障害の分類と診断の手引．pp 95-98, 医学書院，1988 (American Psychiatric Association：Quick Reference to the Diagnostic Criteria from DSM-Ⅲ-R. American Psychiatric Association, 1987)
11) 髙橋三郎，花田耕一，藤縄 昭(訳)：DSM-Ⅳ精神障害の分類と診断の手引．pp 85-117, 医学書院，1995 (American Psychiatric Association：Quick Reference to the Diagnostic Criteria from DSM-Ⅲ-R. American Psychiatric Association, 1994)
12) 髙橋三郎，大野 裕，染矢俊幸(訳)：DSM-Ⅳ-TR 精神疾患の分類と診断の手引，新訂版．pp 89-123, 医学書院，2003 (American Psychiatric Association：Diagnostic and Statistical Manual of Mental Disorders, Fourth Edition, Text Revision, American Psychiatric Association, 2000)
13) 融 道男，中根允文，小見山実，ほか(監訳)：ICD-10 精神および行動の障害　臨床記述と診断ガイドライン，新訂版．pp 81-94, 医学書院，1994 (World Health Organization：The ICD-1p Classification of Mental and Behavioural Disorders：Clinical descriptions and diagnostic guidelines.

World Health Organization, 1992)
14) 松本俊彦：精神科診断分類の改訂にむけて―DSM-5 の動向―各論 DSM-5 ドラフトにおける精神障害 14．物質使用と嗜癖の障害．臨床精神医学 41：657-663, 2012
15) Holden C：'Behavioral' addictions：do they exist? Science 294：980-982, 2001
16) Justinova Z, Tanda G, Redhi GH, et al：Self-administration of delta9-tetrahydrocannabinol（THC）by drug naive squirrel monkeys. Psychopharmacology 169：135-140, 2003
17) Fantegrossi WE, Woods JH, Winger G：Transient reinforcing effects of phenylisopropylamine and indolealkylamine hallucinogens in rhesus monkeys. Behav Pharmacol 15：149-157, 2004
18) Schultz W：Predictive reward signal of dopamine neurons. J Neurophysiol 80：1-27, 1998
19) Thomas MJ, Kalivas PW, Shaham Y：Neuroplasticity in the mesolimbic dopamine system and cocaine addiction. Br J Pharmacol 154：327-342, 2008
20) Salamone JD, Correa M, Nunes EJ, et al：The behavioral pharmacology of effort-related choice behavior：dopamine, adenosine and beyond. J Exp Anal Behav 97：125-146, 2012
21) Robbinson TE：Neuroscience Addicted rats. Science 305：951-953, 2004
22) Eagle DM, Baunez C：Is there an inhibitory-response-control system in the rat? Evidence from anatomical and pharmacological studies of behavioral inhibition. Neurosci Biobehav Rev 34：50-72, 2010
23) Mar AC, Walker AL, Theobald DE, et al：Dissociable effects of lesions to orbitofrontal cortex subregions on impulsive choice in the rat. J Neurosci 31：6398-6404, 2011
24) Bingham B, McFadden K, Zhang X, et al：Early adolescence as a critical window during which social stress distinctly alters behavior and brain norepinephrine activity. Neuropsychopharmacology 36：896-909, 2011
25) Cordero MI, Poirier GL, Marquez C, et al：Evidence for biological roots in the transgenerational transmission of intimate partner violence. Transl Psychiatry 2：e106, 2012
26) Cinque C, Pondiki S, Oddi D, et al：Modeling socially anhedonic syndromes：genetic and pharmacological manipulation of opioid neurotransmission in mice. Transl Psychiatry 2：e155, 2012
27) Sclafani A, Rinaman L, Vollmer RR, et al：Oxytocin knockout mice demonstrate enhanced intake of sweet and nonsweet carbohydrate solutions. Am J Physiol Regul Integr Comp Physiol 292：R1828-1833, 2007
28) McGregor IS, Callaghan PD, Hunt GE：From ultrasocial to antisocial：a role for oxytocin in the acute reinforcing effects and long-term adverse consequences of drug use? Br J Pharmacol 154：358-368, 2008

（宮田久嗣，廣中直行）

第 2 部

アルコール・薬物依存症の問題への対応と考え方

第1章

臨床家が知っておきたい依存症治療の基本とコツ

● 依存症治療の現状

　わが国の物質依存症の治療の現状をみると，アルコール依存症に関しては標準化された治療システムが普及しているが，薬物依存症については，その治療システムはなきに等しい状況が続いている．特に，覚醒剤などの規制薬物では，中毒性精神病の入院治療が終了すると，依存症の治療を施したり専門機関につないだりされることなく，早々に退院処遇となることが一般的である．これまで，わが国の問題薬物は覚醒剤と有機溶剤が主であり，ともに強力に精神病状態を引き起こすことから，精神科医療機関が関与せざるを得なかった歴史がある．ただし，行われてきたのは解毒・精神病の治療のみであった．中毒性精神病の治療のみを行っても，そのもとにある依存症の治療を行わないと，薬物の再使用が起こり，症状の再燃を繰り返すことになる．また，規制薬物の取締法違反で逮捕され懲役刑に服しても，依存症の治療につながらないと再犯を繰り返す．覚醒剤事犯者の再犯率が6割にも及ぶ事実は当然の結果といえよう．このような状況にもかかわらず，薬物依存症に積極的に取り組む治療機関は一向に増えていない．

　一方で薬物依存症の社会復帰施設であるダルク(Drug Addiction Rehabilitation Center；DARC)が，50施設を超えるまでに増加した．このことは，薬物依存症からの回復支援の需要と必要性を示していると同時に，一民間施設であるダルクがその役割を一手に担わざるを得ないわが国の貧困な薬物行政を象徴している．

　そして，精神科・心療内科のクリニックの急激な増加やインターネットの普及と相まって，ベンゾジアゼピン系薬剤に代表される向精神薬の問題，いわゆる脱法ドラッグの問題など，「使っても捕まらない」薬物が，新たな社会問題を引き起こしている．依存症者を取り巻く状況は日々動いているが，変わらないのは彼らへの支援体制である．

　現在，わが国の薬物依存症の専門医療機関は10余施設しかなく，アルコール依存症のそれに比較して圧倒的に少なく，全く需要を満たしていない．薬物依存症に関しては，まさに「無医村」的状況が続いているといっても過言ではない．さらに，樋口ら[1]によると，アルコール依存症専門医療機関128施設(精神科病院99施設，総合病院29施設)のうち，53%は薬物関連患者を受け入れていない．アルコール関連患者

は身体科医療機関から拒まれ，薬物関連患者は精神科医療機関から，さらにはアルコール依存症治療機関からも敬遠されている．このような現状で，薬物依存症の治療の場をいかに確保するかが，重要かつ緊急の問題である．

依存症が精神科治療者から嫌われる理由

そもそもの問題は，薬物依存症に取り組む精神科医療機関がきわめて少数であることにある．治療システムを構築するにも社会資源の絶対的な乏しさからいかんともし難い．中毒性精神病の治療の場である精神科救急医療機関と，薬物依存症の社会復帰施設〔リハビリテーション（リハビリ）施設〕であるダルクが存在するのみであり，依存症からの回復はもっぱらダルクに委ねられている．そして，この両者間の連携はほとんどなく，実際に精神科救急医療機関からダルクに簡単につながるものでもない．両者のつなぎの役割を果たす医療機関がすっかり抜け落ちている．

尾崎ら[2]は，全国の有床精神科医療機関を対象に薬物関連疾患の治療に関するアンケート調査を実施している．それによると，「過去1年間に薬物関連患者の診察経験のある施設」は65.6％であり，「外来・入院ともに受ける施設」が44.6％，「外来のみ」が8.1％，「すべて断る」が15.6％であった．また，薬物関連患者の治療に消極的な理由として，頻度の高いものから「トラブルが多い」「人格障害合併例が多い」「治療のドロップアウト例が多い」「回復の社会資源が乏しい」「暴力団関係者が多い」「暴言・暴力が多い」「司法対応を優先されるべき」などとなっている．

また，アルコール依存症専門医療機関が薬物依存症患者の治療に消極的な理由として，常々いわれていることとして，「アルコールと薬物には合法と非合法の違いがある」「薬物患者には暴力団関係者や粗暴な者が多い」「入院を継続すること自体が困難」「薬物患者は治療環境を乱す」「薬物患者は規則を守らず重大なルール違反を犯す」「集団治療の場に薬物患者を入れることで均一性が乱れる」などが挙げられる．

このように，薬物依存症患者の入院治療上の問題点として，①暴力的傾向，②治療の動機づけ・治療継続の困難さ，③ルール違反・逸脱行為，④治療的環境の悪化，⑤集団治療における均一性の乱れ，⑥回復資源の乏しさ，⑦治療システムの未整備，などに集約される．つまり，アルコール依存症の集団治療の場に薬物依存症患者を入れる際の対応の困難さが主な理由であり，アルコール依存症と薬物依存症との治療内容の違いが問題になっているわけではない．対応の困難さを軽減できれば，入院治療の困難さを解消できると思われる．

薬物依存症患者は診やすくなっている

実は近年の薬物依存症は診やすくなっている．その理由としては，粗暴な患者や激しい興奮をきたす患者の減少（怖くない），非合法薬物から合法薬物へシフト（司法対応が不要），向精神薬依存症患者の割合の増加（向精神薬は慣れている），「ふつうの患

者」の増加（誰もが依存症になる），「薬物渇望期」概念の導入（入院治療のコツ），簡便な認知行動療法の導入（誰もが治療できる），薬物依存症患者への対応技法（知っていると対応しやすい），などである．薬物依存症患者の最近の傾向として，「攻撃的タイプ」から「引きこもりタイプ」に変化してきている．これに伴って，自助グループやダルクにはなじみ難い患者が増えており，行動変容が容易ではないという難点はあるものの，粗暴行為や著しいルール違反は明らかに目立たなくなっている．

ただし最近，例外が登場してより問題となっている．脱法ドラッグ患者である．彼らは粗暴で攻撃性が高く，一部は幻覚妄想や激しい興奮を伴うため，対応に苦慮することが多い．脱法ドラッグは今後の主要な問題薬物となることは確実であり，さまざまな対策が求められる．

依存症治療を困難にしている理由

依存症治療を困難にしている最大の理由は，治療者の患者に対する陰性感情・忌避感情である．

薬物関連患者を診る治療者は限られ，依存症となるとさらに少数となる．覚醒剤などの違法薬物患者の多くは「病者」ではなく「犯罪者」として扱われ，精神病状態で救急病棟へ入院しても，症状消退後速やかに退院処遇となるか，司法機関に引き渡される場合が多い．再使用の可能性があれば，依存症の治療を導入する努力をすることが精神科医としての責務である．医療を求めて治療につながった患者を，治療者が司法へ流すことは「治療的」であるとはいいがたい．治療者の役割は治療を必要とする患者に治療を提供することであろう．覚醒剤精神病の治療に際して，薬物療法による精神病症状の改善のみを目標とせず，依存症の治療を念頭において関わることが肝要である．精神病症状の消退をもって治療を終了としてはならない．

治療者が忌避感情をもって接すると，患者は敏感にそれを感じ取り治療は失敗に終わる．逆に，きちんと誠意をもって関わることが「奇跡のような回復」の端緒となることも珍しくない．治療者が患者に対してどのような姿勢で向き合うかが，治療の鍵となることを強調しておきたい．

患者は初めから陰性感情をもつ治療者と良好な治療関係を築けるはずがない．治療者の役割は治療である．この当然のことが治療者に認識されなければ，薬物問題対策の前進はない．ただし，一治療者の努力のみに頼るには限界がある．治療者が薬物依存症患者を診やすくするための，高所からの対策が絶対的に必要である．

そうはいっても，日々訪れる患者に対して私たちは治療を施す必要がある．治療者として，現時点で可能な治療のコツについて，主に薬物依存症を例に考えてみたい．

依存症治療の構成[3]

薬物依存症治療の構成要素は，①治療関係づくり，②治療の動機づけ，③精神症

に対する薬物療法，④解毒(中毒性精神病の治療)，⑤疾病教育・情報提供，⑥行動修正プログラム，⑦自助グループ・リハビリ施設へのつなぎ，⑧生活上の問題の整理と解決の援助，からなる．まず，外来治療を行うにあたって留意することは，①来院したこと自体を評価・歓迎する，②本人が問題に感じていることを聞き取る，③本人がどうしたいか，に焦点を当てる，④薬物使用によって起きた問題点を整理する，⑤依存症について説明する，⑥依存症は病気であり治療継続が重要であることを伝える，⑦外来治療を続けることに同意を得る，⑧必要であれば入院を勧める，⑨家族には苦労をねぎらい，家族会・家族教室・家族の自助グループへつなぐ，などである．

1 | 治療関係づくり

治療の成否は治療関係に大きく左右されることはいうまでもない．治療関係が良好であることは，有効な治療の実践には不可欠である．依存症のもとには対人関係障害がある．治療者には，薬物依存症患者の特徴をふまえた適切な対応が求められる．依存症治療の最も重要なポイントは，信頼に裏づけられた良好な治療関係の構築にあるといっても過言ではない．

人は，自分に関心をもち存在を認め評価してくれる相手に，無用な攻撃を向けることはない．患者が攻撃的になる理由として，治療者に患者への陰性感情が強く対決的になる場合は論外として，治療者に潜んでいる陰性感情や忌避感情が無意識に表出され，患者が敏感に感じ取るためではないだろうか．治療者がこの感情から解放されるためには，多くの回復者と会うことが必要である．たとえば，自助グループや，休日に開かれるセミナーやフォーラムなどに出向くことである．普段から回復者と顔の見える関係を築いておけることが望ましい．治療者にとって大きな力になり，回復を信じることにつながるだろう．

2 | 治療の動機づけ

わが国ではこれまで動機づけについて，家族などの援助を極力排除して「底をつかせる」ことが正しい方策であるとされてきた．しかし，「底をつかせる」ことにエビデンスはなく，悲惨な結果を招くことも少なくなかった．現在は，動機づけは治療者の重要な役割であるとされ，動機づけ面接法や随伴性マネジメントといった手法を積極的に取り入れることが推奨される．動機づけに際しては，①患者に対して陰性感情をもたず敬意をもって向き合う，②患者の健康な面を積極的に指摘して評価する，③「患者がどうなりたいか」に焦点を当てた治療目標を設定する，④前向きな発言が具体的行動につながるように促す，⑤過大な期待をせず長い目で回復を見守る，⑥動機づけ面接法や随伴性マネジメントを積極的に取り入れる，などに留意する．

良好な治療関係ができていれば，あとは患者の変わりたい方向に寄り添うことである．そこから，患者の治療の動機づけは自ずと進んでいくように思える．もちろん，

「変化のステージ」を念頭におき，随伴性マネジメントや動機づけ面接法を取り入れることは大切であるが，治療者の基本姿勢によりその効果も異なってくるはずである．

3 | 精神症状に対する薬物療法

ヘロイン依存に対するメサドン療法などを除いて，薬物依存症に特別な薬物療法はない．また，一般的に薬物依存症患者は安易に強力な処方薬に頼る傾向が強いことから，希望のままに処方に応じることは慎む．特にバルビツール酸類やベンゾジアゼピン系の処方薬は依存を引き起こしやすく，注意を要する．薬物の渇望自体を処方薬で抑制することは困難であっても，渇望につながる不安・焦燥感，抑うつ気分などに対して適切な薬物療法を行うことは有効である．また，合併する精神疾患や症状に対しての薬物療法は適切に行わなければならないが，薬物療法にばかり頼った治療は泥沼に陥りやすいので注意する．

4 | 解毒（中毒性精神病の治療）

薬物の連続使用が起こったり，中毒性精神病の症状が活発化したりすれば入院治療を行う．解毒入院に関しては専門病棟でなくても可能である．ただし，依存症に特有な「薬物渇望期」の特徴を知っておくことは大切である．覚醒剤の場合，退薬症状として意欲減退・嗜眠傾向などがみられるが，これを薬物療法による過鎮静と誤解されやすい．この時期と，その後に続く「薬物渇望期」の特徴をふまえて，精神病症状が落ち着いても処方薬の減量，行動制限の解除，非自発的入院者の退院などを急ぎすぎないように注意する．「薬物渇望期」については，後述する．

5 | 疾病教育・情報提供

他の精神疾患，たとえば統合失調症患者などに対して行われる疾病教育・情報提供と同じである．ミニ講義を集団や個別で行ったり，簡便なワークブックを利用した認知行動療法的な手法を取り入れたりできればよい．

6 | 新たな行動修正プログラム

何らかの行動修正プログラムをもっていると治療的関与は楽になる．依存症に関する講義やミーティング，簡便なワークブックの利用，自助グループなどからのメッセージなど，何か1つでも提供できれば十分に治療的である．プログラムがなくても，治療者が，患者に対して陰性感情をもたずに関わるだけでもよい方向に変わる契機となる．簡単なホームワークを提案してもよい．よい行動には十分評価することが有効である．

さらに，薬物依存症治療の有効性に豊富なエビデンスのある，認知行動療法的アプローチを導入することはさまざまな点において望ましい．具体的には再使用を防ぐ知識と技術を身につけることが重要である．通常の外来診察においても短時間で関われるように，簡便なワークブックを利用できるとよい．現在，わが国において，SMARPP[4]（Serigaya Methamphetamine Relapse Prevention Program）を基本としたワークブックが依存症治療の新たな手法として導入されている．ワークブックは市販[5]もされている．その一部でも活用して，ホームワークとして取り組んでもらうと立派な治療となる．

小さな課題を達成するごとに，達成シールや主治医からの励ましなどの「ごほうび」を提供する．子どもだましのようにみえるが，随伴性マネジメントは有効性にエビデンスのある行動療法的技法である．真剣に1時間かけて面接するよりも，1枚のシールが患者の動機づけには有効であるという笑えない話もある．外来受診やプログラム参加のたびに，何らかの「ごほうび」がもらえることに意味がある．また，治療者側でも，患者の頑張った点や健康な点を積極的に評価しようというスタンスで接することになり，治療の場が明るく和やかな雰囲気になる．治療的な関わりを楽しもうとする治療者のスタンスは，治療的雰囲気を高め，患者の治療継続に効果的である．

7 自助グループ・リハビリ施設へのつなぎ

専門病棟に入院したからといって，簡単に自助グループやリハビリ施設につながるわけではない．薬物依存症では，NA（Narcotics Anonymous）などの自助グループやダルクなどのリハビリ施設，アルコール依存症の場合は，断酒会，AA（Alcoholics Anonymous）などの自助グループやマックなどのリハビリ施設に関する情報提供とともに，メンバーやスタッフとの接点を設定する．家族や医療機関のスタッフ同伴で見学に行けるとよいが，自助グループメンバーやリハビリ施設スタッフが来院して面会してくれる「メッセージ」も有用である．回復者と直接接することは，患者にとって貴重な体験となる．すぐにつながらなくても，後の治療に有効であることが多い．家族にはナラノンなどの自助グループや家族会への参加を促す．

8 生活上の問題の整理と解決の援助

依存症患者は，問題を先送りにするため，さまざまな生活上の問題を抱えている．問題解決能力に乏しく，適切な援助資源をもたないことも多い．これらの問題が回復の妨げになる．患者とともに問題の整理と解決を進める．利用できる社会資源の活用，問題の優先順位に沿った対処計画の作成などを，患者の自主性を妨げずに行動できるよう支援する．問題の整理が進むと回復の意欲が高まる．患者のできることは患者にやってもらい，できないことは援助することが基本になる．援助者が，やり過ぎない意識が大切である．

以上の8つの構成要素のうち一部でもできる範囲で意識して関わることができれば，それだけで有効な治療的対応となる．

これまでのわが国の依存症治療の問題点と新たな依存症治療の展開

これまでの，わが国の依存症治療における治療者側の問題点について整理すると表1-1のようになる．

そのため，医療現場ではスタッフの間で次のようなやり取りが行われることがしばしばみられた．「否認が強いから回復しない！」「もっと底をつかないとダメだ！」「本人がやめる気にならないと変わらない！」「薬物患者は治療が続かない！」「もっと痛い目に遭わないとやめられない！」「○○は一生回復しないよ！」「○○はもう入院させないでください！」「また入院させてどうするんですか！」などである．一般の人々や一般の精神科医療従事者が依存症患者に対して，「アル中」「ヤク中」として見下していたのと同様のことが，依存症治療従事者の意識にもあったことは否めない．「治療してやっている」というスタンスが見え隠れしていたのである．これでは治療がうまくいくわけがない．

依存症治療における「神話」として，原田隆之先生の資料[6]から改変引用したものを以下に挙げる．

(1)「依存症の治療には『底つき』が必要である！」といわれてきた．治療者は，これを理由に動機づけをせずに患者を放置してきた．しかし，単に援助を断ち切って患者に辛い思いを強いることにエビデンスはなく非常に危険である．

(2)「回復にはミーティングしかない！」ともいわれてきた．治療者は，これを理由にミーティングにつながらない患者を排除してきた．確かにミーティングは有効であるが，ミーティングにつながれなくてもほかに同等の有効性が認められている治療法がある．その一例が認知行動療法的アプローチである．

(3)「自分から治療を受ける気持ちにならないとダメ！」といわれてきた．治療者は，これを理由に動機づけすることを怠ってきた．しかし，米国の例をみるまでもなく，強制的な治療であっても適切な治療を受けることにより効果が期待できる．

(4)「依存症の治療は続かない！」といわれてきた．治療者は，治療中断の原因を患者に帰していた．依存症は慢性疾患である．糖尿病など他の慢性疾患も同程度の脱落率であることが報告されている．依存症の治療ばかりが続かないわけではない．治療継続のために治療者側が十分配慮することが求められる．

(5)「何が何でも断酒・断薬を目指すしかない！」ともいわれてきた．これをにわかに受け入れられない患者は，治療から排除されてきた．患者に少しずつでもよい方向に変わりたいという思いがあるのであれば，害を減少させる方法（ハーム・リダクション）から試みるべきであろう．

これまで，入院治療を中心として，自助グループやリハビリ施設につなげることを

表 1-1　わが国の依存症治療における治療者側の問題点

1. ミーティングへのつなぎが唯一絶対的であった．
2. 治療者側の枠に患者を合わせていた．
3. 治療者側の枠に適応できない患者は排除された．
4. 治療がうまくいかないと原因は患者に帰された．
5. 治療者側が提供できる手段は限られていた．
6. 患者の動機づけに関係なく一律の治療であった．
7. 患者が指示通りに応じないと対決していた．
8. 対等な立場というよりは指示的・教示的であった．

目的にプログラムが組まれてきた．ただし，容易につながるものではなく，つながることができなければ，それ以上の手立てを持ち合わせていないのが実情であった．そこで，新たに登場したのが認知行動療法的アプローチであり，動機づけをいかに進めていくかが重要な課題になっている．ミーティング至上主義（自助グループ的ミーティングに頼りすぎ）から，エビデンスに基づいた治療へと大きく舵が切られ始めている．すなわち，認知行動療法的アプローチであるリラプス・プリベンション，動機づけ面接法，随伴性マネジメントなどを取り入れた治療が導入され，入院プログラムのみではなく，外来プログラムの充実をはかる方向に動き出している．

　新たな治療の考えを要約すると，依存症に否認があるのは当然であり，底つきを待つのではなく，動機づけを積極的に行う．その際に，動機づけ面接法や随伴性マネジメントなどを使った介入を行う．治療の中心はリラプス・プリベンションであり，患者のハイリスク状況を明らかにして，適切な対処法を身につける．ミーティングも重要であるが，参加できない場合でも，他の有効な治療手段を積極的に導入する．「依存症は慢性疾患である」という認識に立って，患者が「治療から脱落しないように配慮する」ことが大切である，となろう．

　ここで具体的な治療モデルとして，わが国に取り入れられているのがマトリックスモデル[6,7]である．米国ロサンゼルスにある，Matrix研究所が提示・実践している包括的な中枢神経刺激薬（覚醒剤・コカイン）依存症の治療プログラムであり，集中的な外来治療のパッケージである．有効性に関する豊富なエビデンスがあり，アジアも含めて世界各国で取り入れられ実施されている．

　マトリックスモデルの特徴としては，治療継続性が重視され，乱用が止まらない責任は患者ではなく，援助者側にあると考える．尿検査はあくまで治療状況を把握するためで，警察には絶対に通報しない．プログラムではお菓子やコーヒーを提供し，明るく受容的な雰囲気を重視する．週3日&計16週間，ワークブックを用いて具体的な「やめ方」を学ぶ，というものである．治療手法を整理すると，新たな治療手法として，認知行動療法的スキルトレーニング，随伴性マネジメント，動機づけ面接法があり，従来から行われていた治療手法として，家族教育，自助グループ，個別カウンセリング，尿検査（モニタリング）などがある．これらを包括的に組み合わせている．

　リラプス・プリベンションとは，個人に特有のハイリスク状況を同定し，それに対する対処法を身につけるというアプローチである．たとえば，アルコール・薬物仲

間・売人からの電話やメール，入手していた環境，繁華街，大金を持ち歩くとき，週末，給料日，ストレスが高まったときなどの自分に再使用が起こりやすい状況を知る．そして，その危険な状況の同定と対処を行う．これまでは，危険な状況を意識することなく，アルコール・薬物を使ってきた行動を，別の適応的行動に置き換える，つまり新しい対処法を身につけていくのである．

随伴性マネジメント（ごほうび療法）とは，治療の脱落を防止し，動機づけを維持するための行動療法的技法であり，治療に来るたびに報酬を与える．報酬が除去されると，効果はすぐに消失するため，内発的な動機づけを高めるための動機づけ面接法を併せて行う．罰よりごほうびが人を動かすという考えに基づいている．

動機づけ面接法とは，治療への動機づけを高めるための認知行動療法的技法であり，「やめたい」「やめたくない」という矛盾点を意図的に拡大し，本人の「やめたい」方向を選択的に強化する対応を行う．傾聴を重視して抵抗への対決を回避するため，否認の強い患者にも有効である．

マトリックスモデルを手本として，わが国に適するように開発・普及しているのが，SMARPP である．依存症患者が外来治療から脱落することを防ぐ目的で始められ，自助グループに抵抗のある患者も，勉強会形式なので参加しやすい．未経験スタッフも，患者とともに学びながら一定の成果を上げられる．外来だけでなく，どこでも実施可能であるという利点がある．現在，精神科医療機関，医療観察法病棟，精神保健福祉センター，司法機関，ダルクなどで施行されており，全国に広がりつつある．

● LIFE プログラムについて[8]

埼玉県立精神医療センター（以下，当センター）では，SMARPP などの許可を得てワークブックを作成し，外来にて薬物依存症再発予防プログラム「LIFE」として，2008 年より実施している．対象は，通院中の薬物依存症患者である．LIFE プログラムは，週1回のワークブックを用いたグループワーク（90 分）で，外来診察と尿検査を合わせて実施する．LIFE では，断薬できていないか再使用リスクが高い患者を対象としており，参加者の 80.0% に再使用を認めた．外来治療継続率は 75.6%（34/45）であり，中断例は自己中断以外では，逮捕，ダルク入所，死亡であった．参加者 45 名の参加状況と再使用を示す（図 1-1）．

終了時点（9か月）から3か月以上の断薬率は，61.5% であったが，9か月に達しない例では 25.0% にとどまった（図 1-2）．断薬継続のためには，9か月を超える長期に継続したプログラム参加が必要であり，LIFE-mini（初期介入版），LIFE-note（断薬手帳）などの補助介入ツールの活用，随伴性マネジメントや動機づけ面接法などの治療技法の活用，治療的雰囲気作りなどが有効であると思われる．

以上の結果から，依存症からの回復には，①長期にわたって継続した治療につながっていること，②安心できる居場所と仲間が確保されていること，③正直にありの

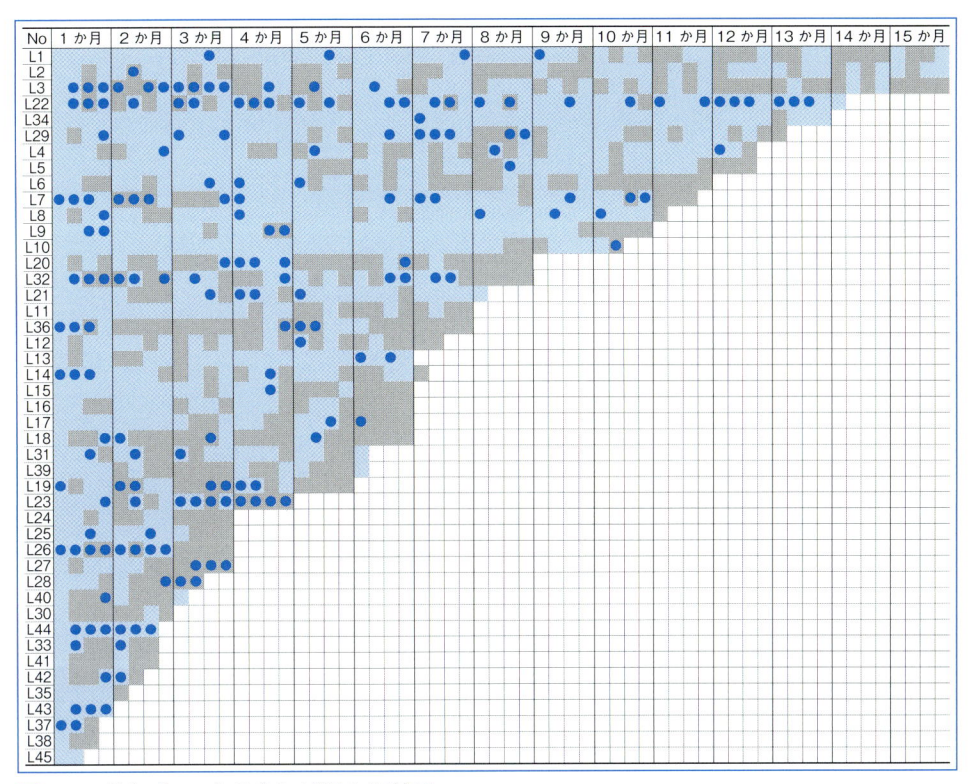

図 1-1 参加者 45 名の参加状況と再使用

参加者 45 名の初回からの参加状況と再使用回数を示した．1 か月を 4 回とし，参加した回を薄い青色，欠席した回を灰色，再使用した回は青印で示した．

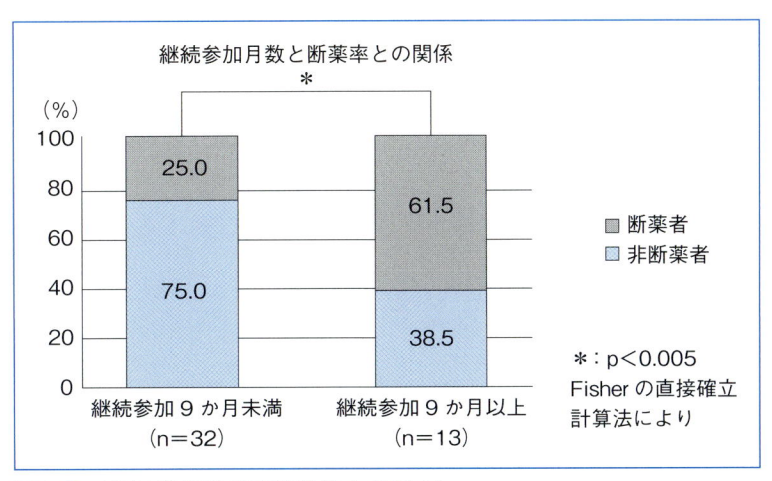

図 1-2 LIFE 参加者の断薬率（3 か月以上）

ままの自分を出せるようになること，が重要であると推測される．医療施設内のプログラムであれ，自助グループであれ，リハビリ施設であれ，上記の条件を満たしていることが必要である．「LIFE」などの集団認知行動療法の治療効果は，技法を身につけること以上に，回復のために一緒に取り組める仲間と居場所が得られるようになる

ことにあると考えたい．治療者は，治療の動機づけを積極的に行い，治療の継続に十分配慮した対応を続けることが大切である．

外来治療の要点

1│初診時の対応が重要である

初診時の対応はきわめて重要である．患者が受診に抵抗があったり，強い不安や敵意をもっていたりすることもある．受診前に家族や周囲の人たちから叱責を受けたり，他の機関で門前払いされたりしていることも少なくない．「ようこそ，よく来ましたね」という態度で迎え，治療者の考えを押しつけたり，家族の意のままに乗ったりしてはいけない．患者がどんな思いで受診したのか，何を問題と感じているのか，どうしたいのか，ということを汲み取ることが重要である．

患者を診察室に招き入れると，まず挨拶をして自己紹介する．診察する前に，家族に席を外してほしいか否かを確認する．家族や同伴者の前では正直になれないことが多い．同席で診察をすると，家族が患者の問題点を感情的に並べ立て，患者を責めることになりがちである．家族は「すぐに入院させて完全に治るまで出さないでほしい」という意向が強いこともある．家族の苦労は十分受け止めて労い，よい方向に患者が向くように治療を引き受ける旨をきちんと伝える．薬物依存症患者の通院継続は容易ではないことを認識したうえで，患者から通院しようという意欲を引き出し，次回の来院を約束することが目標となる．治療を途切れさせてはならない．「患者次第である」として，通院の継続に配慮を欠くような対応は慎む．治療の継続が家族の信頼を得ることになる．

依存症の外来治療の留意点について列挙する(表1-2)．

2│覚醒剤患者に対して通報しないことを保障する[9]

覚醒剤の使用について治療者がその事実を把握した場合，通報するかしないかは医師の裁量に委ねられている．自ら治療を求めて来院した患者を，使用したことを理由に司法機関に通報することは医療機関の役割ではない．通報される不安が相談・医療機関へつながることを躊躇させている．治療者は，純粋に再使用を防ぐための手立てを患者に対して提供していくことが役割であり責務である．患者が治療を求めて受診したとき，「薬物使用によって司法機関に通報することはない」と保障することから治療を開始するべきである．それによって治療につながりやすくなる．そして治療につながっていることが何より治療的である．医療機関が患者に通報を意識させて，薬物使用を抑止しようとするべきではない．患者が薬物の再使用を正直に安心して話せる状況で，初めて適切な依存症治療を行える．治療関係ができており使用を正直に話すことの大切さを強調していれば，患者は自ら申告してくるものである．

表 1-2 依存症の外来治療の留意点

1. 患者に初めから陰性感情・忌避感情をもたない．
2. 「ようこそ」という態度で受診を歓迎する．
3. 治療の場を「正直な気持ちを安心して話せる場」とする．
4. 尿検査による通報や自首の促しはしない．
5. 患者の求める治療目的に沿った治療計画を立てる．
6. 依存症に関する必要な知識を提供する．
7. 簡便な認知行動療法的アプローチを取り入れる．
8. 治療介入を容易にする補助介入ツールを活用する．
9. 回復に必要な自助グループなどの情報を提供する．
10. 処方薬依存に配慮した適切な薬物療法を行う．
11. 治療が継続するよう配慮し，長い目で回復を見守る．
12. よい変化に対しては十分評価する．
13. 失敗は責めずに修正できるように促す．
14. 回復を願った誠実な対応を心がける．

患者やその家族の多くは，相談や治療を受けに行くと通報されるのではないかと怯えている．相談や治療に関しての情報が乏しいこと，薬物依存症を診る治療機関自体がきわめて少なく，全く需要を満たしていないことともに，「通報される不安」が相談や医療機関につながることを躊躇させている．薬物問題をもつ家族の23％が，相談に行く際に通報される不安を感じている[10]．実際に，身体科救急ではやむを得ないとしても，精神科救急でも覚醒剤の使用が尿検査で確認されれば，司法機関に通報されることが少なくない．また一方で，精神科医療機関が薬物患者を敬遠する理由の1つに，「尿検査などの司法的な取り扱いの困難さ」が挙げられる．

薬物依存症の回復にとって，治療の継続が重要であることが指摘されている．わが国のある代表的な薬物依存専門医療機関における覚醒剤患者の初診後3か月の外来治療継続率は，36～39％であったと報告されている．

筆者が初診時，患者に対して，「あなたを純粋に病者として治療に専念する．再使用は依存症の症状であり通報することはない」旨を告知して治療を開始した場合，覚醒剤患者の3か月治療継続率は，86.6％(71/82)であった．単純に比較できるものではないが，治療を継続するためには，「ようこそ」という気持ちで薬物依存症患者を迎えると同時に，初診時に通報しないことを明確に保障することで，明らかに治療を継続しやすくなることを実感している．実際には，こうして良好な治療関係がもてるようになると，覚醒剤患者に対して尿検査をする必要はほとんどない．

わが国の覚醒剤依存症治療を外来で行う場合に，これまでガイドラインなどで奨励されてきた方法が「条件契約療法」である．小沼[11]は，薬物依存症専門治療機関の外来において，治療環境をドラッグ・フリーに保持するため，条件契約療法が必要であるとしている．これは，違法薬物の使用は違法行為であり，その罪を償うことが社会人の責任であることを説明し，「外来受診のたびごとに自身の尿を提出する．簡易検査キットで陽性の場合は，尿を持って警察に自首する」という条件を提示し，署名捺印により治療契約が成立する．この契約は，「今後絶対薬物を使わない．使う場合は逮捕を覚悟する，という強い意思表明である」としている．わが国において唯一の外来

での具体的な対応法として長らく提唱されてきたが，この方法は治療者に司法的な配慮を求め，保険請求できない尿検査を行うという負担を強いることになる．また，患者側には，「病院で薬物再使用がわかると逮捕される」という不安から，治療者との壁を作ってしまう危険性があった．以前は覚醒剤患者が集団を作って再使用する傾向が強かったことから，このような手法を取らざるを得なかった．しかし，最近はインターネットを利用しての単独使用者が多く，患者の凝集性も希薄である．このような状況の変化が，尿検査の取り扱いに変化をもたらしている．小沼は最近刊行された著書[12]のなかで，条件契約療法の約束書に「事前に自ら再使用したことを申し出た場合には，検査は実施しないで，素直に再使用に至った経過を振り返り，断薬継続のための教訓を得て，初心に返って再度，やめ続けるよう努力することを誓います」という一文を新たに付け加えている．

ただし，患者個人が単に薬物を再使用することと，患者が他の患者に対して薬物の売買や譲渡を行う場合では問題は異なる．治療環境をクリーンに保つことは重要である．治療関係が良好に保たれると，患者から多くの情報が得られる．外来での薬物依存症患者に対する基本的な考えとして，「薬物使用は症状であるが，治療上の最低限のルールとして，他の患者に売買したり譲渡したりしないこと，病院へは決して持ち込まないこと」を守ってもらう．問題が起きている可能性があれば，放置しないで積極的に介入する．外来での薬物の売買が確認されれば，当該患者の病院の出入りを一定期間禁ずることはやむを得ない．また，多くの患者に対して影響が大きかったり悪質であったりした場合は，警察への通報も検討されるべきである．

3 | 米国の依存症治療の原則からみえてくるもの

物質依存症治療の先進国である米国の薬物乱用研究所(National Institute on Drug Abuse；NIDA)が提唱している物質使用障害治療の原則[13,14]によると，①司法的対応よりも治療的対応が有効である，②多様な治療の選択肢が必要である，③包括的な治療が必要である，④治療は質よりも提供される期間の長さが重要である，⑤治療は高い頻度で提供されるべきである，⑥否認や抵抗と闘わない，⑦どのような段階でも介入は可能である，⑧非自発的な治療でも効果はある，などとされている．

また，先に述べた米国Matrix研究所が提唱するマトリックスモデル[7,14]では，①すべての依存症者は治療に対する疑念や両価的な思いを抱いていると心得る，②最初の問い合わせ電話に迅速かつ積極的に対応する，③最初の予約をできるだけ早い時期に設定する，④治療プログラムについて明確なオリエンテーションを提供する，⑤患者に選択肢を与える，⑥患者に敬意をもって接する，⑦治療者は共感をもって患者に懸念を伝える，⑧否認や抵抗と闘わない，⑨正の報酬(ごほうび)を用いて治療参加を強化する(随伴性マネジメント)，などが挙げられている．そして，尿検査は治療効果の評価にのみ利用される．

これらの実証的な根拠に基づいた指針は，治療者側が患者に対して敬意を払って積

極的に治療的サービスを提供し，患者が治療から脱落しないように十分配慮するというものである．また，治療者側は，患者に合った治療の選択肢を用意しておく必要があるとされる．「患者を甘やかしてはいけない」とあえて厳しい条件を出して患者と距離をとってきたわが国の治療スタンスとは正反対であることを確認しておきたい．

4 | 治療の継続が初期の目標である

　依存症は慢性疾患であり治療につながっていることが重要であることは，先に述べた．治療者には，患者が治療から脱落しないための配慮が必要である．患者はささいなことから治療を中断してしまう．中断後に受診を希望して連絡してきたときは，「よく連絡してきたね」という態度で明るく迎え入れ，早くに来院を促す．再使用により来院できない場合は，再使用時こそ早くに受診することの重要性を伝え，速やかに立て直すことに焦点づけする．決して再使用を責めない．むしろ正直に話してくれた場合には十分評価する．再使用時に速やかに治療者に連絡できる関係が望まれる．

　同じ理由で，通院治療中に覚醒剤取締法などで逮捕された場合，警察官同伴で外来受診した際には，出所後速やかに受診するよう強く促す．彼らは，再使用して逮捕されたことに負い目を持ち，再受診を躊躇することが多い．覚醒剤乱用者が，出所直後に処方薬が切れ，不眠から急性精神病状態で精神科救急対応の入院となる例が多いことから，この声かけは大切である．ほとんどの患者は出所後に連絡をしてくれるようになっている．

5 | 外来治療を容易にする補助介入ツール

　薬物依存症の治療を外来で続けていく場合，限られた時間で何をしていくかを吟味して臨む必要がある．診療内容としては，前回の外来からの患者の状態についての確認，具体的な課題の進行状況の確認，よい点への評価と励まし，懸念される点への対処策などを中心に行う．処方薬の調整が必要な場合もあるが，「問題点を処方薬で解決しよう」という依存症者の考えに治療者が加担しては，単なる「処方外来」になってしまう．外来通院の継続自体が容易ではない患者を，外来に引きつけるために何を提供できるか，は治療者の課題である．

　その工夫の1つとして，筆者らは，さまざまな補助介入ツールを開発し活用している．具体的には，治療動機が弱い人のためには，依存症の基礎知識を優しく説明した「LIFE-mini」を，断薬に向けて多少とも頑張ってみようという意欲のある人には，断薬手帳である「LIFE-note」「LIFE-note2」を，正直に話せることの重要性と自助グループ参加の意義を伝えるために「LIFE-recovery」を，本格的に回復のための知識を身につけたいという意欲の高い人には「LIFE」を，対応に悩む家族には「LIFE-family」を，必要に応じて提供している．これらの多くは書き込み形式になっており，主治医だけではなく多職種スタッフともやり取りできるツールとなっている．

患者は，外来での言葉でのやり取りの多くは記憶に残っていないことが多いものである．それを，ツールを介して状態を確認し，次の目標を具体化し，取り組みを治療者が評価するということを，コンパクトに進められる．また，患者・治療者相互につながりを実感でき，患者が意欲を高めてくれる点で有効である．危険な状況を回避できた，規則正しい生活ができている，過量服薬していない，など具体的な課題をクリアできている場合は，治療者から毎回「小さなごほうび」を提供する，という随伴性マネジメントを組み込むことで，より治療意欲を高めることができる．

6 | これからの依存症治療は外来が中心になる

これまでの依存症治療は，入院治療を前提に組まれていた．ただし，連続使用や精神病症状などが深刻でなければ，外来で治療は可能である．むしろ，通院ができるのであれば，地域のなかでこそ進めていくことが望ましい．基本的なことを，速やかに集団のなかで身につけ，自助グループにつなぐことを考えるのであれば入院治療は選択肢となるが，必ずしも入院を必要としない例も多い．とすると，これからは，外来プログラムの充実など，外来での治療の工夫を積極的に考えていくことが必要になるであろう．

● 入院治療の要点

入院治療の要点は次のようになる．
(1) 治療関係作り
(2) 疾病教育・回復のための情報提供
(3) 動機づけと治療意欲を高める関わり
(4) 精神病状態の治療・解毒
(5)「薬物渇望期」を乗り越えるための援助
(6) リハビリ施設・自助グループへのつなぎ
(7) 現実的な問題の整理と解決
(8) 退院後の具体的回復プランの作成

薬物依存症の治療は，決して特殊なものではなく，専門医療機関でなくても治療は可能である．薬物患者の治療を特殊なものにしているのは，治療者の意識である．

1 | 入院治療導入のコツ

入院治療が，その目的を達成するためには，入院前の関わりが重要である．
薬物依存症患者の入院治療が困難とされる理由として，①暴力的傾向，②治療の動機づけ・治療継続の困難さ，③ルール違反・逸脱行為，④治療的環境の悪化，⑤集団治療における均一性の乱れ，⑥回復資源の乏しさ，⑦治療システムの未整備，などに

集約されることは先に述べた．

依存症，特に薬物依存症の入院治療を行う場合，入院適応かどうかの判断が大切であり，入院決定までのプロセスが入院治療の成否を決めるというくらい重要である．入院治療の目的を達成するためには，外来でできるだけ良好な治療関係を築き，治療の動機づけを行い，病棟ルールや行動制限について十分説明し同意を得ておくこと，薬物渇望期の特徴についても説明しておくこと，情動不安定な場合は薬物療法を開始しておくことが不可欠である．これらの作業を行わずに入院治療に導入しても，薬物使用欲求の高まりやストレス耐性の低さから，容易に不適応を起こし退院してしまう．また，退院しなくても治療以外のことに注意が向き，反治療的な行動をとってしまう．活発な精神病症状がある場合は速やかに入院治療に導入するが，そうでなければ外来でできることをまず外来で試みるほうがよい．性急で強い入院希望がある場合ほど，早々に退院し治療が頓挫する．これは，依存症患者特有の「せっかちさ」「待てなさ」に基づく行動であることを理解する必要がある．単に早く入院することが大切なのではなく，治療関係の構築と動機づけを入院前に十分に行うことが不可欠である．このことが，病棟の治療的な雰囲気を乱さないために大切であり，入院後に迎える薬物渇望期を乗り越えるためにも重要な意味をもつ．アルコール依存症患者より脱落しやすい薬物依存症患者の入院治療が有効に行われるかどうかは，入院前の外来治療によるところが大きい．

2 入院治療で何をするのか？

入院治療の内容については，「入院治療の要点」に集約される．解毒や回復に必要な知識を身につけること，退院後の具体的プランを立てること，自助グループにつながりやすくすることなどは，当然必要である．ただし，目に見えない重要なものがある．それは，同じ問題と目的をもってプログラムに参加する毎日を通して得られる「人とのつながり」である．そこは，依存症であることに負い目を感じず，孤独感から解放されていく空間でもある．合宿生活を続けながら，徐々に腹を割った話をできるようにトレーニングしていく場所でもある．入院中にどこまで人とつながっていけるかは個人により異なるが，多職種スタッフがファシリテーターとして，個別あるいはチームで関わっていく意味がそこにある．人との信頼に裏づけられた肯定的な関係を築いていくこと，人への信頼を取り戻していくことが大切であると考えている．

3 「薬物渇望期」の適切な対応により入院治療は容易になる[3,15]

入院治療が頓挫したり困難になったりする要因を分析すると，「薬物渇望期」の症状が重要である．渇望期は，アルコール，薬物の種類にかかわらず，離脱期（退薬期）の後，入院1〜2週から目立ち始め，2〜3か月で徐々に落ち着く易刺激的，易怒的，情動不安定などの特徴（表1-3）を示す依存症に特有な時期である．精神病状態で入院し

表 1-3　薬物渇望期にみられる具体的特徴

1. 焦燥感が高まり，易刺激的，易怒的で威嚇的，暴力的態度をとりやすい．
2. 病棟のルールを守れず，自分勝手な行動が目立つ．
3. 過食傾向がみられ，喫煙も増える．
4. 異性やギャンブルなどに関心が高まる．
5. 頭痛，歯痛，不眠，イライラなどの苦痛を訴え頻回に薬を要求してくる．
6. 借金や仕事上の約束などを理由に，唐突な外出外泊要求をしてくる．
7. 入院生活に対する不満を訴え，あるいは過剰な断薬の自信を表明して唐突に退院要求をしてくる．
8. 弱々しい患者や若いスタッフに対して「弱いものいじめ」や「あげあし取り」をし，排斥したり，攻撃を向けたりする．
9. 面会者や外来患者に薬物の差し入れを依頼する．
10. 生活のリズムが乱れ，昼夜逆転傾向が目立つ．

た場合は，症状消退後1〜2週間してみられることが多い．身体科へ入院したアルコール依存症患者が，離脱期を過ぎて身体面の改善が進む入院2週間前後のころに，訴えや不満が多くなったり，ルール違反を犯したり，喫煙や飲酒欲求が高まったりするのは，渇望期の症状として説明がつく．この時期を越えると，別人のように落ち着くことが特徴であり，治療的に慎重な対応を要するが，スタッフはこの状態を依存症の症状として認識して早めに対処しないと，いたずらに患者に対して陰性感情を強め，治療は失敗に終わってしまう．また，症状の特徴を前もって本人や家族に十分説明しておくことで，症状として受け入れてもらいやすくなる．

　当センターでは，「渇望期自己チェックリスト」(表1-4)を利用して担当スタッフが関わっている．該当項目の数は大切であるが，経時的な変化を追うことも重要である．スタッフがチェックリストを使って患者と関わることで，患者自身が「症状」として理解しやすくなる．そして，渇望期の問題を共有でき，状態をふまえた目標設定が可能となる．加えて，スタッフは統一した対応が可能になり，渇望期の症状に振り回されにくくなるという利点もある．

　チェックリスト利用時の注意点としては，渇望期について前もって繰り返し十分説明しておくことである．そして，渇望期を乗り切ることの重要性を強調する．また，渇望期の症状の実例を挙げ，具体的に説明する．スタッフは定期的に面接を行い，チェックする．その際，チェック項目の動きに注目する．渇望期を乗り切れた際は十分評価することが重要である．

　この時期の対応策としては，頻回な声かけと面接による励ましや不満の吐き出し，抗精神病薬を主とする薬物療法の強化，不安の原因となっている現実問題の整理と解決の援助，運動やレクリエーションなどが挙げられる．外来でどの程度治療関係の構築や動機づけができていたかにより，この時期を無事に乗り越えられるかどうかが左右される．そして，無事に乗り越えられることは入院治療の重要な目的の1つである．概して，薬物渇望期はアルコール依存症患者より覚醒剤などの薬物依存症患者に顕著な傾向があり，入院直前まで薬物を使用していたケースに典型的にみられる．

　薬物依存症の入院治療を困難にしたり，スタッフが陰性感情を募らせたりする大き

表 1-4 渇望期自己チェックリスト使用例(覚醒剤依存症:34歳男性)

	症状	5/8	5/15	5/22	5/29	6/5
1	焦りの気持ちが高まり,ちょっとしたことが気になる.腹が立つようになる.周囲に怒りっぽくなり,暴力的な態度に出てしまう.	○	◎	○		
2	病棟のルールが守れなくなる.自分勝手な言動が出てしまう.		◎	◎	○	○
3	過食傾向となったり,たばこの量が増える.	◎	◎	◎	◎	○
4	異性やギャンブルなどへの関心が高まる.		◎	◎		
5	頭痛,歯痛,不眠,イライラなどの苦痛を訴え,すぐに薬が欲しくなる.がまんができず,薬がもらえないとイライラが高まる.		◎	◎	○	
6	借金や仕事上の約束,やり残したことなどが気になり,突然,外出外泊したくなる.		○	◎		
7	入院生活に対する不満が出てきたり,または,断酒・断薬の自信がわいてきて,突然退院したくなる.		○			
8	弱々しい患者や若いスタッフに対して,「弱い者いじめ」や「あげあし取り」をし,仲間はずれにしたり,攻撃を向けてしまう.		◎	○		
9	面会者や外来患者に,アルコールや薬物の差し入れを依頼する.					
10	生活のリズムが乱れ,昼夜逆転傾向が目立つ.	◎	◎	○	○	
◎かなり当てはまる(2点),○当てはまる(1点)		5	16	13	6	2

な要因に,この薬物渇望期の症状が挙げられることから,この問題に適切に対処することで,かなりの程度に薬物依存症患者の受け入れが容易になることを実感している.

筆者らは,「渇望期チェックリスト10項目」と「BPRS(簡易精神症状評価尺度)の興奮・敵意を示す4項目」を用いて,「入院前1か月以上薬物使用のない群」と,「入院直前1週間以内に薬物使用のある群」と比較した.2つの尺度を用いて,入院より退院まで1週間ごとの経時的評価を行った.その結果,入院直前まで薬物使用があった群では,未使用の群に比べて,評価得点が入院2週間前後で上昇する傾向が明らかであった(図1-3).薬物使用群は未使用群に比較して,入院2週間をピークとする情動不安定な時期が出現しやすいことが示唆されている.

4 精神科救急と依存症治療のつなぎ

薬物関連患者は,急性の中毒性精神病で救急病棟に入院となることが多い.しかし,これまでは精神病状態の治療が終了すると早々に退院処遇となり,依存症治療につながらないばかりか精神科治療からも離れてしまうことが一般的であった.

当センターでは,2006年4月の精神科救急病棟開設に伴い,依存症病棟は依存症の治療に特化することになった.精神病状態で緊急入院を要する患者は救急病棟への入院を原則とし,渇望期を依存症病棟で対応しつつ,依存症治療への動機づけ・行動

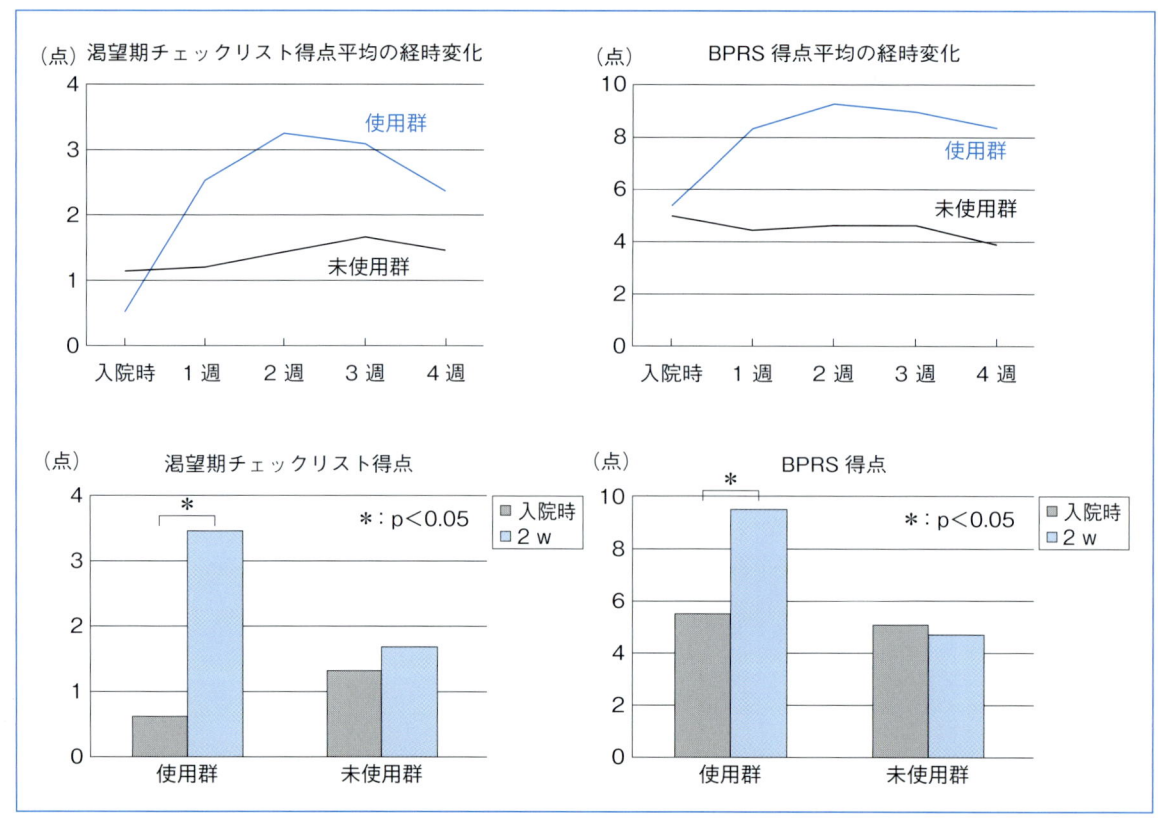

図 1-3　入院直前まで薬物使用群と未使用群との比較
上段：使用群と未使用群の経時変化
下段：使用群と未使用群の入院時と 2 週間後の得点比較

　　　　　　　　　　　　　　修正を行うという病棟機能分化が明確になった(図 1-4).
　ここで大切なのが両病棟間の連携である．具体的には，依存症患者が救急病棟に入院となった際に，入院直後から依存症病棟スタッフが関わって評価し，精神病症状の極期が過ぎた時点で速やかに転棟を進める．プログラム参加が無理な場合でも，依存症外来につなぐことを念頭において関係作りを積極的に行っていく．家族に対しては，個別相談と家族教室を通して，疾病教育・情報提供・心理的サポートなどを行う．薬物依存症に基づく中毒性精神病で精神科救急の場面に登場する例は少なくないが，そのほとんどが依存症の治療につながっていないわが国の実情をみると，この連携はきわめて重要であると考えている．
　救急病棟から依存症病棟への転棟を進める場合に留意しておくこととして，まず，両病棟のスタッフが依存症に関して治療指針を共有し，連携を密にしておくことである．クリニカルパスの利用も有用[16]であろう．そして，薬物渇望期の対応を，両病棟スタッフが熟知しておくことである．転棟の時期は基本的に渇望期の前が望ましい．渇望期に突入してしまった場合は，ピークが過ぎてからの転棟が適当である．いずれにせよ，精神病状態のピークと渇望期のピークを避けた時期の転棟がスムーズにいくと思われる(図 1-5).

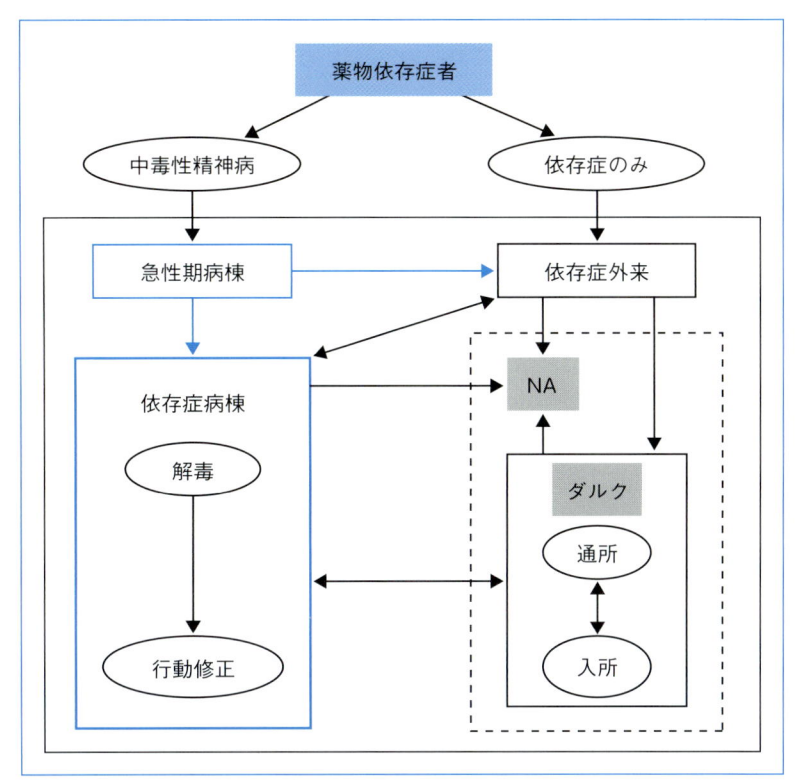

図1-4　中毒性精神病と薬物依存症の治療の流れ

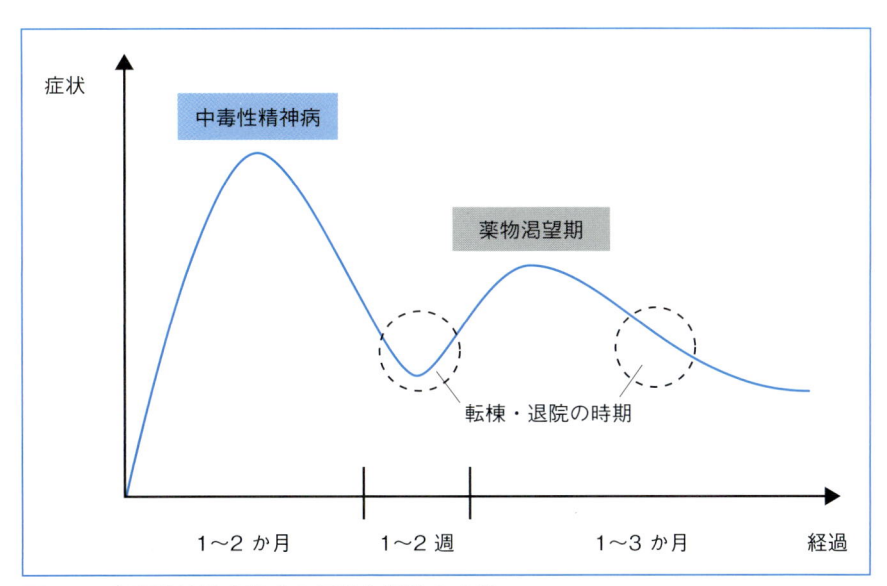

図1-5　中毒性精神病患者の転棟と退院の時期

　依存症治療につなぐためには，精神的に安定した状態を保つ必要がある．その際，薬物渇望期の症状による悪影響を最小限に抑える工夫が求められる．つまり，渇望期が出現することを念頭においたうえで，救急病棟での行動制限の解除を急ぎすぎない

こと，抗精神病薬の減量を急ぎすぎないこと，非自発的入院の退院を急ぎすぎないことが大切である．

依存症病棟がない場合は，急性期治療後，他の関係機関との連携をとることが必要である．本人に抵抗が強い場合でも，家族をつないでおくことが大切である．可能であれば薬物依存症治療施設，なければアルコール依存症治療施設に外来だけでもつなげたい．できれば，入院中に本人・家族がスタッフ同伴で出向くことが望ましい．本人の拒否が強ければ，家族だけでも精神保健福祉センターや保健所，ダルク，家族会などへ相談につながるように援助するべきである．

5 入院治療における随伴性マネジメントの実際

当センターでは，随伴性マネジメントを「ごほうび療法」と呼んで積極的に実施している．たとえば，入院中の集団教育プログラムへの参加は，個々のプログラムへの参加ごとに，そのプログラムのシールを配布し「プログラム参加表」に貼ってもらう．また，8週間の標準的なプログラムを終了した患者には「修了証」を，入院中にめざましい変化がみられた患者には「努力賞」や「優秀賞」を，退院時に患者・スタッフの前で授与する．月1回のウォーキングの際に，15 kmの長いコースに挑戦して完歩できた際には「完歩賞」を授与する．また，自助グループへの参加により「自助グループ参加表」に1回につき1個のマグネットを配布し，誰が何回参加しているかが皆に一目でわかるようにしている．子どもだましのように思われる手法であるが，海外のエビデンスをみるまでもなく，明らかに動機づけに有効である．

このように，随伴性マネジメントの導入により，治療環境に望ましい変化がみられるようになっている．治療関係が対決的ではなく協調的になった点が大きい．また，治療者が高圧的・教示的に接するのではなく，患者に敬意をもって患者のよいところ・健康なところを積極的に評価するようになる．欠点に目が行ってしまうことなく陰性感情から解放され，ポジティブな関わりができるようになることが最大の利点かもしれない．随伴性マネジメントの積極的な導入は，治療の場を明るく前向きな雰囲気にしてくれる．

6 病棟スタッフの依存症患者への対応の留意点 10か条[3]

最近，わが国でも依存症治療は大きく変革してきている．その主な理由は，海外で豊富なエビデンスのある認知行動療法的なアプローチが導入されたためである．この新しいアプローチは，患者と対決せず，患者の変わりたい方向へ支援し，よい変化に注目して十分評価する．失敗しても責めることなく，フィードバックしてよりよい方策を話し合う．これまでの依存症治療の悪しき点として，「患者を甘やかすな」「痛い目に遭わないとわからない」「言うとおりにしないと入院させない」といった誤った治療スタンスが挙げられる．患者に敬意を払い対等の立場で患者の健康な面に訴えかけ

ていく，という当たり前のことがなされていなかったという反省に立ち，筆者が提案しているのが次の10か条である．当たり前のことであるが，実践することは難しい．また，依存症患者に対して決して特化した内容でもない．しかし，この基本的な治療者の姿勢が維持されなければ，どのような優れた内容の治療を行ったとしても，望ましい治療であるとはいえない．

　(1)患者1人ひとりに敬意をもって接する．
　(2)患者と対等の立場にあることを常に自覚する．
　(3)患者の自尊感情を傷つけない．
　(4)患者を選ばない．
　(5)患者をコントロールしようとしない．
　(6)患者にルールを守らせることにとらわれすぎない．
　(7)患者との1対1の関係作りを大切にする．
　(8)患者に過大な期待をせず，長い目で回復を見守る．
　(9)患者に明るく安心できる場を提供する．
　(10)患者の自立を促す関わりを心がける．

依存症患者の特徴と基本的な対応[3]

　依存症のもとには対人関係障害があるといわれる．実際，薬物依存症患者の多くに「自己評価が低く自分に自信がもてない」「人を信じられない」「本音を言えない」「見捨てられる不安が強い」「孤独でさみしい」「自分を大切にできない」などの特徴がみられる．スタッフは，これらの特徴を十分理解して関わることが重要である．基本的には，彼らを「尊厳ある1人の人間」としてきちんと向き合うことである．一般的にわれわれは薬物依存症患者に対して，初めから「厄介な人」「怖い」「犯罪者」などの陰性感情をもつことが多く，そのことを彼らは敏感に感じている．そのため，スタッフの何気ない言葉や態度に傷つき，怒りや攻撃性を高めてしまう．治療者側が患者に対して陰性感情をもった場合，速やかに修正できないと治療は失敗に終わる．

　一方，彼らのなかに「このままではいけない」「変わりたい」「回復したい」という思いが存在することも事実である．そして，自分を理解してくれ，信用して本音を話せる存在を求めている．人のなかにあって安らぎを得ることができなかったために，薬物による仮そめの安らぎを必要とし，のめり込んだ結果が依存症である．とすると，人のなかにあって安心感・安全感を得られるようになったとき，薬物によって気分を変える(酔う)必要はなくなる．依存症からの回復のためには，もとにある対人関係障害を改善していくことが必要である．その回復を実践する場が，自助グループでありリハビリ施設である．これら「回復の土壌」につなぐための準備と橋渡しが，医療機関の役割である．

　以上のことをふまえて，対応上の注意点について具体的に述べる．まず，①患者に敬意をもって接することである．薬物依存症患者の特徴を考えると，この点が何より

重要である．言葉づかいや態度に注意することは当然であるが，表面だけでは対人関係に敏感な依存症者に見抜かれてしまう．また，低姿勢な人ほど不満をためこみやすく上下関係に敏感な人が多いことにも留意しておく．患者の要求が通せないときは，頭ごなしに伝えることは禁物である．自分の全人格をも否定されたととる場合も少なくないからである．次に，②患者のよいところ健康なところを見つけ伝えることも大切である．本人の気づいていない健康な面をいかに評価し伝えるかで，後の治療関係は明らかに異なる．そして，③患者とのパワーゲームにのらないことも大切である．これに注意していないと，いつの間にか患者との力のせめぎ合い，つまりコントロール合戦になってしまう．スタッフが患者をコントロールしようとすることに執着してはならない．さらに，④治療に際し自己決定・自己責任・治療契約の原則を守ることは，任意入院での依存症治療の基本である．つき離さず抱え込まずという態度，子ども扱いしない態度が求められる．また，⑤できること，できないことを統一して示し限界設定することも大切である．ただし，「すべてダメ」とするより，「○○はダメだけれど○○までは可」的な返しが有効である．ここでも頭ごなしは避けることが望ましい．そして最後に，⑥渇望期をはじめとした依存症者の特徴を認識した対応を心がけることである．

　薬物依存症患者の暴力対策としては，上記対応に加え次の点に配慮する．①暴力が起こる可能性の評価を慎重に行う，②暴力の危険性の高い患者には頻回の声かけや面接をする，③暴力団関係者には「ヤクザ風」を吹かさせない（刺青を見せない，色つき眼鏡を使わない指導など），④暴力に発展しそうなサインに注意し情報を共有する，⑤スタッフが不安・恐怖を感じたときは積極的に報告する，⑥渇望期の特徴が表面化した際は速やかに対処する，⑦強い劣等感をもつ患者が多いため，それを刺激しない配慮を心がける，⑧暴力が起こったときの対応を具体的に決めておく（定期的な訓練，緊急警報装置の設置など），⑨暴力の被害にあったり直面したりした患者・スタッフに対しての十分なフォローアップを行う，などが最低限必要であろう．

　病棟のルールについては，乱用は「薬物使用上のルール違反」，依存症は「薬物使用のコントロール障害」という観点から，依存症によって乱れた日常生活自体を規則正しく修正していくことは大切であり，日常的な生活上のルールを守ることは依存症の治療にとって必要なことである．特に，集団プログラムを主体とした治療を行っている病棟では，病棟の「治療的雰囲気」の善し悪しが患者全体の治療成績に大きく影響する．気分よく治療に専念できる環境を，患者とスタッフが協力して築いていけるよう理解を求める．それでも，病棟内への依存性物質の持ち込み，暴力行為，性的逸脱行為については，重大なルール違反として原則的に退院とする．ただしルール違反による退院処遇の場合でも，外来通院は続けるように強く促すことが多い．挫折感や見捨てられ感から自暴自棄となり，治療から離脱したり思わぬ事故になったりすることは避けたい．

表1-5 依存症に関係する人間関係の6つの問題

1. 自己評価が低く自分に自信をもてない．
2. 人を信じられない．
3. 本音を言えない．
4. 見捨てられる不安が強い．
5. 孤独でさみしい．
6. 自分を大切にできない．

回復とは何か？ 依存症の治療とは何をするのか？

　依存症治療を行う際に，その目標をどこに置くかは重要な問題である．結果として断酒や断薬が続くことを期待することは当然として，治療が有効に進んでいる目安として何を指標にするべきかを考えたい．

　依存症者は，人間関係のなかで過大なストレスを受けるため，「手っ取り早く簡単に気分を変えること」，つまり「酔うこと」でストレスを回避し，仮そめの癒しを求めるという行動が習慣化する．そして，コントロールを失った状態をきたす．人は，ありのままの自分を受け入れてくれる安心感・安全感をもてる居場所・仲間があって，初めて本当の意味で癒される．依存症者は，人のなかにあって癒されることができないために酔いを求める．したがって，酔いを求めることをやめるためには，対人関係障害の克服が必要である．単に，物質の使用をやめるだけでは回復とはいえない．「やめているだけ」では，他の嗜癖行動に移行したり，気分障害をきたしたり，身体化したりする．

　筆者は，依存症からの回復とは，表1-5の6つの問題と向き合って，解決していくことにほかならないと考えている．しかし，6つはどれもが大きな問題であり，簡単に解決するとは思えない．ただし，その突破口がある．それが「本音を言えない」である．「本音を言えるようになること」，つまり「正直な気持ちを，安心して話せるようになること」を徹底して行うことが最も重要である．

　6つの問題は互いにリンクしている．「本音を言えるようになる」と，その相手をいつの間にか「信じられるようになっている」．そして，本音を言っても「見捨てられない」ことを実感する．本音を言える相手がいると，「孤独でさみしい」気持ちから解放される．ありのままの自分を受け入れてもらえたと感じられることで，少しずつ「自分に自信をもてる」ようになってくる．そこで初めて「自分を大切にできる」ようになる．

　どうして自助グループへの継続参加が回復のために大切なのか．その第1の理由は，「対人関係の問題の解決を進めていく場」だからであろう．自助グループを「信頼できる仲間がいる安心できる居場所」にできた人は，通い続けることで回復が進んでいく．「正直な気持ちを安心して話せる場所」をもてれば，そこで人は癒される．人に癒されるようになると，酔う必要はなくなる．回復したければ，自助グループに毎日通うことが近道である．

リハビリ施設，自助グループを利用して，同じ問題を抱えるメンバーの話を聞き，これまで誰にも話せなかった正直な思いを話せ，それをメンバーに受け止めてもらえたと実感できたときに回復は始まる．回復の進んでいるメンバーを自分の将来的な目標とし，そこに身を置き続けることで，自分の居場所（仲間がいて安心できる安全な場所）となる．本当の仲間と居場所ができたときに，「本音を言えるようになる」「見捨てられる不安がなくなる」「人を信じられるようになる」「孤独でさみしい気持ちから解放される」「自己評価が高まり，自信をもてるようになる」「自分を大切にできるようになる」．そして，そのときにはすでに「酔う」必要はなくなっている．

SMARPPなどの集団認知行動療法の有効性も，実は同様の理由によるところが大きいと考えている．依存症治療の目標は，「人のなかにあって人に癒されるようになること」にほかならない．そのためには，治療者は，患者に対して正直な気持ちを伝えることが大切であり，患者が安心して本音を話せるような関係作り，環境作りを目指していくことに留意する必要がある．

治療者は，依存症の治療目標をどこへ置くべきか．依存症者が治療場面に登場した場合，まず，治療者が1対1の場面で誠実に向き合い，患者が「正直な気持ちを安心して話せること」に専念することである．対人関係障害の改善はここから始まる．「正直な気持ちを安心して話せること」が具体的な治療目標として，もっと強調されるべきである．

● 自助グループ・リハビリ施設とのつなぎ方

NAは，1953年に誕生した薬物依存症者の自助グループであり，世界129か国で，週に62,000か所でミーティングが開かれている．2013年4月13日現在，日本国内では12エリア166グループあり，週に429か所でミーティングが開かれている．埼玉県内では，5グループあり，週に7回ミーティングが開かれている．

ダルクは，1985年に始まった薬物依存症者を対象とした民間リハビリテーション施設である．NAの12ステップが提案する方法に沿って，薬物を使わずに生きる方法を身につけることを目指す．現在，全国に50か所以上の施設があり，各施設は独立した運営をしている．埼玉県内には，2004年7月デイケア施設が，2006年4月ナイトケア施設が誕生した．

患者に対して，行くように促せば行くというものではない．彼らは，素面で自分のことを話すなどということに強い抵抗がある．多くは，「自分に合わない」「行かなくても大丈夫」と訴え拒否するものである．「NAやダルクに行くこと自体がプログラムである」という取り決めを最初にしておく方法もある．患者を自助グループやリハビリ施設につなぐために，当センターで留意していることを以下に示す．

(1)本人はメッセージで，家族は家族教室で，メンバーやスタッフと接点をもつ．
(2)担当看護師やソーシャルワーカーが関わり参加計画を立てる．
(3)初回参加は，担当スタッフが同伴する．

(4) 集団教育プログラムとは別に，ダルクへ通所するプログラムも設定する．
(5) ダルクスタッフとの顔の見える連携を密にする．
(6) 自助グループとの意見交換会をもつ．

当センターと埼玉ダルクとの連携については，ダルク入寮者の入寮時外来診察と必要な場合の通院治療の継続，緊急な対応を要する場合の緊急診察・緊急入院受け入れ，処方薬の整理・解毒のための入院受け入れ，病状評価・安定のための入院受け入れ，「SAYAねっと（埼玉薬物依存ネットワーク）」や埼玉ダルク支援センターを通しての顔の見える緊密な情報交換，ダルクに対するメッセージや薬物家族教室への協力依頼などである．

ダルクの優れたところについては，次の通りである．
(1) 利用者に対して柔軟な対応ができる．
(2) いくつもの選択肢を提示できる．
(3) 何度でも回復のチャンスを提供できる．
(4) スタッフの経験に基づいた密接な対応．
(5) スタッフによる「回復のモデル」の提示．
(6) ダルクネットワークによる「転地療法」．

一方で，ダルクの問題点については，下記のようなことが指摘されている．
(1) 運営についての財政的な問題
(2) スタッフの人材難の問題
(3) プログラム後の社会復帰の問題
(4) 精神病性障害合併例の問題
(5) スタッフの研修と資格制度の問題
(6) 処方薬服用者の問題
(7) スタッフの燃え尽きの問題

いずれにせよ，わが国の薬物依存からの回復にはダルクしかないのが現状であり，一民間リハビリ施設がわが国の薬物依存の回復支援を一手に担っている．そのため，ダルクに過大な期待と負担が集中している．上記のような問題を抱えており，ダルクへの財政的，人的支援が欠かせない状況である．

違法薬物患者への対応と法的根拠[9]

薬物依存症患者の対応を敬遠される理由の1つとして，規制薬物に関する司法的問題の対処が挙げられる．規制薬物の尿検査で陽性反応が出た場合の対応はどうすればいいのか，通報しなければならないのか，通報してはいけないのか，通報して恨まれないのか，通報しなくて罰せられないのか，入院時に覚醒剤を所持していた場合はどうなのか，など対応に困難を感じることが多い．

尿検査の法律上の取り扱いについては，覚醒剤反応が陰性の場合は問題ないが，陽性の場合には検討を要することになる．刑事訴訟法第239条第1項において，「何人

でも犯罪があると思料するときは，告発をすることができる」とされる．医師には守秘義務があるが，「覚せい剤反応が陽性の場合，通報しても守秘義務違反にはあたらない」との判例が示されている〔最高裁第一小法廷決定：平成17年（あ）第202号〕．さらに，医師が公務員である場合，刑事訴訟法第239条第2項において，「官吏又は公吏は，その職務を行うことにより犯罪があると思料するときは，告発をしなければならない」とされる．この場合は守秘義務との兼ね合いになるが，公務員が覚醒剤の使用事実を通報しないことにより罰則を科せられたことはない．

　「対応はこうあるべき」という単一の原則があるわけではなく，治療的に有効な判断をすればよいと思われる．少なくとも，最も問題となることの多い覚醒剤の場合，尿検査で陽性反応が認められた際は，司法機関に通報してもしなくてもよいことになる．つまり，医師の裁量に委ねられているのが実状であろう．前述のように，当センターでは，依存症治療の経過中に覚醒剤を再使用しても通報することはない．尿検査は，同意を得て，診断的な目的と再使用の有無の確認の目的にのみ施行している．ただし，救急病棟に急性精神病状態で入院した際に覚醒剤などを所持していた場合には，直接あるいは家族を通して司法機関に通報することがある．治療的立場の違いにもよるが，救急病棟スタッフと依存症病棟スタッフでは必ずしも取り扱いが一致しているわけではなく，担当医師の判断に委ねられている部分が大きい．依存症治療に関わる場合，つまり，やめることを目的に自ら治療を受けにきている患者については，司法機関への通報はするべきではないと考える．原則的な対応が決められていれば，尿検査の結果によって司法的な対応に悩まされることはないはずである．

　一般に，精神科救急に関わる医師が司法機関へ通報し，初期の精神病状態の治療後早々に司法側に引き渡している例がみられるが，それは薬物依存症者が「病者」というよりは「犯罪者」とみられていることの現れであると同時に，わが国の薬物依存症治療システムの貧困さ，治療の受け皿のなさ，依存症治療への期待の乏しさを示しているものと思われる．精神科救急病棟でも，司法側にすぐに引き渡さずにまずは病棟で治療を行うという動きが依存症治療に導入されつつあることは望ましい傾向である．治療は患者のいるところで開始されるべきである．

　司法的対処に関して，1点留意しておくことがある．覚醒剤については，これまで述べた対応に関して何ら問題となることはないが，「麻薬中毒者（依存症のことを指している）」に対しては，「麻薬及び向精神薬取締法」により，都道府県知事への医師の届出義務が課せられている．ここで言う「麻薬」とは，主にヘロイン，コカイン，LSD，MDMAなどを指す．これとは別に，大麻は「大麻取締法」，あへんは「あへん法」で規制されているが，「麻薬及び向精神薬取締法第二条第二十四項及び第二十五項」により，この両者も「麻薬中毒者」として扱われることから，医師の届出義務が課せられていることになる．この法律を厳密に遵守すると，たとえば大麻依存症患者は全例届出義務を負うことになり，現状に即したものではなくなっている．ヘロイン依存症者の医療的保護を主な目的とした法律であると解釈するが，治療の観点からすると，これらの違法薬物は覚醒剤と同等に扱われるべきであり，そのことによる不都合はないと

考える．

合併する精神科的問題について適切な対応を行う

　薬物依存症患者の多くは，不安障害，気分障害，パニック障害，解離性障害，摂食障害，パーソナリティ障害，精神病性障害などの精神科的な重複障害をもっている．最近は，発達障害の合併率の高さも注目されている．また，ギャンブル，恋愛，セックス，過食，買い物，自傷行為，仕事などのクロスアディクションを伴うことが普通である．虐待や性被害，いじめに遭ってきた経験者も少なくない．彼ら彼女らに共通した問題は，人のなかでの生きにくさであろう．さまざまな苦痛を抱えながら生きてきた状況で，何かに酔うことで紛らわすしかなかった．それにも行き詰まり，致命的な自殺企図に至る患者も多い．薬物依存症患者は，希死念慮や自己破壊衝動をもっていることが当たり前であるという認識が必要である．そして，アルコール依存症患者よりも衝動的となる場合が多い．

　このような患者に対して，依存症治療と併存する精神障害を統合的に治療していくことが必要であり，そのためには，1人ひとりに合わせた個別の治療計画が不可欠である．一律の治療で事足りるものではない．併存する精神科的問題が重篤であれば，十分に時間をかけた治療的関わりが必要である．

　ただし，依存症の適切な治療が行われ，人に対する信頼が育まれていくこと，安心感や安全感が獲得されていくこと，つまり，人に癒されるようになることは，そのまま併存する精神科的な問題に対しても有効である．適切な薬物療法などとともに，1人の人間として尊重して関わる態度が治療的に最も大切である．

自殺念慮・自傷行為への対処法を心得ておく

　薬物依存症患者の多くは，希死念慮をもち自殺企図歴も高率に認められる．特に注意を要するのは，大切な人との別離，離婚，失職などの喪失体験とともに，患者がこれまでになく頑張って断薬が続いたり，仕事に就いたりした後の挫折体験である．「やっぱりダメなんだ」と絶望してしまう．ちょっとしたつまずきから自ら死へダイビングしてしまうこともある．自殺を防ぐためには，正直な気持ちを安心して話せる治療関係が重要である．患者が言葉でSOSを出せること，相談できるようになることが目標になる．

依存症と家族[10]

　依存症の治療・回復について，家族を抜きにして語ることはできない．わが国の依存症治療が遅れていることが，そのまま家族への負担を増大させる要因になっている．家族が元気になり余裕をもって対応できるようになると，患者は回復に向かい始

家族グループ利用の有無と GHQ 得点

- 家族グループ利用あり(N=505)
- 家族グループ利用なし(N=25)

*：$p<0.05$
（分散分析による）

家族グループ参加期間と GHQ 得点

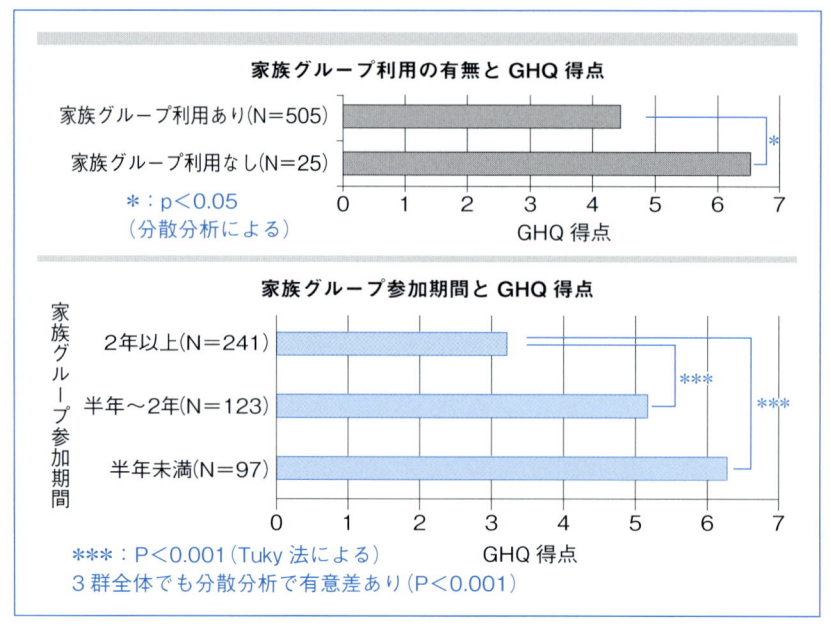

- 2年以上(N=241)
- 半年～2年(N=123)
- 半年未満(N=97)

***：$P<0.001$（Tuky 法による）
3群全体でも分散分析で有意差あり（$P<0.001$）

図 1-6　家族グループ利用の有無・参加期間と GHQ 得点

〔森田展彰先生作成〕

めることが多い．

　筆者らは，2008年に薬物問題をもつ家族を対象としたアンケート調査を全国規模で実施し，553名（回収率は42.6％）から協力を得られた．主な使用薬物は覚醒剤50.8％で最も多く，51.8％がすでに断薬をしており，刑務所入所などで薬物が使えない状態が18.6％で，薬物使用中は11.0％に過ぎなかった．当事者が薬物を使用していない家族からの回答が過半数であった．家族が薬物問題に初めて気づいたときの当事者の平均年齢は22.8±8.4歳であった．家族が薬物問題で初めて相談したときの当事者の平均年齢は25.8±9.1歳で，薬物問題に気づいて相談するまでに3年間のギャップがあった．

　家族が薬物相談をするうえでの困難として挙がった理由の第1は「情報の不足」80％，次が「相談すべき医療機関・相談機関の不足」67％であった．薬物問題の相談に関する情報が不足し，やっと情報を得てもその機関・施設が手軽に利用できる状況にないことがうかがわれる．3番目の困難として「薬物問題への偏見」が挙げられた．

　家族のストレスの状態を測定するためにGHQ（General Health Questionnaire）の12項目版（以下GHQ-12）を用いた．12項目版のカットオフ点は，2/3点とされており，3点以上の場合，高いストレス状態であるといえる．GHQ得点3点以上で強いストレス状態にある人が54.7％を占めており，10点以上の重篤な状態の人が19.7％存在した．家族全体の平均点は4.5で，非常に高いストレス状態の集団といえる．

　家族会参加期間とGHQ得点の関連では図1-6の通りであった．参加期間2年以上，半年～2年未満，半年未満に分けてGHQ得点との関連を検証すると，長期の参加期間と低いGHQ得点の関連で有意差が示された．家族グループ利用期間の長い人

ほどストレスが軽減している．また，家族グループに長期に参加することが不適切な対応を減少させ，望ましい対応ができるようになることが明らかとなった．

家族について，ここでは多くは触れないが，以上の実態調査から，依存症者の回復のためにも，家族がグループにつながりストレス状態を改善していくことが大切であることは強調しておきたい．

この世で最も不幸な家族は依存症者のいる家族である．そして，この世で最も幸福な家族は依存症から回復した人とともにある家族である．

薬物依存症治療のこれから

薬物依存症患者は，その病気の特性から，自ら動機をもって精神科を受診することは少ない．しかし，彼らも「変わりたい」「回復したい」という思いをもっている．ただし，どうすれば薬物をやめられるかがわからない．自力で断薬することは困難であるため，少しでも依存症治療につなぐ働きかけや，治療的対応を試みることは重要である．依存症治療は決して特殊なものではなく，他の精神疾患同様に誠実に向き合うことが求められる．

薬物依存症患者の対応を困難にしている最大の原因は，患者に対する治療者の忌避感情・陰性感情である．治療者がこの感情から解放され患者と向き合えたときに有効な治療が始まる．薬物依存症患者は，理解ある援助を求めている．薬物依存症の治療は決して特殊なものではないことを強調したい．薬物依存症患者もその家族も，よりどころとなる治療者を求めている．彼らは決して，特別な人たちではない．

わが国の薬物依存症患者が，回復を望んだときに，当たり前に治療を受けられる日が来ることを切望している．

● 文献
1) 樋口 進，杠 岳文，松下幸生，ほか：アルコール依存症の実態把握および治療の有効性評価・標準化に関する研究．平成16-18年度厚生労働省精神神経疾患研究委託費「薬物依存症・アルコール依存症・中毒性精神病の治療の開発・有効性評価・標準化に関する研究」総括研究報告書，pp 193-263, 2007
2) 尾崎 茂，和田 清，松本俊彦，ほか：薬物関連精神疾患の治療に関する実態調査．平成19年度厚生労働省精神・神経疾患研究委託費「薬物依存症および中毒性精神病に対する治療法の開発・普及と診療の普及に関する研究」研究成果報告会抄録集，2007
3) 成瀬暢也：薬物患者をアルコール病棟で治療するために必要なこと．日本アルコール・薬物医学会雑誌 44：63-77, 2009
4) 小林桜児，松本俊彦，大槻正樹，ほか：覚せい剤依存者に対する外来再発予防プログラムの開発—Serigaya Methamphetamine Relapse Prevention Program (SMARPP)．日本アルコール・薬物医学会誌 42：507-521, 2007
5) 松本俊彦，小林桜児，今村扶美：薬物・アルコール依存症からの回復支援ワークブック．金剛出版，2011
6) 原田隆之：エビデンスに基づいた依存症治療に向けて～Matrix モデルとその実践．第31回日本アルコール関連問題学会教育講演資料，2009
7) Matrix Institute. http://www.matrixinstitute.org/index.html
8) 成瀬暢也，山神智子，横山 創，ほか：専門病棟を有する精神科病院受診者に対する認知行動療

法の開発と普及に関する研究(1). 平成 22-24 年度厚生労働省精神・神経疾患研究委託費「アルコールを含めた物質依存に対する病態解明及び心理社会的治療法の開発に関する研究」統括研究報告書, pp 83-94, 2013
9) 成瀬暢也：覚せい剤依存症の治療に際しては, 患者に「通報しないこと」を保障するべきである. 精神科 21：80-85, 2012
10) 成瀬暢也, 西川京子, 吉岡幸子, ほか：アルコール・薬物問題をもつ人の家族の実態とニーズに関する研究. 平成 20 年度障害者保健福祉推進事業「依存症者の社会生活に対する支援のための包括的な地域生活支援事業」総括事業報告書, pp 31-115, 2009
11) 小沼杏坪：覚せい剤依存症の臨床. 柳田知司, 逸見武光(編)：覚せい剤依存症(第二版). pp 85-116, 中外医学社, 1993
12) 小沼杏坪：覚せい剤依存症の治療. 松下正明, 福居顕二(編)：専門医のための精神科臨床リュミエール 26 依存症・衝動制御障害の治療, pp 98-110, 中山書店, 2011
13) National Institute on Drug Abuse. http://www.drugabuse.gov/PODAT/PODAT1.html
14) 松本俊彦：アルコール・薬物使用障害の心理社会的治療. 医学のあゆみ 233：1143-1147, 2010
15) 成瀬暢也：精神作用物質使用障害の入院治療：「薬物渇望期」の対応法を中心に. 精神神経誌 112：665-671, 2010
16) 成瀬暢也：埼玉県立精神医療センターにおける覚せい剤精神疾患のクリニカル・パス作成の検討. 精神科救急 10：24-28, 2007

〔成瀬暢也〕

第 2 章

精神病性障害（幻覚・妄想）を併存する薬物依存症者の治療と支援

●「精神病性障害（幻覚・妄想）を併存する薬物依存症者」とは

　精神病性障害を併存する薬物依存症者は，まず，「精神病を発病した後に依存症を発病した患者」と「薬物乱用によって精神病性障害が惹起された薬物依存症者」に大別される．前者は精神病症状に対する自己治療として薬物を乱用した結果依存症を惹起するという「自己治療仮説」で，後者は元来，精神病の脆弱性や準備性をもった人に薬物乱用を引き金として精神病症状が発現したものと説明できる．

　わが国における，こうした患者のとらえ方についての変遷をみると，伝統的には，「薬物乱用によって惹起された，慢性の中毒性精神病」としてみられてきたものが，次第に薬物依存症に「併存する」というとらえられ方をしてきたもののように考えられる．

　わが国では，最も問題になる薬物が覚醒剤であったために，特殊な問題をはらんでいる．欧米では伝統的に，薬物依存症の原因となる主要な乱用薬物が，遷延するような精神病性障害を引き起こしにくい，ヘロインやコカインであったために，薬物依存症，つまり「薬物をやめづらくなる」という疾患が，中毒性精神病つまり「薬物を原因として起こる幻覚や妄想」と切り離されて論じられてきたフシがある．

　ここでは特に覚醒剤による中毒性精神病に関して，歴史的経過をふまえて，そのとらえ方の変遷を述べてみたい．

●「精神病性障害（幻覚・妄想）を併存する薬物依存症者」のとらえ方

1｜覚醒剤とは

　覚醒剤とは「覚せい剤取締法」により規定されている2つの物質すなわち，アンフェタミン（amphetamine）とメタンフェタミン（methamphetamine）を指す．わが国の主な乱用薬物はメタンフェタミンであり，化学的には N-methyl-1-phenyl-propan-2-amine と命名される．

　その所持や製造，乱用は厳しく規制されているが，違法な流通や乱用が継続しており，覚せい剤取締法違反による逮捕者は現在もなお，高い水準で経過している[1]．

わが国では歴史的に3つの覚醒剤乱用期があるとされる.

第1次乱用期とは，1945〜1955年頃までを指し，戦時中に軍需工場などで使われてきた覚醒剤（商品名ヒロポン）が戦後民間に流出して汚染が広がったものとされる．検挙数のピークは1954年で，この年の検挙人員は5万5千人に達した．

第2次乱用期とは，1970〜1997年頃までを指し，1951年の「覚せい剤取締法」によりいったん減少した覚醒剤乱用が，再び暴力団による組織的な密売によって拡大したことによるとされる．1984年には2万4千人が検挙された．

第3次乱用期とは，1998年頃からを指し，安価になった覚醒剤が不良外国人によって密売され，若年層や一般人口に汚染が広がったことにあるとされる．乱用の経路としては「アブリ」と称される加熱吸煙の方法が広がり，静注による感染症の危険などが回避されたために乱用の拡大をみたとされる．

「犯罪白書」による全国の覚せい剤取締法違反による検挙者は，2005年13,346人，2006年11,606人，2007年12,010人，2008年11,231人で，毎年多数の検挙が続いているのが現状である．中毒性精神病による幻覚妄想状態によって事件，事故が繰り返されたり，社会的，経済的な損失も大きいものと考えられ，覚醒剤対策は国家的な急務といえよう．

また世界的にみて2000年ごろから欧米でもその危険性と乱用の拡大が注目されるようになってきた．米国などでも研究が次第に増えてきており，世界的にもその対策が求められるようになってきている．

2 | 診断基準と分類

国際的な診断基準であるInternational Classification of Diseases (ICD)と，世界的に用いられている精神疾患の診断基準である米国精神医学会のDiagonossis and Statistical Manual (DSM)にはともに中毒性精神病および薬物依存症の基準がある[2,3]．

ICD分類は現在10版(ICD-10)が用いられているが，この版は改訂作業が進んでおり，臨床的立場からはコーディングの複雑さなどいくつかの問題点が解消されることが期待される[4]．

中毒性精神病は，薬物乱用を原因とする幻覚妄想が主要な症状であり，多くは1か月間程度で改善するとされる．しかし慢性化，遷延化を認める場合もあり，こうした場合には臨床的に問題になる．

また薬物依存症は薬物乱用についてコントロールを喪失し，「やめたい」と思っても乱用を継続したり，量のコントロールができなくなる状態を指している．ICDでの診断基準は最近1年間にこうした状態があることで診断するが，臨床上は1年間の断薬期間があっても日常生活上の問題が持続することが多く，精神保健福祉の対象とみなされる場合も多い．

日本で作成された分類として，厚生省（当時）が定めた専門家会議による分類がある[5,6]．これは精神病症状を持続期間で分類し，精神症状が依存のみという場合を依

存症として並列的に記載して分類するものである．

3 | 覚醒剤関連精神障害の社会精神医学的研究の概観

　海外およびわが国の覚醒剤関連精神障害に関する社会精神医学的臨床研究を概観したい．これによって覚醒剤関連精神障害に関して現在，どのような社会精神医学的課題があるのかを明らかにする．

　まず，覚醒剤精神病研究を歴史的にみると，「慢性精神病が存在するか否か」という課題があった．

(1) 覚醒剤精神病研究の歴史

　立津ら[7]は，1956年に『覚醒剤中毒』を発表して，世界的にみても最初期の覚醒剤精神病についての系統的記述を行った．これは精緻な臨床的観察に基づいて，覚醒剤精神病とその残遺状態について述べたもので，慢性的な経過をとる場合についても述べられている．

　これに対してConnell[8]は，1958年に"Amphetamine Psychosis"を出版している．ここで覚醒剤による精神病症状は短時間で消退すると述べた．このConnellの記載によって，欧米ではその後，長期間にわたって「覚醒剤による精神症状は短時日で消退し，遷延もしくは慢性化することはない」という見解が一般化した．

　それ以降，1990年ごろまでの覚醒剤精神病に関する臨床的研究は，ほぼ日本からの症例報告に限られ，米国での研究は少ない．これは欧米ではヘロインやコカインの乱用が多数で，少なくとも精神医学的な課題として覚醒剤乱用の問題が認識されてこなかったことに原因がありそうである．Cohen[9]が，Journal of American Medical Associationにアンフェタミン乱用について記載しており，米国内での乱用の問題に注意を喚起したのは1975年である．

　日本での研究は，臨床経験をもとに，長期経過をたどる症例についての報告が目立つ．たとえば佐藤ら[10]は慢性的に経過する覚醒剤精神病の症例を記載している．さらに中谷ら[11]は，覚醒剤精神病による10回以上の頻回入院例5例を検討し，再使用や生活不安によって精神症状の悪化をみて入院を希望するが，入院によって精神状態が改善しやすく，退院後は治療動機づけが弱まって受療態度が不良となったり，医療・福祉機関に依存的になることがあると述べている．

　Yukitake[12]は覚醒剤による中毒性精神病を急性期と慢性期とに分類してその特徴を述べている．藤森ら[13]は，慢性覚醒剤精神病の3症例の経過を示している．これらの臨床研究は，日本で長年にわたって観察されてきた慢性覚醒剤精神病の経過についての知見を日本から発信しようとする意志の表れと考えられる．

　また統合失調症のモデルとして覚醒剤精神病をとらえる研究の流れがある．佐藤ら[14]は，1988年に3類型をまとめており，その後も慢性覚醒剤精神病についての研究を継続している[15]．

Tomiyama[16]も覚醒剤精神病11例と，マッチングさせた統合失調症患者との比較を行い，断薬した後も幻覚妄想が持続する覚醒剤精神病は，臨床精神病理学的な検討において急性例とも統合失調症例とも違う慢性覚醒剤精神病として存在しているとしている．

このようにこの頃までに慢性覚醒剤精神病の存在については確立してきたものと考えられる．

1990年以降には欧米での覚醒剤乱用の拡大や，覚醒剤関連精神障害の発生についての認識の高まりを反映して欧米からの医学的報告が増加してくる．たとえば1990年にDerletら[17]は，"ice"と呼ばれる吸煙型の覚醒剤乱用が急激に拡大していると述べている．

1990年代の後半になると，覚醒剤精神病の治療や経過についての報告が増加してくる．たとえば1997年，Misraら[18]は，覚醒剤精神病を新規抗精神病薬であるリスペリドンによる治療に関して報告している．1999年にBuffensteinら[19]はハワイにおける吸煙型の覚醒剤乱用による慢性精神病について，American Journal of Psychiatry誌に短い投稿をしている．2001年，台北のYehら[20]は，覚醒剤精神病患者17名の6か月間経過観察の結果を発表している．

2002年，Matsumotoら[21]は，日本における覚醒剤乱用方法の変化に注目し，吸煙による方法でも依存症や中毒性精神病の危険性は静注と同様にあることを述べた．

同じ年にRawsonら[22]は，米国の西部と中西部で覚醒剤乱用は主要な公衆衛生学的および司法的問題であり，ミシシッピー側の東側では増加しており，認知行動療法と緊急時の介入が治療として重要であり，カリフォルニアで開発された認知行動療法のパッケージであるMatrix Model(マトリックスモデル)による治療の評価が近々行われると述べている．

2003年Cretzmeyerら[23]は，米国において覚醒剤乱用が増加していると述べ，嫌悪療法，薬物療法，心理社会的治療とケースマネジメントなどの有効性についてレビューを行っている．

(2) 社会精神医学的な報告

米国において覚醒剤乱用が公衆衛生的な問題であることの認識が高まってくると，社会精神医学的な報告も行われるようになってきた．たとえばCohenら[24]は，The Methamphetamine Treatment Project(MTP)のデータから覚醒剤乱用者の暴力被害について述べ，女性の80%がパートナーからの被害を受けているとしている．

また2004年，Rawsonら[25]は，Matrix Modelと一般の治療を割りつけた978名の治療効果測定を行っている．治療中はMatrix Modelは有効であったが，6か月後の治療終了後の評価では有意差は示されなかったとした．

さらに治療の有効性を検討するエビデンスを収集するために多数の覚醒剤乱用者を対象とする大規模な調査が世界的に行われるようになってきた．Linら[26]は台北において325名の覚醒剤乱用者の精神症状とその性差を検討している．台湾では覚醒剤乱

用は多いが，医療へのアクセスは少なく，精神症状の発現や自殺企図は男性よりも女性に多かったという．

　McKetinら[27]は，オーストラリアの一般人口から募った309名の覚醒剤乱用者に直接インタビューを行って，13％が精神病症状を経験し，23％がその前の1年間に臨床的に問題になる精神症状を示したとした．現に覚醒剤を用いているものは，一般人口の11倍の精神症状の発生率であり，依存の診断に合致するものはさらに高率であるとしている．またPasicら[28]によれば，オーストラリアの都市部での精神科救急において80％が精神病症状を示したという．

　日本の研究としては，Ujikeら[29]は覚醒剤乱用者の臨床像について報告し，Akiyama[30]は長期的な静注が断薬後2年経っても数か月以上持続する妄想型統合失調症様の精神病症状と関連しているとしている．

　2007年にWinslowら[31]は，ハワイをはじめとする米国の各地で覚醒剤乱用が広がっており，内科的，精神科的な合併症が多いことを指摘している．

　さらに詳細な病態の研究として，覚醒剤の投与経路による差違を検討したオーストラリアの研究がある[32]．これによると，静注を行うものが吸煙よりも強い依存性を示したが，有害事象についての差はみられなかったとしている．

　Mahoneyら[33]は，コカイン依存症者と覚醒剤依存症者の精神病症状の比較を行い，男女の患者で使用時期と断薬時期にかかわらず，コカインよりも覚醒剤依存症者に精神症状を多く認めたとしている．

　さらにMcKetinら[34]は，精神症状を経験したことのある覚醒剤乱用者の敵意について検討し，27％が病的な敵意を示し，2日間以上，精神症状が遷延した場合にはより多くなるとした．またヘロインの併用や学校教育が低レベルであることも敵意と関連していたとしている．

　米国での2008年の研究として，Jacobsら[35]は，覚醒剤精神病と妄想型統合失調症との間で神経認知的機能を比較し行われた神経認知領域での差異はなかったと結論づけている．

　Nakamaら[36]は，覚醒剤乱用者群と対照群とで精神症状の出現を比較し，visual analog scaleで調査した覚醒剤への渇望の強さが，うつ症状および精神症状と関連していることを示した．

　またSempleら[37]は，重大犯歴をもつ覚醒剤乱用者とそうでない乱用者では心理社会的に異なった点があると指摘している．

　Glansner-Edwardsら[38]は，覚醒剤乱用者における精神病症状と予後との関連性についてはほとんどわかってない，として526名の覚醒剤乱用者の3年間の経過を調査し，精神病症状を示した患者は，その後の精神保健サービスの利用と，遷延性精神症状と関連があるとした．

(3)覚醒剤乱用による身体的・心理学的有害事象

　Darkeら[39]は，覚醒剤乱用による身体的，心理学的な有害事象をレビューしてい

る．これによると，毒性，死亡，心血管/循環系疾患，依存性と血液を媒介するウイルス感染が問題になるとしている．心理学的には，精神病，うつ，自殺，不安と暴力行為が問題になるとしている．

Cruickshank ら[40]は，文献レビューによって覚醒剤の使用量や症状について記載している．依存症者が典型的に用いる 50 mg 以上の量を連用すると精神病を引き起こし，遷延する精神病症状や，認知障害，パーキンソニズムを引き起こすという．急性の離脱症状は典型的には 7～10 日持続し，残遺症状は 4～5 か月持続するとしている．

Lapworth ら[41]は，覚醒剤乱用は敵意や攻撃性，陽性症状と関連しているが，そのプロセスやメカニズムについては，ほとんどわかっていない，として 237 名の覚醒剤乱用者を調査し，陽性症状と衝動性の高い覚醒剤乱用者ほど敵意をいだくと結論づけている．

以上のように海外での研究は，台湾，タイなどのアジアの国における多数例による長期乱用者の病態研究，オーストラリアでの精神症状の研究が主である．特に覚醒剤による中毒性精神病について，その経過やメカニズムについては知られていないとする海外の研究者は多い．

また米国，カナダ，オーストラリアの研究では覚醒剤乱用の拡大とそれによる身体的，精神的な問題を検討するものにとどまっていたが，この数年間は主として Matrix Model による治療トライアルの効果判定など依存症に焦点づけた研究が増えている．台湾などのアジアの国からは，中毒性精神病の病態と治療トライアル研究による成果が発表されている．

4 | わが国における覚醒剤関連精神障害の治療の実情

このように，基礎医学と社会医学の分野で覚醒剤関連精神障害に対する研究が行われ続けてきた．さらに最近は青少年世代に対する流行を反映して教育，政策などの立場からの発言が増えてきている．あるいは依存症を治療する目的で米国で開発された Matrix Model を範として開発された認知行動療法的プログラムの効果判定研究が行われ始めている．さらに，精神病症状やうつ，自殺企図・希死念慮，攻撃性などの発症メカニズムや持続期間についての検討も増えてきている．

治療と回復支援の実情については，1998 年に第 3 次覚醒剤乱用期が宣言された頃から，大きな変化を遂げてきた．まず臨床的には覚醒剤関連精神障害によって精神科を受診したり入院したりする患者が増加してきた．外来や入院での治療システムが模索され，精神保健福祉センターや各地の保健福祉センター，保健所などで相談や，講演などの普及啓発が行われてきた．

さらに法務省が管轄する分野でも 2006 年に監獄法が改正され，矯正施設のなかでの覚醒剤事犯や性犯罪者に対する治療的処遇が行われるようになってきた．更生保護の領域でも保護観察所を中心として保護観察対象者への面接や尿検査がなされたり，仮釈放になった際の身柄引受人となる家族に対する薬物教育などの取り組みが行われ

るようになっている.

　また1985年東京で一回復途上者の手によって造られた回復支援施設であるダルク（Drug Addiction Rehabilitation Center；DARC）が全国に広がって施設数が増え，ダルクプログラムを終了した人達が社会復帰を遂げたり，新たにスタッフとして施設を立ち上げたりしてきた．ダルクの有効性についての研究も行われるようなってきている[42,43]．

5 | 覚醒剤関連精神障害研究の意義

　日本から覚醒剤関連精神障害の研究を発信していくことの意義は大きい．というのは，覚醒剤が日本人によって合成され，日本は諸外国に先駆けて汚染の拡大を経験してきたという経緯をもっているからである．覚醒剤による中毒性精神病の診療についても長年月にわたる経験を持っている．覚醒剤による中毒性精神病について世界で最初にまとまった記載をしたのは日本の研究者である[7]．

　また日本には覚醒剤のみを使用してきたという薬物乱用者，依存症者も少なくないので，他の薬物乱用の影響を排除した形で覚醒剤による精神障害を検討できるという有利な点もある．たとえば麻薬であるヘロインやコカインによる厚生労働省への届出件数は，海外渡航からの帰国者など年間数件にとどまっている一方で，覚せい剤取締法違反による全国の検挙者数は，多数で推移している．

　わが国では若年期に有機溶剤乱用を開始し，後に覚醒剤に変更して使うようになる人や，飲酒も同時に行うが，違法な薬物については覚醒剤のみしか使用しない人も少なくない．これは世界的に見るとユニークであるといえる．欧米における薬物乱用や依存症に関する知見はヘロインやコカインに集中している．ヘロインやコカインのようなより強い作用をもつ薬物を併用してきたために，覚醒剤関連精神障害の臨床経過が修飾されている可能性がある．これは覚醒剤の中枢神経に対する作用を臨床的に検討するためにはわが国の経験が意義をもっていることを示している．

　そして近年，欧米ではそれまで比較的少ないと受け止められてきた覚醒剤の乱用が拡大しているとの認識がされている．たとえば2005年には世界の2,480万人が使っており，東アジアや南アジアでは特に多いといわれる[44]．さらに2009年にWoodら[45]は，カナダにおいて致死的な覚醒剤の過量服用が増加していると警告を発している．

　また米国でコカインやヘロインに比較してソフトな薬物と受け止められてきた覚醒剤による精神的・身体的な健康被害が甚大であることについての認識が深まり，覚醒剤型の精神刺激薬（amphetamine-type stimulants）による精神的，身体的毒性の実態の解明への関心が高まってきている．

　特に覚醒剤による依存症については，米国でMTPが立ち上げられ，二重盲検による治療トライアルやMatrix Modelによる治療のマニュアル化などが行われている．この治療プロジェクトに関連して，覚醒剤による中枢神経毒性についても研究が始

まっている.

たとえばZwebenら[46]は，MTPの多施設外来患者統計の結果として，1,061名の覚醒剤乱用者の精神医学的症候として，抑うつ，自殺企図，不安，精神病症状が高率に認められたとしている．このように日本で歴史的に多く乱用され，臨床経験もある覚醒剤に対する関心が，近年になって世界的に高まっているといえる．日本における覚醒剤に関する知見を発信していく意義は大きい．

6 「幻覚妄想をもつ薬物依存症者」のとらえ方について

欧米での研究に対してわが国の精神科臨床においては，覚醒剤使用を中断してなお精神症状が持続する多数の症例の治療，対応に苦慮してきており，常に遷延性の精神病性障害の疾患概念なり，臨床を考え続けなければならなかった歴史がある．

1985年頃からはコモビディティ（comorbidity）なり精神疾患と併存症の併発（dual diagnosis）とされ，米国などでも関心をもたれ始めた．この影響で，わが国でも「併存」という捉えられ方がされる場合があると思われる[47]．

覚醒剤精神病の病像変遷に関する研究をみると，覚醒剤乱用者のいわゆる「一般人化」による「軽症化」があると考えられる[48]．

回復に至るまでの流れ

次に治療の実際として，初期の相談から本人の治療の維持期まで，時系列的に精神病性障害を併存する患者の治療や介入について述べたい．

1 本人が医療にかかるまで

幻覚妄想を惹起しやすい乱用薬物としては，覚醒剤やいわゆる「脱法ドラッグ」があるが，違法性があったり，本人には原因が明らかであったり，中毒性の幻覚妄想のさなかにはその症状が自我親和的で病識を得づらかったりするために，本人が自ら受診する前に，家族や友人が問題を感じて相談しようとする場合が多い．

この際には，地域の精神保健福祉関係の部署や，院内で地域連携や受診・入院相談を担う部門と協力しながら，家族を対象とする相談や，情報提供を行うことが先決である．

家族は時に違法な薬物を乱用している患者を長年，介護してきていたり，または，何の問題もないとばかり感じていた本人が突然，精神的な不調を訴えたり，原因不明のままで幻覚妄想に基づく不穏な行動をとったりすることで，疲憊したり困惑しているようなことが多い．

まず落ち着ける静かな環境で時間をとって訴えを聴取し，問題点を整理する必要がある．その際には，家族の側に生じている混乱や不安に配慮しつつ，応対する必要が

高い．地域の保健福祉部門の相談窓口や，病院の受診相談窓口や，そうした段階が終わっていたり，うまくつながらないときには医師自身が診察場面で応対する必要がある．電話なりでの相談から時間をおかず，可能な限り短い期間で，まず家族だけで来院なりすることを勧める．

これが治療の最初のチャンス，家族にとっては精神医療や地域精神保健の最初の相談経験である場合もあるので，今後，長期間にわたる可能性も考えると，できる限り丁寧な対応が必要と考えられる．

まずは相談としての枠組みを設定する．守秘義務や，緊急的には守秘義務の解除を要する場合もありうることも説明する．精神保健福祉法による入院の可否やその際に家族に必要とされる役割についても伝える．医療として可能な範囲と不可能な部分について伝えて，家族に精神科治療のイメージをもってもらうようにする．

可能であれば，家族を対象とする心理教育プログラムや家族ミーティングなどに導入する．

2 | 本人の受診

本人が受診したら，状態像を把握する．幻覚妄想の程度や，意識状態，気分など，精神医学的評価を行う．いわゆる「つぶれ」のような薬物離脱期の無気力な虚脱状態である場合や，幻覚妄想が明確で精神運動興奮を認める場合，昏迷様で反応が鈍な場合などが多いようであるが，元来の知的レベルや社会機能レベルなども家族などから聴取して現在の状態がそこからどのくらい悪化しているのかを検討すると，慢性および急性の薬物の影響を想定することができるだろう．

薬物については，初回使用の契機や，その効果，次第に依存による「やめづらさ」が悪化して，日常生活などに支障をきたしてきた経過などが本人の間で共有できればよいが，まとまった陳述が得られない場合も多い．ひとまず重要なのは最終使用の利用と時期と種類であるが，陳述では不正確であるような場合も多い．

違法薬物の使用可能性については，医師の立場としては本人の行動の違法性にこだわらず，医療的な必要性に基づいて聴取し，あくまで診断と治療に必要な個人情報として扱う必要がある．万が一，違法な薬物乱用の事実についての陳述を得たとしても，業務上知り得た秘密にあたり守秘義務が優先するという考え方でとらえるようにする．

3 | 治療

(1) 急性期の治療

精神運動興奮を伴う状態であれば，急速に鎮静する必要がある．場合によっては，隔離や抑制を行う．十分に抗精神病薬を投与する．抑制を行う場合は禁食として点滴管理とし，全身状態を観察しながら抗精神病薬投与を継続する．

覚醒剤乱用者は抗精神病薬の導入に際してアカシジアなど副作用を訴えることも多く，ジスキネジアが突発することもあるので注意して観察することが必要である．こうした副作用に対しては抗パーキンソン病薬を投与して対処する．抗精神病薬の減量で必ず改善するのでその旨も説明するようにする．
　数日間程度で鎮静が得られる場合が多いので，抑制を徐々に解除して次第に開放的な処遇を検討する．本人は薬物の急性効果で入院時のことをあまり覚えていないようなこともあり，閉鎖的な環境での治療に反発したりすることも多いが，入院に至るまでに状態が悪化した経過やその際の出来事など，入院までの状態を説明して入院の必要性を理解できるようにする．
　鎮静が得られれば抗精神病薬の維持量の決定に向けて処方量を調整して減薬するようにする．抗精神病薬の投与が点滴から経口などに変更する際の薬剤の変更や投与量の調整が必要になるが，中毒性精神病による精神運動興奮や幻覚妄想の場合には，統合失調症などの疾患による場合よりも，いったん鎮静が得られたようでも，数日～数週間の期間で悪化をみることが多いようである．抗精神病薬を変更したり，情動安定のための薬剤を追加するなどして経過を観察する．
　1～数週間程度で，入院の契機になった急性期の状態は改善することが多い．

(2) その後の治療，治療的介入

　その後は，依存症治療に向けての動機づけを行う．筆者はこの時期の介入はいわば「依存症の早期リハビリテーション」であると捉えている．その後，長期的な断薬継続のためのリハビリテーションを要するとしても，その導入としてベッドサイドでの理学療法などにあたる，再発予防の導入期である．
　まずは入院時にも把握を試みた薬物使用の経過と問題行動についての振り返りを再度行って，問題の経過を共有するようにする．そのうえでこれだけの治療が必要であった入院時点での精神症状について，薬物使用との関連性を説明する．たいてい本人は部分的，表面的にしろこのことを理解して，退院に向けて何らかの治療継続の必要性を受け入れることが多い．
　状態に応じて退院後の継続的治療のオプションを提案する．外来通院と服薬継続を前提に，依存症の治療を行う（断薬を継続する）ために継続的に取り組む方策の提案を行う．ダルクへの入所や通所，NA（Narcotics Anonymous）など自助グループ通所，依存症を専門的に扱う医療機関でのデイケアやデイナイトケア，依存症を扱う作業所への通所などが候補になる．精神保健福祉センターなどで提供されることがある，認知行動療法グループへの導入も1つの選択肢になりうる．
　このうち，患者にとって継続しやすく，状態にあったプログラムを提案する必要がある．精神症状が遷延しているような場合には，医療スタッフが身近で緊急的な受診がしやすい医療機関が行っているようなプログラムが望ましい．
　ダルクにおいて提供される治療プログラム（12ステップ・プログラムを取り入れたダルクプログラム）は，それぞれの施設でさまざまに工夫がされており，依存症者が

深いレベルで回復に向かうためには有効である．しかし，医療機関や関係者が薬物乱用経験のある患者の処遇について「ダルク頼み」になり過ぎることで，地域のダルクに対して過剰な負担とならないように注意が必要であろう．むしろダルクプログラムで回復に時間がかかるような場合には医療機関がダルクと協働して本人の支援の方向性を検討することが求められるだろう．重篤な精神症状が遷延しているような場合には，安易にダルク利用を勧めることよりもまずは医療機関が中心的に本人の日常生活をサポートできるような治療プログラムを提案することが必要であろう．

4 | 家族について

　家族に対しても継続的な支援が必要である．家族心理教育プログラムなどを続けるように方向づける．本人が薬物から離脱，脱慣しても依存症からの回復には時間がかかることがあり，回復のイメージをもってもらうためにも家族が継続的に家族向けのプログラムに参加を続けることは重要である．さらに本人の精神症状が遷延しているような場合には，適切な福祉的施策の利用や医療の継続性の理解などのためにも，家族が疾患を理解したり，関係機関との相談を継続していることの必要性は高い．

5 | 継続的な支援について

　精神症状の遷延をみる患者を継続的に支援する際には，一般の薬物依存症患者と同様に薬物再使用や別の物質乱用（違法薬物からアルコールや脱法ドラッグへの変遷など）を注意する．浪費や処方薬の乱用などの可能性も高いので生活面での観察や，治療薬の投与についても注意しながら外来通院での状態を観察する．

　継続的あるいは断続的に薬物スクリーニングを行うこともあるが，簡易キットでは検出できない新規の乱用薬物などの場合にはあまり意義がない．新規の薬物乱用があった場合に検出しうるシステムの開発も必要であると考えられる．

　ある程度以上重篤な精神症状が遷延しているような場合には，生活能力の低下も伴ってむしろ薬物再乱用のリスクそのものは低減するように感じられる．むしろ生活そのものの安定を図り，金銭管理や生活リズムの安定を支援するような治療的介入が重要であろう．また，精神症状に伴う不眠や情緒不安定，対人交流の困難さなどにも注意が必要であろう．

　こうした点に対しては，ホームヘルプや訪問看護の導入なども有効であると考えられる．現状では薬物関連の問題を持つ患者へのこうした訪問型支援については普及していない実情もあるが，今後は検討されるべき支援であると考えられる．

　治療中断や過労，不眠などが契機になって精神症状の急激な悪化をみて緊急的な介入を要するような場合もある．その際も上記のような支援があれば緊急受診や入院などの方法を検討することができる．精神病性障害の併存ケースに対しては，こうした緊急的な対応ができうる体制を維持していくことも重要であろう．

柔軟性・創意工夫のある粘り強い連携に基づく支援が必要

　精神病性障害を併存する薬物依存症者の治療と支援については，「依存症回復支援アプローチ」での介入や支援と，「精神障害支援アプローチ」での介入や支援をどのように組み合わせるのか，あるいは状態像によってどのように変更しながら介入を続けるのかを意識しながら経過をフォローしていくことが必要である．

　上述のように，長期経過のなかでは薬物再乱用のリスクは次第に低減し，慢性の経過をたどる精神障害一般に対する治療と支援を継続するように変化していく．また本人の症状に応じて支援のあり方を変化させる必要がある．たとえば過度に治療者や支援者に対して依存的になるような場合にはある程度，自己責任に基づく，自律的な生活を求める必要があり，これは「依存症回復支援アプローチ」であるといえる．あるいはうつ的で不活発な状態で引きこもりがちな生活になるような場合には，訪問などを含む支持的な介入でデイケア通所などを勧める「精神障害支援アプローチ」に基づく介入が必要であろう．

　あまり特定の考え方にこだわらず，柔軟性をもった，創意のある工夫や粘り強い連携に基づく介入が求められる．その意味で，精神病性障害を併存する薬物依存症者の治療と支援は，精神医療全体に関わるような幅広い意義のあるテーマであると考えられる．

● 文献
1) 犯罪白書．http://hakusyo1.moj.go.jp/
2) World Health Organization：The ICD-10 Classification of Mental and Behavioural Disorders：Clinical descriptions and diagnostic guidelines. World Health Organization Geneva, 1992〔融 道男，中根允文，小宮山実（監訳）：ICD-10 精神および行動の障害臨床記述と診断ガイドライン．医学書院，1993〕
3) 髙橋三郎，大野 裕，染矢俊幸：DSM-Ⅳ-TR 精神疾患の診断・統計マニュアル．医学書院，2003
4) 梅野 充，森田展彰：F1：精神作用物質による精神および行動の障害．精神科 14：16-20, 2009
5) 厚生省覚せい剤中毒者対策に関する専門家会議(座長：加藤伸勝)：昭和 60 年度覚醒剤中毒者総合対策報告書．1986
6) 加藤伸勝：薬物依存—生物・心理・社会性障害の視点から．新興医学出版，1993
7) 立津政順，後藤彰夫，藤原 豪：覚醒剤中毒．医学書院，1956
8) Connell PH：Amphetamine Psychosis. Chapman & Hall London, 1958
9) Cohen S：Amphetamine abuse. JAMA 231：414-415, 1975
10) 佐藤光源，中島豊爾，大月三郎：慢性覚醒剤中毒の臨床的研究．精神医学 24：481-489, 1982
11) 中谷陽二，坂口正道，藤森英之：覚せい剤精神病の頻回入院例について．精神医学 29：1327-1334, 1987
12) Yukitake A：Amphetamine psychosis in Tokyo-its clinical features and social problems. Folia Psychiatr Neurol Jpn 37：115-120, 1983
13) 藤森英之，坂口正道，中谷陽二：慢性覚醒剤中毒の臨床．精神医学 31：69-78, 1989
14) 佐藤光源：覚醒剤精神病及びその精神分裂病との関連．精神医学 30：433-442, 1988
15) Sato M, Numachi Y, Hamamura T：Relapse of paranoid psychotic state in methamphetamine model of schizophrenia. Schizophr Bull 18：115-122, 1992
16) Tomiyama G：Chronic schizphrenia-like states in methamphetamine psychoisis. Jpn J Psychiatry Nerol 44：531-539, 1990

17) Derlet RW, Heischober B：Methamphetamine. Simulant of the 1990? West J Med 153：625-628, 1990
18) Misra L, Kofoed L：Risperidone treatment of methamphetamine psychosis. Am J Psychiatry 154：1170, 1997
19) Buffenstein A, Heaster J, Ko P：Chronic psychotic illness from methamphetamine. Am J Psychiatry 156：662, 1999
20) Yeh HS, Lee YC, Sun HJ, et al：Six months follow-up of patients with methamphetamine psychosis. Zhonghua Yi Xue Za Zhi（Taipei）64：388-394, 2001
21) Matsumoto T, Kimijo A, Miyakawa T, et al：Methamphetamine in Japan：the consequences of methamphetamine abuse as a function of route of administration. Addiction 97：809-817, 2002
22) Rawson RA, Gonzales R, Brethen P：Treatment of methamphetamine use disorder：an update. J Subst Abuse Treat 23：145-150, 2002
23) Cretzmeyer M, Sarrazin MV, Huber DL, et al：Treatment of methamphetamine abuse：research findings and clinical directions. J Subst Abuse Treat 24：267-277, 2003
24) Cohen JA, Mannarino AP, Zhitova AC, et al：Treating child abuse-related posttraumatic stress and comorbid substance abuse in adolescents. Child Abuse Negl 27：1345-1365, 2003
25) Rawson RA, Marinelli-Casey P, Anglin MD, et al：A multi-site comparison of psychosocial approach for the treatment of methamphetamine dependence. Addiciton 99：708-717, 2004
26) Lin SK, Ball D, Hsiao CC, et al：Psychiatric comorbidity and gender differences of persons incarcerated for methapmphetamine abuse in Taiwan. Psychiatry Clin Neurosci 58：206-212, 2004
27) McKetin R, McLean J, Lubman DI, et al：The prevalence of psychotic symptoms among methamphetamine users. Addiction 101：1473-1478, 2006
28) Pasic J, Russo JE, Ries RK, et al：Methamphetamine users in the psychiatric emergency services：a case-control study. Am J Drug Alcohol Abuse 33：675-686, 2007
29) Ujike H, Sato M：Clinical features of sensitization to methamphetamine observed in patients with methamphetamine dependence and psychosis. Ann N Y Acad Sci 1025：279-287, 2004
30) Akiyama K：Longitudinal clinical course following pharmacological treatment of methamphetamine psychosis which persists after long-term abstinence. Ann N Y Acad Sci 1074：125-134, 2006
31) Winslow BT, Voorhees KI, Pehl KA：Methamphetamine abuse. Am Fam Physician 76：1169-1174, 2007
32) McKetin R, Ross J, Kelly E, et al：Charactristics and harms associated with injecting versus smoking mathamphetamine among methamphetamine treatment intrants. Drug Alcohol Rev 27：277-285, 2008
33) Mahoney JJ 3rd, Kalechstein AD, De La Garza R 2nd, et al：Presence and persistence of psychotic symptoms in cocaine-versus methamphetamine-dependent participants. Am J Addict 17：83-98, 2008
34) McKetin R, McLaren J, Lubman DI, et al：Hostility among methamphetamine users experiencing psychotic symptoms. Am J Addict 17：235-240, 2008
35) Jacobs E, Fujii D, Schiffman J：An exploratory analysis of neurocognition in methamphetamine-induced psychotic disorder and paranoid schizophrenia. Cogn Behav Neurol 21：98-103, 2008
36) Nakama H, Chang L, Cloak C, et al：Association between psychiartic symptoms and craving in methamphetamine users. Am J Addict 17：441-446, 2008
37) Semple JS, Zians J, Ateffanie AS, et al：Methamphetamine-using felons：Psychosocial and behavioral characteristics. Am J Addict 17：28-35, 2008
38) Glasner-Edwards S, Mooney LJ, Marinelli-Casey P, et al：Clinical course and outcomes of methamphetamine-depandent adults with psychosis. J Subst Abuse Treat 35：445-450, 2008
39) Darke S, Kaye S, McKetin R, et al：Major physical and psychological harms of methamphetamine use. Drug Alcohol Rev 27：253-262, 2008
40) Cruickshank CC, Dyer KR：A review of the clinical pharmacology of methamphetamine. Addiction 104：1085-1099, 2009
41) Lapworth K, Dawe S, Davis P, et al：Impulsivity and positive symptoms influence hostility in methamphetamine users. Addict Behav 34：380-385, 2008
42) 近藤千春，飯室 勉，岩井喜代仁，ほか：薬物依存症の回復施設ダルクにおける回復度の関連要

因に関する研究．日本アルコール・薬物医学会雑誌 35：258-270, 2000
43) 近藤千春，幸田　実，柴田興彦，ほか：薬物依存症者の回復におけるダルク利用の有効性．日本アルコール・薬物医学会雑誌 39：118-135, 2004
44) Gorelik DA：The pharmacology of cocaine, amphetamine and other stimulants. In：Principle of addiction medicine. Wiliams & Wilkins Lippincott, 2009
45) Wood E, Lai C, Marshall BDL, et al：Increase in fatal methamphetamine overdoses in a Canadian setting. Am J Addict 18：248-249, 2009
46) Zweben JE, Cohen JB, Christian D, et al：Psychiatric symptoms in methamphetamine users. Am J Addict 13：181-190, 2004
47) 池田朋広，梅野　充，森田展彰，ほか：覚せい剤併存性障害への支援のあり方に関する一考察―統合失調症支援モデル事例と依存症支援モデル事例との比較から．日本アルコール薬物医学会雑誌 45：92-103, 2010
48) 合川勇三，大谷保和，森田展彰，ほか：東京都立松沢病院における第2次乱用期と第3次乱用期の覚せい剤関連障害入院患者の差異．アルコール・薬物医学会雑誌 47：57-67, 2012

〔梅野　充〕

第 **3** 章

アルコール・薬物依存症と衝動的行動
暴力，自傷・自殺，摂食障害を中心に

　アルコール・薬物依存症はさまざまな衝動的行動と非常に縁が深い．それには，大まかにいって以下の3つの要因が影響していると考えられる．第1に，困難に直面した際に，その感情的苦痛をともすればアルコールや薬物という「気分を変える物質」で即時的，短絡的に解決しようとする，依存症者自身のパーソナリティ特性であり，第2に，アルコールや薬物という酩酊物質の直接的な薬理効果も無視できない．そして最後に，物質渇望が引き起こす興味・関心の狭窄化の影響もあろう．

　本章では，アルコールや薬物の依存症に罹患していることが，その人の衝動的な行動にどのような影響を与えるのかについて論じてみたい．もちろん，紙幅の関係もあり，依存症者が呈する衝動的な行動のすべてを取り上げるわけにはいかない．本章では，筆者がかねてよりメンタルヘルス領域における究極の課題と考えている，暴力と自傷・自殺という自他に対する攻撃的行動を取り上げてみたい．さらに，かねてより女性のアルコール・薬物依存症患者における高い併存率が指摘され，併存症例の高度な衝動性が臨床的課題となってきた，摂食障害についても取り上げたい．

　本章を通じて，少しでも多くの援助者に，対応困難なさまざまな精神保健的問題の背景には，しばしばアルコール・薬物問題が潜んでいることを知ってもらえればと思う．

● 暴力行動との関係

1 | 物質使用と暴力犯罪

　アルコールや薬物の乱用・依存（本章では，DSM-IV-TRに準じて「物質使用障害」と総称する）と暴力犯罪との密接な関連を指摘する研究は，枚挙にいとまがない．Johns[1]は，メタ分析において，傷害および殺人事件の40〜60％，強姦事件の30〜70％，DV（domestic violence）事件の40〜80％にアルコールが関与していることを明らかにし，Murdochら[2]は，暴力犯罪加害者の62％が，犯行時にアルコールに酩酊していることを指摘し，犯行にアルコールが関与していると判断されたものは，非暴力犯罪で12〜38％の範囲であったのに対し，暴力犯罪では24〜85％であったと報告している．アルコールだけではなく，コカイン，大麻，ベンゾジアゼピンといった薬

物の使用が攻撃性と関係を指摘する報告も多い[3]．Hodgins ら[4]は，誕生コホート研究から，物質乱用・依存の存在によって，暴力行為に関する相対リスクが，男性では 5.9〜8.7 倍，女性では 10.2〜15.1 倍にまで高まることを明らかにし，Wallace ら[5]は，物質使用障害の存在は，男性の全犯罪のリスクを 7.1 倍，暴力犯罪のリスクを 9.5 倍，殺人を犯すリスクを 5.8 倍にまで高め，女性では，全犯罪のリスクを 35.8 倍，暴力犯罪のリスクを 55.7 倍にまで高めると推定している．

こうした現象の背景には，精神活性物質の薬理作用による影響がある．Chermack と Giancola[6]は，2 人の被験者にコンピュータに設定された光刺激に対する反応時間を競わせ，勝者は敗者に対して電気ショックを与えるという興味深い実験から，アルコール摂取が攻撃性や衝動性を亢進させることを証明している．それによれば，アルコールを与えられた者は，対照群に比べて攻撃的になり，その程度はアルコール摂取量に比例するという．また Josephs と Steele[7]は，アルコール酩酊時の「アルコール近視」ともいうべき意識状態に言及している．これは，飲酒酩酊下では意識の中心にある刺激に注意を奪われる一方で，意識の周縁的な刺激に対する関心が低下してしまう現象を指しており，このために，アルコール酩酊者は，熟慮を欠いた衝動的な行動が多くなるという．なお，興味深いことに，アルコールが関与する暴力犯罪では，被害者もまた高率にアルコールに酩酊した状態にあり，加害者の暴力を誘発する態度をとっているという指摘もある[2]．

もちろん，物質乱用者の暴力犯罪のすべてを物質の薬理作用で説明することはできない．物質乱用者のなかには，児童期・青年期より非行歴を有し，反社会性パーソナリティ障害の併存が認められる者も少なくない．その意味では，わが国の Morita ら[8]が，物質使用障害と関連する暴力行動を，物質の薬理作用の影響が大きい「症候性精神病質による薬物優位型暴力」と，基底に存在するパーソナリティ特性の影響が多い「本態性精神病質による人格優位型暴力」とに分類したのは，妥当なことである．

ただし，この「本態性精神病質」と呼ばれる人格の反社会的傾向の形成過程においてさえも，物質使用が何らかの影響を及ぼしている可能性がないとはいえない．McMurran[9]は，発達論的な立場から，児童期における物質乱用と暴力行動とが，相互に影響を及ぼしながら，確実に行為障害の重症化をもたらし，将来における反社会性パーソナリティ障害への発展をもたらす，という仮説を提唱している（図 3-1）．

非行性・犯罪性に対する影響という意味で何よりも重要なのは，アルコールである．出生コホート研究によれば，アルコール乱用を呈した若年者は，暴力犯罪を起こす相対危険率が 6 倍，他人の財産を奪う犯罪を起こす相対危険率が 12〜13 倍に上昇するといわれており[10]，18 歳時点での過量飲酒は，成人後の違法薬物乱用はもとより，犯罪全般を予測する危険因子であるともいう[11]．その背景には，Pihl と Hoaken[12]が指摘するように，アルコール摂取が罰則に対する不安まで抑制し，攻撃的行動をとることに対して大胆となってしまうことも関係していると考えられる．実際，少年鑑別所被収容者において，アルコールの摂取頻度・量と試験観察や保護観察の失敗とが有意に関連していることも確認されている[13]．

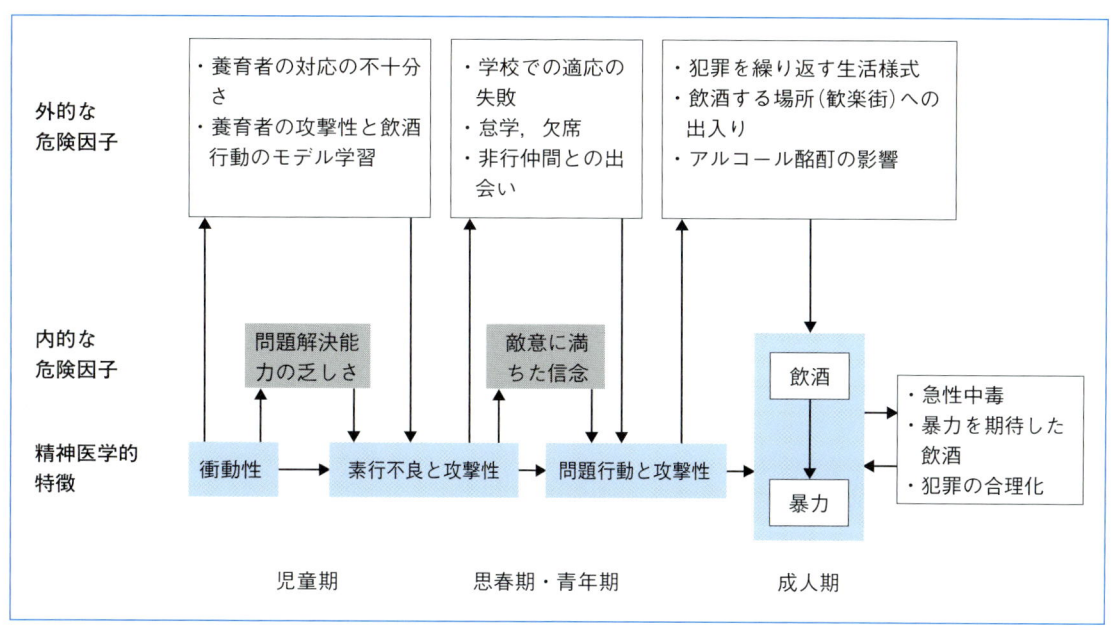

図 3-1 酩酊時暴力に関する発達論的リスクファクター
〔McMurran M：Chapter 8：Alcohol, aggression and violence. McGuire J, eds. Offender rehabilitation and treatment-effective programs and policies to reduce re-offending, John Wiley & Sons Ltd, Chichester, pp221-241, 2002 より〕

外的な危険因子
- 養育者の対応の不十分さ
- 養育者の攻撃性と飲酒行動のモデル学習
- 学校での適応の失敗
- 怠学，欠席
- 非行仲間との出会い
- 犯罪を繰り返す生活様式
- 飲酒する場所（歓楽街）への出入り
- アルコール酩酊の影響

内的な危険因子
- 問題解決能力の乏しさ
- 敵意に満ちた信念

精神医学的特徴：衝動性 → 素行不良と攻撃性 → 問題行動と攻撃性 → 飲酒／暴力
- 急性中毒
- 暴力を期待した飲酒
- 犯罪の合理化

児童期　思春期・青年期　成人期

2 | 重複障害における暴力行動

　物質使用障害が統合失調症や双極性障害などの精神障害を併存する重複障害の形をとる場合には，暴力のリスクがいっそう高まる．Swansonら[14]によるEpidemiologic Catchment Area(ECA)研究では，精神障害者がアルコール・薬物の使用を1回でも行えば，暴力行為の生涯危険率は2倍に高まり，さらに，アルコール・薬物使用障害の診断がなされた者の場合には，暴力のリスクは16倍にまで高まることが明らかにされている．Wallaceら[5]も，物質使用障害の重複診断のある統合失調症の犯罪行為のリスクは，物質使用障害単独の場合よりもさらに高く，犯罪全体に関するリスクは12.4倍であり，暴力犯罪では18.8倍，殺人に限定すると28.8倍にもなることと報告している．ほかにも，暴力的な精神障害者の49%に物質使用障害が認められる[4]，あるいは，精神障害者を犯罪歴で分類する際，アルコール・薬物使用障害は最も重要な判別因子である[15]などと，重複障害と暴力行動との密接な関連を指摘する報告は多い．このようなエビデンスを背景にして，触法精神障害者の暴力予測を目的として開発された，数理統計学的な手法に基づくリスクアセスメント・ツール〔VRAG(Violence Risk Assessment Guide[16])，ICT(Interative Classification Tree)法[17]，HCR-20[18]〕では，物質使用障害の存在は重要な変数として採用されている．

　司法精神医学領域において重要なのは，統合失調症などの精神病性障害と物質使用障害との重複障害である．そして，精神病症状のなかでも，特に暴力との関係から重要視されているのは，「Threat/Control-override(TCO)症状」[19]と呼ばれるものであ

る．これは，他者が自分を傷つけようとしている，追跡されているという脅威の感覚，あるいは，自分のものではない考えが頭の中に入ってきて，自分のコントロールを超えた外的な力に支配され，操作・蹂躙されるという病的体験の総称である．Swansonら[19]によれば，TCO症状のある者は，ほかの精神病症状をもつ者の2倍，精神障害のない者の5倍の暴力の相対リスクがあるが，物質使用障害とTCO症状が併存した場合には，それは8～10倍にまで高まることが指摘されている．

　歴史的に，強力な精神病惹起作用をもつ覚醒剤乱用が深刻な問題となってきたわが国の場合，TCO症状と物質使用障害とが併存する病態は，精神科臨床現場では比較的ありふれたものといえるであろう．覚醒剤による幻覚妄想は，圧倒的な脅威をもって本人に襲いかかり，しばしば犯行は，全く無関係な者が突如として殺傷されるという「通り魔的犯行」の様相を呈する[20]．また，覚醒剤による意識変容は状況誤認を引き起こして，全く無関係の者の住所に侵入して立てこもるような事態を引き起こす場合があり，また，被害妄想が包囲攻撃状況へと発展すれば，自己防御目的から衝動的に殺傷行為に及んだり，自殺目的から放火に至ったりすることがある[21]．

3 | 心神喪失者等医療観察法における物質使用障害治療

　わが国では，2005年より国内最初の司法精神医療制度として心神喪失者等医療観察法(以下，医療観察法)が施行されている．この制度は，重大な他害行為に及びながらも心神喪失・耗弱のために刑事司法システムから外された精神障害者を対象とするものであり，制度施行前には，主たる対象疾患として統合失調症が想定されていた．物質使用障害は，単独では刑事責任減免の理由とはなりにくいとの推測から，制度の埒外にあると考えられていた．

　しかし，実際に制度が施行されてみると，この想定通りにはいかなかった．たとえば，最初の医療観察法指定入院医療機関である国立精神・神経医療研究センター病院医療観察法病棟では，2005年8月の開棟から2009年2月末までに，総計91名の対象者が入院してきたが，そのうち29名に物質使用障害の診断がなされている(31.9%；物質乱用15名，物質依存14名)[22]．いずれも統合失調症などの精神病性障害との重複障害であった．問題となっている乱用物質として最も多いのはアルコールであったが，そのなかには覚醒剤などの違法薬物の乱用歴をもつ者も少なくなかった．

　もちろん，海外の司法精神医学的研究をふまえれば，こうした事態は容易に予想されたことである．Soyka[23]によれば，このような重複障害患者は，暴力行動のリスクが高いだけでなく，地域内処遇における服薬のコンプライアンスや治療へのアドヒアランスが悪く，精神保健援助から脱落しやすいという．したがって，医療観察法による処遇中においても，併存する物質使用障害に対する介入が十分になされている必要がある．

　そうした認識から，筆者らは国立精神・神経医療研究センター病院医療観察法病棟

の開棟当時から「物質使用障害治療プログラム」を立ち上げ，現在までに継続してきた[24]．しかし，こうしたプログラムがすべての指定入院医療機関で行われているわけではなく，指定通院医療機関に至ってはほとんど実施されていないのが実情である．その理由としては，表向きにはマンパワー不足などと説明されていることが多いが，現実には，物質使用障害に対する苦手意識が影響しているように思えてならない．

実は，わが国の精神科医療者が抱える「物質使用障害に対する苦手意識」が予想以上に深刻であることを示唆する事実がある．それは，前述した重複障害患者29名のうち，鑑定書に物質使用障害の診断名が明記されていたのはわずかに3名だけで，残りの26名は，医療観察法病棟入院後の再評価で併存が確認されたというものである[22]．医療観察法の対象者が入院するまでには，少なくとも3名の精神科医（刑事責任能力鑑定人，医療観察法鑑定医，精神保健審判員）が評価していることを考えると，これは愕然とせざるを得ない状況といえるであろう．

思えば，わが国における薬物関連問題の精神医学的研究は，薬物乱用経験のある精神病性障害を「統合失調症か中毒性精神病か」[25]のいずれと診断するかという議論に多くが費やされてきたが，皮肉にも，そうしたなかで，併存する物質使用障害が看過・過小視されてしまった可能性も否めない．司法精神医療においては，介入を要する2つの疾患が重複しているという視点から，積極的に物質使用障害の評価と介入を行っていく必要があることを，改めて強調しておきたい．

自殺行動との関係

1 物質使用と自殺

海外における心理学的剖検の手法を用いた自殺既遂者の調査[26-30]からは，自殺者の少なくとも2〜3割はその行為の直前に物質関連障害に罹患していることが明らかにされている．たとえば，その先進的な国家的対策によって自殺死亡率減少に成功したフィンランドにおける大規模な心理学的剖検調査[31]でも，自殺既遂者の93%に何らかの精神障害への罹患が認められ，うつ病（66%）とともにアルコール使用障害（42%）への罹患が高率であったことが明らかにされている．また，HarrisとBarraclough[32]が明らかにした，乱用物質の種類ごとの物質使用障害罹患者の標準化自殺死亡率は，鎮静剤・睡眠薬・抗不安薬20倍，複数物質19倍，オピオイド14倍，アルコール6倍と，その多くがうつ病よりも高いオッズ比である．

残念ながら，わが国には自殺対策のなかでアルコール使用障害対策の重要性を主張できるだけのエビデンスが存在していないが，アルコール使用障害患者における高い自殺念慮や自殺企図の経験率を指摘する報告ならば，わが国にも複数存在している（表3-1）[33-38]．また，薬物使用障害についても，岡坂ら[37]によって，民間回復施設における調査からそのきわめて高率な自殺企図経験が報告されている．

最近になって筆者ら[38]も，依存症専門病態入院患者を対象とする自記式質問紙調査

表 3-1　物質使用障害罹患者の自殺念慮と自殺企図の経験率に関する主な国内研究

	大原[33] (1990) アルコール	清野[34] (1971) アルコール	斎藤[35] (1980) アルコール	松本桂樹[36] (2000) アルコール	松本俊彦[38] (2009) アルコール	岡坂ら[37] (2006) 薬物	松本俊彦[38] (2009) 薬物
被験者数(人)	85	80	120	81	244	101	92
調査方法	面接調査	カルテ調査	面接調査	質問紙法	質問紙法	質問紙法	質問紙法
対象者	入院 アルコール 依存症患者	入院 アルコール 依存症患者	入院 アルコール 依存症患者	入院・通院 アルコール 依存症患者	入院 アルコール 依存症患者	民間薬物 依存回復 施設入所者 (男性)	入院薬物 依存症患者
対象者平均年齢(歳)	46.7	不明	不明	51.5	49.3±11.5	33.7	33.9±8.5
自殺念慮(%)	28.2	不明	28.3	61.7	55.1 男性 49.4 女性 81.1	55.4	83.3 男性 79.7 女性 90.3
自殺企図(%)	15.3	3.8	25.8	29.6	30.6 男性 23.3 女性 62.2	49.5	55.7 男性 49.1 女性 67.7

から，アルコール使用障害患者の55.1%に自殺念慮を抱いた経験が，30.6%に自殺企図歴があり，薬物使用患者に至っては自殺念慮経験者が83.3%，自殺企図経験者が55.7%という高さに達していることを確認している．いずれもうつ病患者に比べて高い割合であり，同様の国内の先行研究ともほぼ一致するものである．さらに驚くべきことに，日本語版のBeck Depression Inventory第2版(BDI-Ⅱ)を実施したところ，その質問9において，「自殺したい」もしくは「チャンスがあれば自殺するつもりである」という選択肢を選んだ者が，アルコール使用障害患者の9.8%，薬物使用障害患者の19.1%に認められたのである．

さらに，川上[39]による構造化面接を用いた地域住民調査(図3-2)では，物質使用障害と自殺関連事象との間の関係を示唆する興味深い結果を明らかにされている．その報告によれば，過去12か月の自殺念慮は，うつ病の診断に該当する者で19.4%であったのに対し，物質関連障害では16.7%，また自殺企図の経験は，うつ病8.3%に対し，物質関連障害では16.7%であった．この調査結果で興味深いのは，「自殺の計画を立てた」経験に関しては，うつ病該当者と物質関連障害該当者に差はないにもかかわらず，自殺企図の経験は，物質関連障害該当者ではうつ病該当者よりもはるかに高く，しかも，自殺計画の経験者よりも自殺企図の経験者のほうが多いという点である．このことは，物質関連障害該当者の少なくない者が，具体的な計画を立てる間もなく自殺企図に至った可能性を示唆する．

実は，この点にこそ，物質関連障害患者における高い自殺企図率を説明する理由の1つがあると考えられる．De LeoとEvans[40]は，アルコール依存などの物質使用障害患者には気分障害やパーソナリティ障害が併存する者が多く，物質乱用によって併存する精神障害の悪化やうつ状態の誘発を招いたり，あるいは失職や服役，社会的孤

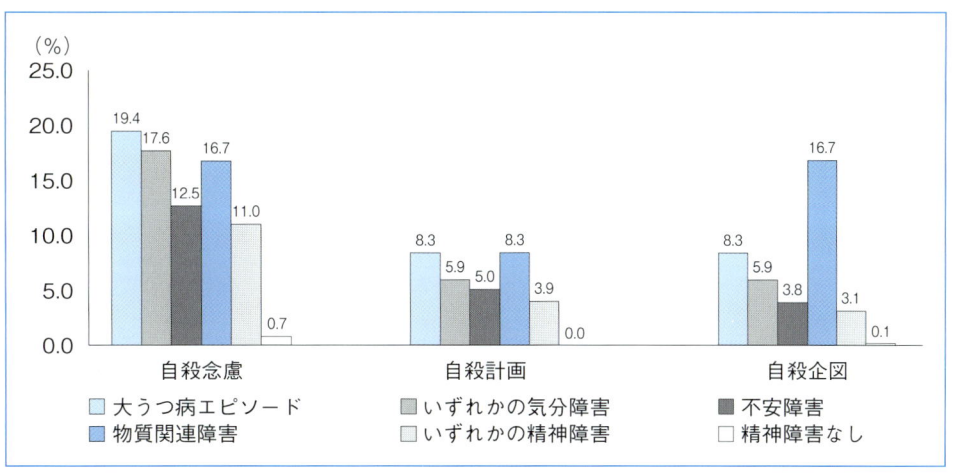

図 3-2 地域住民における過去 12 か月間の精神医学的診断（DSM-Ⅳ）別の自殺関連行動の頻度

〔川上憲人：わが国における自殺の現状と課題．保健医療科学 52：254-260，2003 より〕

立などの心理社会的状況が悪化したりしていることが少なくなく，結果的に自殺の危険が高い状況にあることが多いと指摘している．さらに加えて彼らは，物質自体の薬理作用が衝動性を亢進させ，自殺行動を促進することも指摘している．

De Leo と Evans の指摘をふまえると，川上の調査結果は，まさにそうした物質関連障害患者独特の衝動的行動―たとえば，「死にたいと思っていたが，死ぬ勇気はなかった．でも，酔ったら恐怖感がなくなって」という行動を示唆していると思えてならない．自殺既遂者の 32〜37%[41]，自殺未遂によって救急医療機関に搬送された患者の 40%[42]が，体内からアルコールが検出されるという事実も，このことの傍証となろう．

2 アルコールと自殺

海外には，国内の年間アルコール消費量と自殺死亡率との間における有意な相関を支持する研究が数多く存在している．たとえば，ロシアでは，ペレストロイカによるアルコール販売制限と自殺死亡率の減少の間の有意な正の相関が確認されており[43]，一方，米国では，最低飲酒年齢を 18 歳から 21 歳に引き上げたことにより，若年者の自殺率が有意に減少したことが証明されている[44]．また，デンマークでは，アルコール飲料の価格高騰という「自然の実験」により自殺率の低下がみられ[45]，ポルトガルでも，個人の年間アルコール消費量が 1 L 増えると男性の自殺死亡率が 1.9% 上昇している[46]．

もっとも，国内アルコール消費量と自殺死亡率との関係は複雑であり，しばしばそれぞれの国における飲酒文化や年代との関係も考慮する必要もある．たとえば，欧州 14 か国を対象とした調査によれば，アルコール消費量の多い欧州南部ではアルコール消費量と自殺死亡率の間に相関は認められず，消費量の少ない欧州北部でのみ有意

な正の相関がみられたという[47]．また，フィンランドでは，15〜49歳の年齢層ではアルコール消費量と自殺率との間に正の相関が認められたが，50歳以上の年代では相関が認められなかったことが報告されている[48]．

わが国では，Akechiら[49]のコホート研究が，日本人における1日当たりのアルコール消費量と自殺死亡率との興味深い関連を示唆している．それによれば，アルコールを「飲まない」者は，「時々飲む」という者よりも自殺のリスクが高いが，日本酒換算にして1日「2.5合以上飲む」という者では自殺のリスクが高いという．すなわち，わが国では，アルコール消費量と自殺死亡との関係は，虚血性心疾患などと同様，「U字型」の相関関係をもっているということになる．この知見は，アルコール使用障害の診断に該当するか否かに関係なく，多量飲酒が自殺の危険因子となりうることを示している．

さまざまな精神活性物質のなかで，アルコールほど日本人の生活のなかに深く浸透している物質はなく，飲酒はさまざまな社交や行事のなかで広く行われている．しかし，自殺予防という観点からみれば，使用障害（乱用・依存）の水準に達しない，正常範囲内のアルコール摂取に対しても，一定の注意を払う必要があるかもしれない．

3 | 物質使用と自傷行為

リストカットなどの自傷行為は，しばしば不快感情の軽減，あるいは周囲への意思伝達や操作といった意図から，故意に自らの身体に損傷を加える行動である[50]．自傷行為は，意図や身体損傷の非致死性ゆえに自殺とは異なる行動であるが，Owensら[51]のメタ分析によれば，10代における自傷行為の存在が10年後の自殺死亡のリスクを数百倍に高めるといわれており，自殺の危険因子としてとらえる必要がある．

自傷行為はさまざまな程度の物質使用と密接な関係がある．海外では，物質使用障害と自傷行為との密接な関連を指摘する研究は多く[52,53]，Walsh[50]によれば，重篤な自傷患者の77％に吸入剤乱用，58％に大麻乱用，42％にLSD乱用が認められたという．わが国でも，自傷行為の経験のある者では覚醒剤や有機溶剤などの違法薬物使用歴が高率にみられることが明らかにされている[54,55]．

こうした自傷行為と物質使用との関係は，特定の人格傾向によらない直接的なものと考えられている．その証拠に，一般の中高生において，自傷の経験・程度は，飲酒・喫煙などの物質使用と密接に関係していることが明らかにされている[56-58]．なお，アルコールやベンゾジアゼピンなどによる酩酊は，人為的な解離類似状態を惹起して衝動制御を困難とし，また疼痛閾値を上昇させることで，自傷行為の誘発や重症化をもたらす[59]．事実，Linehan[60]は，自傷患者の13.4％が自傷直前にアルコールを摂取していることを指摘しており，さらに最近では，境界性パーソナリティ障害患者が治療経過中にベンゾジアゼピン乱用を併発すると予後が不良になるというという報告もある[61]．

4 | わが国の自殺対策における物質使用障害対策の位置づけ

　わが国では，1998年に突如として自殺の急増が起こった．この急増の背景には，バブル経済の崩壊による多重債務や失職といった経済的問題を抱えた中高年男性の自殺の急増があったといわれている．これ以後，2011年までの間，わが国の自殺者総数は毎年3万人を超えるという高止まりの状態が続いてきた[62]．

　こうした事態に対して2006年に自殺対策基本法が制定され，2007年には自殺総合対策大綱が閣議決定され，国を挙げて自殺対策に取り組む体制が整った．そのなかで，精神保健分野の対策としては「うつ病の早期発見・早期治療」に関する取り組みが一貫して重視されてきたものの，海外においては，物質使用障害が自殺に関連する精神障害としてうつ病とともに必ず言及されていることを考えると，あまりにうつ病に偏重した対策との印象は拭えない．

　しかし，2008年10月に閣議決定された自殺総合対策大綱の一部改正（「自殺対策加速化プラン」）のなかで，ようやくわが国でも自殺ハイリスク者対策の1つとして「アルコール・薬物依存症対策」が明記されるに至った[62]．現時点ではまだ具体的対策は明示されていないものの，今後，自殺予防の観点から「依存症対策」の推進が期待されるところである．とりわけ，飲酒に寛容なわが国では，アルコールは日常生活に深く浸透しているだけに，地域住民はもとより，すべての援助職に対する啓発が必要である．

　最近，筆者らのグループが実施した心理学的剖検研究[63]では，自殺既遂者の21%が自殺前1年以内にアルコール問題を呈しており，そのうちの8割がアルコール使用障害の診断に該当し，しかも，アルコールを摂取した状態で最期の行動に及んだ者が多かったことが明らかにされている．なお，その約43%は精神科通院中だったが，アルコール問題に対する専門的な援助を受けている者は1人もいなかった．

　もちろん，研究対象となった自殺既遂者は，わが国の自殺者全体を代表しているとはいえないことに注意する必要がある．しかし，この21%は，いずれも仕事をもつ中高年男性であり，借金や離婚などの困難な心理社会的状況を抱えているなど，まさしく1998年の自殺急増における中心的年代層を反映した特徴をもっていたのである．こうした知見からも，わが国の自殺対策のなかで「依存症」に重点を置いた施策をとることの意義が示唆されているのである．

食に対する衝動性—摂食障害

1 | なぜ物質依存症と摂食障害の併存率が高いのか

　アルコール・薬物依存症と関連のある衝動的な問題行動として，臨床的に比較的高頻度に遭遇する病態には，摂食障害がある．Higuchiら[64]によれば，女性のアルコール依存症患者の11.8%に摂食障害の合併が認められ，30歳未満の女性患者に限定し

た場合には，73%の者が摂食障害の既往をもつか，あるいは現在，摂食障害に罹患しているという．また，筆者らは，女性の覚醒剤依存症患者の21〜37%[65,66]に摂食障害の合併が認められることを報告している．いずれの知見も，摂食障害とアルコール・薬物依存症との合併がまれではないことを示している．

それでは，なぜ摂食障害とアルコール・薬物依存症とはこのような密接に関連するのであろうか．WolfeとMaisto[67]は，これまでの摂食障害と物質使用障害（アルコール・薬物の乱用・依存）の関係を主題とした研究をレビューし，それぞれの見解を以下の3つに分類している．

第1の見解は，「摂食障害と物質使用障害に共通の病因を想定している」研究である．共通の病因としては，①共通するパーソナリティ特性（嗜癖パーソナリティ[68]，多衝動性パーソナリティ障害[69]），②共通する脳内報酬系のメカニズム（摂食障害が内因性オピオイドに対する「依存症」とみなす研究者もいる），③共通する遺伝的特性（摂食障害と物質使用障害とは家族内集積が多く，共通の遺伝形質の異なる表現型ととらえることもできる），④共通する心理社会的要因（虐待などの心理社会的要因は，摂食障害と物質使用障害のいずれにも高率に認められる）が推測されている．

第2の見解は，「摂食障害が精神作用物質ほかの嗜癖行動に対する脆弱性を準備する」といったものである．1つは，「自己治療仮説」ともいうべきものであり，摂食障害に伴う抑うつ，不安，緊張への対処として，「不快気分を緩和する」ために精神作用物質を摂取するようになる可能性である．もう1つは，動物実験や兵士を用いた食物剥奪実験からも確認されているものであり，ダイエットや不食エピソードが摂食障害患者の精神作用物質の摂取を促進させる可能性である．

このなかでも，第1の見解における共通するパーソナリティ特性については，これまでも多くの議論がなされてきた．たとえば，Favazzaら[70]は，女性自傷患者の約半数に摂食障害の既往もしくは現在の罹患が認められたことから，すでに自傷行為と物質使用障害との関連を指摘していた．PattisonとKahan[53]の「故意の自傷」症候群（deliberate self-harm syndrome：DSH）という臨床概念に摂食障害を加え，自傷行為，物質使用障害，摂食障害をDSH症候群の三主徴とすべきであると提唱している．

また，LaceyとEvans[69]は，摂食障害患者のなかで物質使用障害を伴う者は，反復性の自傷行為や自殺企図，窃盗癖や爆発性暴力など，広範な領域にわたる衝動行為を伴うことに注目し，ひとまとまりの臨床症候群としてとらえ，多衝動性過食症（multi-impulsive bulimia）と命名している．LaceyとEvansは，これら多方向性の衝動行為の特徴は，「1つの問題が引っ込むと，別の問題が前景化する」という，あたかも「モグラ叩き」にも似た，相互変換性（interchangeability）にあり，こうした問題の基底には，多衝動性パーソナリティ障害ともいうべき特性があると述べている．

2｜物質使用が摂食障害に与える影響

ともあれ，第1の見解にしても，また，不食状態が物質摂取を促進することを指摘

する第2の見解にしても，すでに従来の総説[71,72]でも指摘されていたものであるが，2000年になってWolfeとMaistoの総説では，「乱用物質の薬理作用が摂食障害症状に与える影響」という，従来指摘されてこなかった第3の見解が強調されている[67]．この立場を提唱する根拠として，コカイン使用（正確には「離脱時」）による過食悪化[73]，飲酒による過食発作の誘発[74]，マリファナの食欲亢進作用による過食誘発[75]などが取り上げられているが，最も典型的な研究はWiedermanとPryor[76]によるものだろう．彼らは，摂食障害と物質使用障害の併存例における摂食障害症状と乱用物質の関係を検討し，不食・カロリー摂取制限はアンフェタミン乱用と，過食はベンゾジアゼピン乱用と，自己誘発嘔吐はアルコール，コカイン，タバコ乱用と関連していることを明らかにした．この研究は，物質使用障害と摂食障害という2つのⅠ軸障害が相互に症状促進的な影響を与えている可能性を示唆するものといえるであろう．

筆者ら[66]は，このように物質使用障害と摂食障害との関連についていくつかの興味深い知見を明らかにしている．依存症専門病院に通院する女性患者を，アルコール，覚醒剤，有機溶剤，マリファナといった主たる乱用物質ごとに分類し，いずれの物質の依存症患者で摂食障害の併存率が高いのかを検討した結果，覚醒剤依存症患者で最も併存率が高かった．覚醒剤は薬理作用として食欲抑制があり，体重減少を期待する者によって「やせ薬」として乱用されることがある．このことは，摂食障害を合併する物質使用障害患者は，「気分を変える」ことができる物質であれば何であれ，かたっぱしから衝動的に使用しているわけではなく，「やせ願望」や「肥満恐怖」といった目的にかなった物質を意図的に「選択」している可能性を意味している．

さらに筆者ら[77]は，覚醒剤使用が摂食障害の症状を誘発，悪化させる可能性を指摘している．彼らは，摂食障害を合併する女性覚醒剤依存症患者の検討から，こうした患者の半数近くは，「体重コントロール」以外の目的から覚醒剤乱用を開始した後に摂食障害を発症していることを明らかにした．

覚醒剤は使用時には食欲抑制効果を発現するが，離脱時にはむしろ反跳性に食欲亢進を呈する．この食欲抑制効果は連用によって耐性を生じるが，それでも離脱時には反跳性の食欲亢進を呈する者が多い．このため，覚醒剤使用当初は体重減少を実現できても，次第にその効果は薄れてしまう一方で，離脱時の過食は変わらず出現し，体重は徐々に増加していってしまう．こうした現象によって患者が肥満恐怖を刺激されるなかで，覚醒剤を再使用したり，自己誘発嘔吐を覚えてしまったりすると，一気に過食・嘔吐がエスカレートするのである（図3-3）．

3｜摂食障害治療において物質乱用・依存に注目する臨床的意義

わが国の摂食障害外来における調査[78]では，摂食障害患者における物質使用障害の併存率は，欧米に比べて少ないことが指摘されている．しかしその一方で，物質使用障害の臨床においては，若い女性のアルコール・薬物依存症をみたら摂食障害の併存

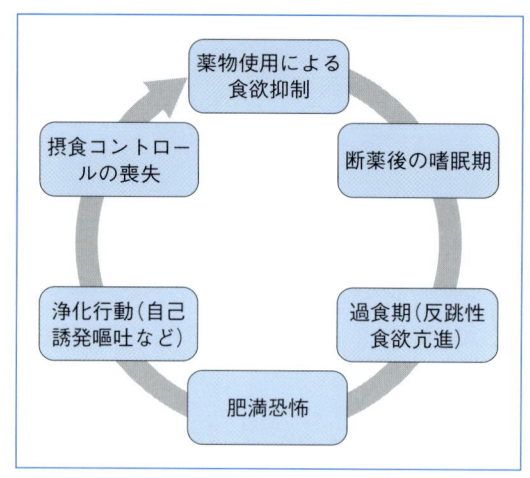

図 3-3 覚醒剤の薬理作用が神経性大食症を悪化・誘発している可能性がある

[循環図：薬物使用による食欲抑制 → 断薬後の嗜眠期 → 過食期（反跳性食欲亢進）→ 肥満恐怖 → 浄化行動（自己誘発嘔吐など）→ 摂食コントロールの喪失 → 薬物使用による食欲抑制]

を疑うのは「業界の常識」となっているのである．おそらくわが国では一般精神科医療機関では物質使用障害患者に対する抵抗感，忌避感が強いため，摂食障害を併存する物質使用障害患者は，どうしても依存症専門病院に集積されてしまう傾向があり，摂食障害治療の専門家の前には登場しにくい可能性がある．

しかし，注意深い臨床家であれば，一般精神科医療機関を訪れる摂食障害患者の多くが，実に「クスリ」好きであることに気づいているはずである．卑近な例を挙げれば，彼女たちの多くが喫煙や飲酒の習慣を持っている．なかには，食事もろくにとらずにヘビースモーキングをし，やたらとコーラやアイスコーヒーを日常的に大量摂取している者は珍しくない．そこには，これらの薬理作用によって食欲をコントロールしようという，本人の意図も働いている．

要するに，「ダイエットすること」と「クスリを摂取すること」との間には，正常水準のものから病理的水準まで，連続的かつ密接な関係がある[79]．いずれにしても，摂食障害患者は，「やせる」ためには手段を選ばないところがある．規制薬物に手を染めることはもとより，近年，深刻な肝障害によって死亡事例が報告されている中国の健康食品（それらの食品にはエフェドリンの原材料であるマオウが含まれていることが多い）を買いあさっては，過量に摂取していることは珍しくない．

それでは，摂食障害患者における物質使用障害に注目することには，どのような臨床的意義があるのであろうか．筆者が思うに，それは単に，薬事法や麻薬及び向精神薬取締法といった法令に抵触し，健康被害の危険性がある，という理由だけではあるまい．NewmanとGold[80]は，物質使用が続く限りは，過食や自己誘発嘔吐などの排出行動といった食行動異常の改善は望めないことを明らかにしているからである．その意味で，摂食障害の治療では，看過されやすい患者の物質使用への目配りが大切なのである．

もう1つ，自傷・自殺予防という観点での臨床的意義も忘れてはならない．筆者

ら[81]は，精神科通院中の女性自傷患者81名を3年間追跡した．その結果，3年間追跡し得た67名のうち，50名(74.6%)が何らかの自己破壊行動を行っており，15名(22.4%)が致死性の高い自己破壊的行動(医療機関で治療が行わなければ死亡していたと考えられる，重篤な身体損傷を伴うもの)に及んでいたことが明らかにされた．そして，この致死性の高い自己破壊的行動を従属変数として臨床的変数を多変量解析で検討したところ，摂食障害傾向─特に過食・嘔吐の存在であり，次いでアルコールや市販薬，処方薬の乱用エピソードの存在であったのである．

意外に知られていないが，摂食障害はきわめて自殺リスクの高い精神障害である．HarrisとBarraclough[32]のメタ分析によれば，患者の自殺死亡率が最も高い精神障害の診断は摂食障害である．その意味では，単独でも自殺の危険因子である物質使用障害に摂食障害が併存した場合，それぞれのリスクは相互に加重されるとことなり，自殺のリスクがきわめて高い病態となることを忘れてはならないだろう．

以上，本章では，アルコール・薬物依存症と衝動的行動との関連について，暴力と自殺行動を中心に取り上げ，補足的に，摂食障害との関連に触れた．

精神保健領域において暴力と自殺という衝動的行動は究極的な課題であり，本章で示したように，これら2つの問題は，物質使用障害の存在─いや，時には乱用とはいえない，単に習慣的な物質使用であっても─によって無視できない影響を受ける．その意味では，援助困難な衝動性を示す患者に遭遇した際に，さまざまな程度の物質使用が衝動性を促進している可能性がないかどうかをたえず意識する必要があることを忘れないようにすべきであろう．

● 文献

1) Johns A：Substance misuse：A primary risk and a major problem of comorbidity. Int Rev Psychiat 9：2-3, 1997
2) Murdoch D, Pihl RO, Ross D：Alcohol and crimes of violence：Present issues. Int J Addict 25：1065-1081, 1990
3) Pihl RO, Peterson JB, Lau MA：A biosocial model of the alcohol-aggression relationship. J Stud Alcohol Suppl 11：128-139, 1993
4) Hodgins S, Mednick SA, Brennan PA, et al：Mental disorder and crime. Evidence from a Danish birth cohort. Arch Gen Psychiatry 53：489-496, 1996
5) Wallace C, Mullen P, Burgess P, et al：Serious criminal offending and mental disorder. Case linkage study. Br J Psychiatry 172：477-484, 1998
6) Chermack ST, Giancola PR：The relation between alcohol and aggression：An integrated biopsychosocial conceptualization. Clin Psychol Rev 17：621-649, 1997
7) Josephs RA, Steele CM：The two faces of alcohol myopia：Attentional mediation of psychological stress. J Abnorm Psychol 99：115-126, 1990
8) Morita N, Satoh S, Oda S, et al：Relationship between solvent inhalation and antisocial behavior：Special emphasis on two types of violence seen in solvent abusers. Psychiat Clin Neurosci 50：21-23, 1996
9) McMurran M：Chapter 8：Alcohol, aggression and violence. McGuire J(ed)：Offender rehabilitation and treatment-effective programs and policies to reduce re-offending, pp221-241, John Wiley & Sons Ltd, Chichester, 2002
10) Fergusson DM, Lynsky ML, Horwood LJ：Alcohol misuse and juvenile offending in adolescence.

Addiction 91：483-494, 1996
11) Farrington DP, Hawkins JD：Predicting participation, early onset, and later persistence in officially recorded offending. Crim Behav Ment Health 1：1-33, 1991
12) Pihl RO, Hoaken PNS：Clinical correlates and predictors of violence in patients with substance use disorders. Psychiatric Annals 27：735-740, 1997
13) 松本俊彦，岡田幸之，千葉泰彦，ほか：少年鑑別所男子入所者におけるアルコール・薬物乱用と反社会性の関係―Psychopathy Checklist Youth Version(PCL：YV)を用いた研究．日本アルコール薬物医学会誌 41：59-71, 2006
14) Swanson JW, Holzer CE 3rd, Ganju VK, et al：Violence and psychiatric disorder in the community：evidence from the Epidemiologic Catchment Area surveys. Hosp Community Psychiatry 41：761-770, 1990
15) Modestin J, Ammann R：Mental disorders and criminal behaviour. Br J Psychiatry 166：667-675, 1995
16) Harris GT, Rice ME, Quinsey VL：Violent recidism of mentally disordered offenders：the development of a statistical prediction instrument. Criminal Justice and Behaviour 20：314-335, 1993
17) Monahan J, Steadman HJ, Silver E, et al：Rethinking risk assessment：the MacArthur study of mental disorder and violence. New York：Oxford University Press, New York, 2001
18) Webster CD, Hucker SJ：Violence Risk：Assessment and Management. Wiley, New York, 2007
19) Swanson JW, Borum R, Swartz MS, et al：Psychotic symptoms and disorder and the risk of violent behaviour in the community. Crim Behav Ment Health 6：309-329, 1996
20) 中田 修，石井利文：覚醒剤中毒性精神病状態における犯罪．法務総合研究所研究部紀要 26：211-233, 1983
21) 若松 昇：覚醒剤精神病の精神病理学的研究　犯罪例を通じて．精神神経学雑誌 87：373-396, 1985
22) 松本俊彦，今村扶美：第2部申し立てと鑑定―7. 医療観察法と物質使用障害．臨床精神医学 38：577-581, 2009
23) Soyka M：Substance misuse, psychiatric disorder and violent and disturbed behaviour. Br J Psychiatry 176：345-350, 2000
24) 松本俊彦，今村扶美：物質依存を併存する触法精神障害者の治療の現状と課題．精神科治療学 24：1061-1067, 2009
25) 立津政順，後藤彰夫，藤原 豪：覚醒剤中毒．医学書院，1956
26) Chynoweth R, Tonge JI, Armstrong J：Suicide in Brisbane：A retrospective psychosocial study. Aust N Z J Psychiatry 14：37-45, 1980
27) Robins E, Murphy GE, Wilkinson RH, et al：Some clinical considerations in the prevention of suicide based on a study of 134 successfulsuicides. Am J Public Health 49：888-899, 1959
28) Roy A：Characteristics of cocaine-dependent patients who attempt suicide. Am J Psychiatry 158：1215-1219, 2001
29) Roy A：Characteristics of opiate dependent patients who attempt suicide. J Clin Psychiatry 63：403-407, 2001
30) Barraclough B, Bunch J, Nelson B, et al：A hundred cases of suicide：Clinical aspects. Br J Psychiatry 125：355-373, 1974
31) Lönnqvist JK, Henriksson MM, Isometsä ET, et al：Mental disorders and suicide prevention. Psychiatry Clin Neurosci 49(Suppl 1)：S111-116, 1995
32) Harris EC, Barraclough B：Suicide as an outcome for mental disorders. A meta-analysis. Br J Psychiatry 170：205-228, 1997
33) 大原健士郎：アルコールと自殺―アルコール依存症と自殺との関係からの考察．CLINICIAN 396：1141-1145, 1990
34) 清野忠紀：アルコールおよび薬物中毒者の自殺企図に関する研究．精神医学 13：901-909, 1971
35) 斎藤 学：アルコール依存症者の自殺企図について．精神神経学雑誌 82：786-792, 1980
36) 松本桂樹，世良守行，米沢 宏，ほか：アルコール依存症者の自殺念慮と企図．アディクションと家族 17：218-223, 2000
37) 岡坂昌子，森田展彰，中谷陽二：薬物依存者の自殺企図に関する研究―自殺企図の実態とリスクファクターの検討．日本アルコール・薬物医学会雑誌 41：39-58, 2006

38) 松本俊彦, 小林桜児, 上條敦史, ほか：物質使用障害患者における自殺念慮と自殺企図の経験. 精神医学 51：109-117, 2009
39) 川上憲人：わが国における自殺の現状と課題. 保健医療科学 52：254-260, 2003
40) De Leo D, Evans R：Chapter 10：The impact of substance abuse policies on suicide mortality. In：De Leo D, Evans R：International Suicide Rates and Prevention Strategies, Hogrefe & Huber, Cambridge, pp 101-112, 2004
41) Cheng AT：Mental illness and suicide. A case-control study in east Taiwan. Arch Gen Psychiatry 52：594-603, 1995
42) Cherpitel CJ, Borges GL, Wilcox HC：Acute alcohol use and suicidal behavior：a review of the literature. Alcohol Clin Exp Res 28(5 Suppl)：18-28, 2004
43) Wasserman D, Värnik A, Eklund G：Male suicides and alcohol consumption in the former USSR. Acta Psychiatr Scand 89：306-313, 1994
44) Birckmayer J, Hemenway D：Minimum-age drinking laws and youth suicide, 1970-1990. Am J Public Health 89：1365-1368, 1999
45) Skog OJ：Alcohol and suicide in Denmark 1911-24—experiences from a 'natural experiment.' Addiction 88：1189-1193, 1993
46) Skog OJ, Teixeira Z, Barrias J, et al：Alcohol and suicide：the Portuguese experience. Addiction 90：1053-1061, 1995
47) Ramstedt M：Alcohol and suicide in 14 European countries. Addiction 96：Suppl 1：S59-75, 2001
48) Makela P：Alcohol consumption and suicide mortality by age among Finnish men, 1950-1991. Addiction 91：101-112, 1996
49) Akechi I, Iwasaki M, Uchitomi Y, et al：Alcohol consumption and suicide among middleaged men in Japan. Br J Psychiatry 188：231-236, 2006
50) Walsh BW：Treating Self-injury. Guilford Press, New York, 2005〔松本俊彦, ほか(訳)：自傷行為治療ガイド. 金剛出版, 2007〕
51) Owens D, Horrocks J, House A：Fatal and non-fatal repetition of self-harm. Systematic review. Br J Psychiatry 181：193-199, 2002
52) Lacey JH, Evans CD：The impulsivist：a multi-impulsive personality disorder. Br J Addict 81：641-649, 1986
53) Pattison EM, Kahan J：The Deliberate Self-Harm Syndrome. Am J Psychiatry 140：867-887, 1983
54) Matsumoto T, Azekawa T, Yamaguchi A, et al：Habitual self-mutilation in Japan. Psychiatry and Clinical Neurosciences 58：191-198, 2004
55) Matsumoto T, Yamaguchi A, Asami T, et al：Characteristics of self-cutters among male inmates：Association with bulimia and dissociation. Psychiatry and Clinical Neurosciences 59：319-326, 2005
56) Izutsu T, Shimotsu S, Matsumoto T, et al：Deliberate self-harm and childhood histories of Attention-Deficit/Hyperactivity Disorder (ADHD) in junior high school students. Eur Child Adoles Psychia 14：1-5, 2006
57) 山口亜希子, 松本俊彦：女子高校生における自傷行為—喫煙・飲酒, ピアス, 過食傾向との関係. 精神医学 47：515-522, 2005
58) Matsumoto T, Imamura F：Self-injury in Japanese junior and senior high-school students：Prevalence and association with substance use. Psychiatry and Clinical Neurosciences 62：123-125, 2008
59) Favazza AR：Bodies Under Siege. Self-mutilation and Body Modification in Culture and Psychiatry. 2nd edition". Johns Hopkins University Press, 1996〔松本俊彦(監訳)：自傷の文化精神医学—包囲された身体. 金剛出版, 2009〕
60) Linehan MM：Cognitive-behavioral treatment of borderline personality disorder. Guilford Press, New York, 1993
61) Blanco C, Secades-Villa R, García-Rodríguez O, et al：Probability and predictors of remission from life-time prescription drug use disorders：Results from the National Epidemiologic Survey on Alcohol and Related Conditions. J Psychiatr Res 47：42-49, 2013
62) 内閣府：平成20年版自殺対策白書. 内閣府, 2008
63) 赤澤正人, 松本俊彦, 勝又陽太郎, ほか：アルコール関連問題を抱えた自殺既遂者の心理社会的

特徴：心理学的剖検を用いた検討．日本アルコール・薬物医学会雑誌 45：104-118, 2010
64) Higuchi S, Suzuki K, Yamada K, et al：Alcoholics with eating disorders：Prevalence and clinical course, a study from Japan. Br J Psychiatry 162：403-406, 1993
65) 松本俊彦，宮川朋大，矢花辰夫，ほか：女性覚醒剤乱用者における摂食障害の合併について（第1報）．精神医学 42：1153-1160, 2000
66) 松本俊彦，山口亜希子，上條敦史，ほか：女性物質使用障害における摂食障害：乱用物質と摂食障害の関係について．精神医学 45：119-127, 2003
67) Wolfe WL, Maisto SA：The relationship between eating disorders and substance use：moving beyond co-prevalence research. Clin Psychol Rev 20：619-631, 2000
68) Scott DW：Alcohol and food abuse：Some comparisons. Br J Addict 78：339-349, 1983
69) Lacey JH, Evans CDH：The impulvist：A multi-impulsive personality disorder. Br J Addict 81：641-649, 1986
70) Favazza AR, Derosear DO, Conterio K：Self-mutilation and eating disorders. Suicide Life Threat Behav 19：353-361, 1989
71) Holderness CC, Brooks-Gunn J, Warren MP：Co-morbidity of eating disorders and substance abuse. Review of literature. Int J Eat Disord 16：1-34, 1994
72) Krahn D：The relationship of eating disorders and substance abuse. J Subst Abuse 3：239-253, 1991
73) Jonas JM, Gold MS, Sweeny D, et al：Eating disorders and cocaine abuse：A survey of 259 cocaine abusers. J Clin Psychiatry 48：47-50, 1987
74) Abraham SF, Beumant PJV：How patients describe bulimia or binge eating. Psychol Med 12：625-635, 1982
75) Katzmann MA, Greenberg A, Marcus FD：Bulimia in opiate-addicted women：Developmental cousin and relapse factor. J Subst Abuse Treat 8：107-112, 1991
76) Wiederman MW, Pryor T：Substance use among women with eating disorders. Int J Eat Disord 20：163-168, 1996
77) 松本俊彦，宮川朋大，矢花辰夫，ほか：女性覚醒剤乱用者における摂食障害の合併について（第2報）．精神医学 43：57-64, 2001
78) Iwasaki Y, Mastunaga H, Kiriike N, et al：Comorbidity of axis I disorders among eating-disordered subjects in Japan. Compr Psychiatry 41：451-460, 2000
79) Krahn D, Kurth C, Demitrack M, et al：The relationship of dieting severity and bulimic behaviors to alcohol and other drug use in young women. J Subst Abuse 4：341-353, 1992
80) Newman MW, Gold MS：Preliminary findings of pattern of substance abuse in eating disorder patients. Am J Drug Alcohol Abuse 18：207-211, 1992
81) 松本俊彦，阿瀬川孝治，伊丹　昭，ほか：自己切傷患者における致死的な「故意に自分を傷つける行為」のリスク要因：3年間の追跡調査．精神神経学雑誌 110：475-487, 2008

● Further Reading
● 松本俊彦：薬物依存の理解と援助―「故意に自分の健康を害する」症候群．金剛出版，2005
● 松本俊彦：薬物依存とアディクション精神医学．金剛出版，2012

（松本俊彦）

第 4 章

アルコール・薬物依存症の治療
解離という視点から

"In most general terms, we are all much more simply human than otherwise, be we happy and successful, contented and detached, miserable and mentally disordered, or whatever."

　原文のリズム，雰囲気をどうしてもお伝えしたいので，あえて英語のままで引用したことをお許しいただきたい．冒頭の文章は，1939 年に米国の精神科医 Harry Stack Sullivan が行った講演に基づいて出版された Conceptions of Modern Psychiatry のなかの一節[1]である．70 年以上も前の精神科医が語った言葉をわざわざ冒頭に引用した理由は，筆者の懐古趣味ばかりではない．精神医学は人と人との関係性に関する学問である，と Sullivan は言い切った．精神障害のなかでも依存症ほど，人と人との関係性のなかから発症し，回復していく病はないかもしれない．そしてどれほど依存症患者たちが周囲の人々には衝動的で意志薄弱，あるいは自己中心的で時に反社会的な，異質な存在にみえてしまうとしても，彼らもまた，他の何者であるよりもまず，ただ単に周囲と同じ人間なのである．

　アルコール・薬物依存症患者の中核的症状は，物質乱用をやめたくてもやめられないコントロール喪失状態にあるが，コントロール喪失の病的過程については従来，乱用物質の薬理作用とその中枢神経系への生物学的影響によって説明されることが多かった．しかしアルコールや薬物によって「やめられない脳になってしまった」という理解だけでは，今，目の前にいる依存症患者と具体的にどう治療的に関わっていけばよいのか，という問いに答えることは難しい．

　本章のテーマは依存症の治療である．多忙ななか，この文章に目を通していただいている読者は，おそらく依存症という病を毛嫌いしている方ではなく，それなりに関心があるか，実際の臨床現場で依存症患者との関わりに困っていらっしゃる方であろう．そこで筆者としては，トレーニングを受けたごく一部の専門家でなければ提供できない特殊な治療技法についてではなく，標準的な精神科医療現場において実践可能な依存症支援の過程についてお伝えしたいと思う．その際キーワードとなるのが，これまで依存症の臨床であまり関心が寄せられてこなかった「解離」という病態である．なぜなら，アルコール・薬物依存症と解離の両者の根底に横たわる共通項に注目することで，依存症に併発しやすいパーソナリティ障害や摂食障害などといった周辺精神

障害も含めた，包括的な理解と対応が可能になると筆者は考えるからである．

患者が乱用物質と出合うまで─苦痛と解離の過程

アルコール・薬物依存症の患者は，幼少期より何らかの「生きづらい」生育歴を抱えている者が多い．もし問診で何も「幼少期の生きづらさ」が確認できない場合，①患者にとって援助者はいまだ安心できる存在ではなく，過去について自己開示することに強い不安や恐怖を抱いている，②患者自身は「それが当たり前」と思っていて過去のエピソードを「生きづらさ」と認識していない，③患者は「生きづらさ」を自力で克服してきたという自負心があり，他者から憐憫をかけられたくないがために生育歴の詳細を語ろうとしない，④「生きづらさ」は幼少期ではなく思春期から成人後にかけて生じた，などといった可能性を検討してみたほうがよい．

本章では「生きづらさ」の中身を大別して2つに分類する．1つは自他ともに「明白な」生きづらさであり，もう1つは「暗黙の」生きづらさである．

1 「明白な」生きづらさ

「明白な」生きづらさとは，生きづらさの内容（有害性）や，生きづらさを与える側（加害者）と受ける側（被害者＝患者）の関係が比較的明確なものを指す．そのなかでも最も過酷なものは，性的虐待であろう．ほかにも身体的虐待，養育放棄，激しい暴力場面への曝露など，さまざまな生育歴における不利な条件が，思春期以降のアルコール・薬物依存症のリスク要因となることが知られている[2-4]．特に上記の不利な条件が重度・頻回になるほど，それだけ依存症発症のオッズ比も高くなることが報告されており[5]，依存症患者が体験した不利な条件とは，見知らぬ人から単回・短期間に受けた被害というよりは，どちらかといえば近親者や見知った人から長期にわたって慢性的に受けた被害であることが推測される．

近親者や見知った人から性的，身体的虐待を繰り返し受けるとき，子どもはしばしばそのような被害状況を秘密にするよう加害者から脅迫されることが多い．直接的な脅迫を受けなくとも，子ども自身が羞恥心や自責感，恐怖心を抱え，周囲に助けを求められないことも少なくない．特に加害者が本来子どもを保護するべき近親者である場合，SOSを周囲に出せないことは当然の帰結といえる．

それでも加害者以外の親族など，誰かに勇気をふるって被害を訴えることができる子どももいないわけではない．そこで適切な支援を受けられたのであれば依存症を発症しなくて済むのであろうが，たとえば筆者の複数の自験例では，患者が父親や親戚からの性的虐待についてかつて母親に告白した際，「ありえない」「もう二度と言わないで」「あなたが悪い」などと事実そのものを否定されるか，一方的に被害者である子どものほうが否定されてしまい，以降，誰にも口を閉ざしてしまう結果に終わっている．

人生の早い段階から「明白な」生きづらさを抱えた患者たちは，幼少期をどのように生き延びていくのであろうか．その原型は乳児期の愛着障害に見て取ることができる．たとえば乳児にとって養育者自身が極度の恐怖の対象だった場合や，乳児のさまざまな生理的要求（空腹，排泄，眠気など）に対して養育者が無視し続けた場合，乳児は恐怖や不快感に対して当初は激しく泣くという反応を示す．これは養育者との愛着関係を動員して恐怖や不快感の解決を目指す行動ともいいうるが，養育者との愛着関係そのものが恐怖や不快の原因であるがゆえに，どれほど泣いても苦痛な状況は改善されない．こうして苦痛からの出口を失った乳児に残された最後の生存方法が「解離」である．

2 解離と発達トラウマ障害

解離とは，DSM-IV-TR では「意識，記憶，同一性，または環境の知覚について通常は統合されている機能の破綻」と定義されている[6]．そしてそのような統合の破綻をきたす精神障害を解離性障害と呼ぶ．解離性障害と幼少期のトラウマ体験との関連性はすでに多数の研究成果によって幅広く受け入れられている[7]．

乳児は当初，外界の恐怖や身体の不快感という刺激を受けると，「激しく泣く」という乳児が唯一可能な反応を返す．ところが自らの反応によって恐怖や不快感を低下させることに失敗すると，最後の手段として外界からの不快な刺激と自らの意識とを切り離し，外界との刺激のやりとりをすべて停止することでエネルギーの消耗を防ごうとする．実際，乳児は中空を見つめ，周囲からの刺激にも反応しなくなる．あまりに対処困難な苦痛を目の前にして，乳児は解離という一過性の精神的冬眠状態に入ることで，生き延びようとするのである．

子どもと養育者と間の長期にわたる愛着障害から生じた関係性のトラウマは脳神経・内分泌系に器質的変化をもたらし，成人後にも続くさまざまな精神症状や情動制御障害の遠因となる[8]．Van der Kolk は，①幼少期に繰り返し重度の暴力被害を体験するか目撃する，②主たる養育者との頻回の離別や，慢性的かつ重度の心理的虐待を体験する，といった関係性のトラウマを抱えた患者に注目し，彼らが遅くとも思春期までに発症する特徴的な症状をまとめて「発達トラウマ障害（developmental trauma disorder）」という疾患概念を提唱している[9]．その診断基準に含まれる症状は，①情動や身体のコントロール障害（易怒性や抑うつ気分，睡眠や摂食の障害，解離，アレキシサイミア），②注意や行動のコントロール障害（安全意識の欠如，危険で衝動的な自己破壊的行動），③自己と対人関係のコントロール障害（持続的な自己嫌悪や対人不信，不適切な対人依存，共感不全）などがある．

関係性のトラウマという慢性的な生きづらさを抱えた子どもたちは，自らに降りかかってくる恐怖や不安，緊張によって心が絶えず不安定化している．それに対して子どもは解離をはじめとする多彩なコントロール障害の症状を呈することで，いわば心の新たな均衡点を見出そうとしているのである．

3 | 「暗黙の」生きづらさ

次に，依存症患者が抱えている「暗黙の」生きづらさについて指摘しておきたい．解離性障害と比較すると，依存症の場合，明白な被虐待体験を抱えている症例は決して多いわけではない．虐待どころか，両親ともに適切な養育態度を示し，恵まれた教育を受け，経済的にも何不自由なく育った依存症患者も多数存在する．そのような患者が密かに抱えてきた「外からみえづらい苦痛」を理解する際に，1つのヒントとなるのが生育環境における「慢性的な緊張感」の存在である．以下に自験例を紹介する．

〈事例1：家族内で同胞が健康不安や非行問題などを抱えている場合〉
　親は問題を抱えた兄のほうに関心を集中させることが多かった．患者は素のままでは親から関心を寄せてもらうことが困難なため，親の期待に過剰適応しようとしていた．「よい子」から「悪い子」に転落しないようにと我慢と努力を続け，慢性的な緊張感のなかで生活していた患者は，幼少期から不眠や食欲低下，身体愁訴を呈することもまれではなかった．それらの症状は，慢性的な緊張感に苦痛を感じている患者の声なきSOSだったのである．

〈事例2：親をロールモデルとするよう過剰に期待される場合〉
　父親の社会的地位が高く，親が自分の跡継ぎを必要としていたため，患者は幼少期より独特のプレッシャーにさらされていた．同じような立場の同級生が周囲にいないと，結果的に家庭でも学校でも愚痴をこぼしたり，本音で相談したりする相手がいない，という状況に置かれていた．「期待に応えられないかもしれない」という不安や，「本当は別の進路を選びたいのに」という不満が抑圧されていた．

〈事例3：自ら難病を抱えている場合〉
　幼少期より特殊な難病を抱え，症状そのものに加えて，治療のため，他の同胞や同級生とは全く異なった食生活，生活習慣を強いられることも苦痛だった．母親は父親から絶えず叱責され，患者の苦痛に共感する余裕はなかった．

〈事例4：親子の役割が逆転している場合〉
　患者の母は，夫や姑に不満や怒りを募らせると身体愁訴を呈することが多く，しばしば幼少の患者に対して自分の看病や家事の代行を要求した．母は子どもが素直に要求に応じないと，無視したり冷淡な態度をみせたりした．母の機嫌を損ねないよう，自分の本音やわがままを表出することは極力我慢し，いつも母の喜びそうなことをしたり，言ったりするようにしていた．

　上に挙げた症例はいずれも家族内で適応しなければならない何らかの特殊な状況を抱えており，慢性的な緊張を強いられている．幼少期の患者にとって家族は逃れることのできない生活世界であり，そこでの終わりのない緊張状態は，やがて本人も自覚

することが難しい「暗黙の」生きづらさに転化していく．

「暗黙の」生きづらさのサバイバーたちは，解離を用いなければならないほど苛烈な痛みを幼少期から体験しているわけではない．むしろ真綿でゆっくりと締められていくような苦痛に対処するため，彼らが採用する最も原始的で代表的な対処方法は「我慢と努力」，すなわち過剰適応である．これは「明白な」生きづらさを抱えた患者においても，虐待を受け始めた年齢が比較的高いか，暴力被害の程度が比較的軽い症例や，解離や物質乱用が収束した後の回復過程でみられることがある．

「暗黙の」生きづらさ自体は決して依存症患者に特異的なものではなく，むしろ人生の一時期，誰もが普遍的に体験する苦痛であるといっても過言ではない．そのため，「自分はアルコールや薬物に頼らなくても自力で克服してきた」「依存症になるのは意志の力が弱い人間だ」などと個人の努力や資質の問題に還元されがちである．

しかし「自分の意志の力で苦境を克服してきた」と自負する人には，必ず人生のどこかの時点で共感や支援を与えてくれた重要な他者が存在しているはずである．そうでなければ，たまたま現時点ではアルコールや薬物ではなく，「仕事依存症」を発症しながらかろうじて社会に適応できているだけである可能性も否定できない．実際，きわめて依存症のリスクが高い生育歴をもっていても発症することなく，長期にわたって社会的に機能していた人が，退職や子どもの独立を契機に「仕事，子育て」という依存対象を喪失し，アルコール依存症やギャンブル依存症を発症するケースは決して少なくないのである．

依存症を発症するうえで，人生の早い段階から何らかの生きづらさを抱えていることは必要条件ではあっても，十分条件ではない．「自分が抱えている苦痛は自分1人で解決しなければならない」「苦痛の処理を人に頼ってはいけない」「人に頼るとかえって新たな苦痛をもらうだけで割に合わない」などといった，単独主義的な認知の枠組みと，心理的な孤立傾向が加わって，初めて依存症が発症する．「生きづらさ」×「心理的孤立」＝「依存症」なのである．

患者が医療につながるまで—「信頼障害」と「自己治療」の過程

明白な被虐待体験を生き延びてきた患者も，暗黙の家族内緊張関係を耐え続けてきた患者も，何らかの慢性的な苦痛を抱えているという点では共通しているが，それだけでただちに依存症になるわけではない．誰もが成長の過程でいずれは家族外へと人間関係が拡大していき，たとえ原家族からは「生きづらさ」しか受け取れなかったとしても，それ以降のどこかの時点で，共感や承認が得られる人間関係を獲得し，依存症の発症は回避される．

逆にいえば，依存症を発症する人には，幼少期からの生きづらさの歴史に加えて，思春期以降のさまざまな対人関係における失敗体験の歴史が存在している．誰かに自分の悩みや苦痛を打ち明けたけれども，真面目に受け止めてもらえなかった，あるいは逆に弱虫や嘘つきなどと非難されたり，無視されていじめられたりした．先生に親

の暴力を相談したものの，それが親の知るところとなり，以降よけいに親からひどい暴力被害を受けるようになったなど，患者に生育歴を語ってもらうと，共感や承認，支援を他者から得ようとして致命的に失敗したエピソードがどこかに含まれているものである．患者はそのような失敗体験を経るうちに，「自分は人から共感，承認，支援をしてもらうだけの価値などない存在」という認知が強化され，自己評価が低下していく．その結果，もはや他者との関わりを通して安心や安全，喜びや楽しみを得ることを断念していったとしても不思議ではないであろう．

同じ虐待なら性的虐待のほうが身体的虐待よりも，同じ性的虐待なら近親者によるもののほうが見ず知らずの者によるものよりも，患者にとって解離の発症リスクを高めるという報告[10]をみても，虐待そのものの苦痛の量もさることながら，虐待の苦痛を周囲に語ることがどれほど困難であるか，という心理的な孤立の問題のほうが患者にとって深刻である．近親者からの性的虐待被害者は，被害の時点ですでに苦痛と孤立がセットになっており，特に被害が幼少期であればあるほど，苦痛から脱出するために他者に頼ることが不可能な状況にある．低年齢の場合，アルコールや薬物などといった苦痛からの逃走を可能にしてくれる化学物質へのアクセスさえ不可能なため，解離という心理的な逃走しか残されていないのである．

Khantzianの自己治療仮説[11]は，患者が乱用物質に依存するようになる理由として，それが本人にとって耐え難い心理的苦痛を緩和する効果があるからである，と説明する．アルコール・薬物依存症の患者は，自らが抱えている耐え難い慢性的な苦痛を緩和することを目指して，習慣的な物質乱用に至るのである．

被虐待経験者は，解離性健忘という心理的メカニズムを用いて虐待体験の苦痛を自らの意識外に置き，自らの心理的環境を守ろうとする．そのような試みの積み重ねがやがて解離性障害という精神障害をもたらすことになるのだが，そのような解離のメカニズムと薬物依存症との関係性について，自己治療仮説という視点から明確な説明を与えたのがSomerの化学的解離仮説である[12]．それによれば，解離性障害の患者が生み出す「心理的解離」を用いてももはや耐え難い苦痛から患者を十分に守りきれなくなったとき，つまり苦痛に対する心理的解離の防衛が破綻したとき，患者は乱用物質を用い，その薬理作用によって「化学的解離」を生み出すことで苦痛に対処しようとするという．そして「心理的解離」（内因性解離）と「化学的解離」（外因性解離）は相互互換性をもつともSomerは論じている．

薬物依存症の化学的解離仮説は，依存症の臨床において非常に大きな示唆を与えてくれている．以下に自験例を提示する（ただしプライバシーに配慮し，病歴は大幅に改変している）．

〈事例5：20歳代女性，解離性障害，摂食障害，多剤薬物依存症〉
10歳代前半より同居家族から性的虐待を受けるようになった．当時から漠然とした希死念慮におそわれることがあったが，自宅にあった市販頭痛薬・感冒薬を大量に飲むと，気持ちが落ち着いたという．10歳代後半からは別の親族から身体的

および性的虐待を受け続け，「うつ病」の診断で精神科の治療も開始された．以降，アルコール，覚醒剤，大麻など各種違法薬物の乱用のほか，解離性遁走，性的逸脱，自傷行為，処方薬の過量服薬，過食・嘔吐などを繰り返し，救急受診，精神科病院入院も頻回だった．医療関係者に被虐待歴や違法薬物の乱用について語ることは一切なかった．20歳代後半になって，依存症の専門治療を受けるようになり，被虐待歴や詳細な物質乱用歴が判明．数回の入院治療を経て，継続的な外来治療に移行し，不定期ながらも地域の自助グループにつながるようになった．「もう二度と酒や薬物はやりたくない」と積極的に断酒・断薬を続けていたが，生活や対人関係面での不安を契機に，解離性健忘や遁走，自傷行為，過食・嘔吐の回数が一過性に急激に増えるようになった．

これまでも，解離性障害の患者が物質を乱用すると，かえって解離が促進されて衝動行為が頻発するということは理解されてきた．物質乱用が単に解離促進因子でしかないのであれば，依存症の治療によって物質乱用が止まれば，解離に伴う他の衝動行為も頻度が低下するはずである．そうではなく，物質乱用自体が心理的解離と並んで化学的解離として，トラウマ由来のさまざまな苦痛から自らを守るための対処行動であるとするならば，次のように解釈しうる．つまり，10歳代からすでに心理的解離だけでの防衛が破綻し，市販薬という化学的解離を併用してきた患者にとって，依存症の治療を開始したことは，化学的解離という対処行動を手放すことを意味していた．そして解離以外の適切な対処行動の習得がいまだ不十分な段階では，何らかのストレス因子によりトラウマ関連の苦痛が惹起されると，今度は「慣れ親しんだ」心理的解離を動員して，苦痛から身を守らざるを得なくなったのであろう．

依存症は，何らかの生きづらさ，苦痛を解決するうえで，他者を信頼できず，「人」ではなく「物」しか信頼できなくなってしまった結果，発症する．逆にいえば，「人」から「物」への信頼対象のシフトが起こっていない物質乱用者は，依存症を発症することなく，就職や結婚などを契機に断薬することができる．実際，海外では大麻乱用者のうち，依存症を発症する率がわずか9％程度でしかないことをみても[13]，9割の大麻乱用者は結局依存症を発症せずに散発的な使用か断薬に至っているのである．残る9％こそが他者不信の末に自己治療的に大麻を継続的に必要とした群なのであろう．

依存症は自己治療的な使用だけでは発症しない．ほどよく「人」にも頼ることができ，アルコールや薬物と「人」とを使い分けることができていれば，いわゆる晩酌だけ，週末だけ，パーティーのときだけ飲むというような機会使用者（recreational user）にとどまり続けるであろう．アルコールや薬物の自己治療的な効果に気づくとともに，他者に対する根本的な「信頼障害」を発症し，「人」ではなく，アルコールや薬物という「物」だけにしか苦痛の解消効果を信じられなくなったとき，依存症を発症するのである．

患者が医療につながるとき―「初期援助者」から地域ネットワークへ

1 | 初期評価

　依存症の臨床において，患者が初めて接する援助者(以下「初期援助者」)の役割はきわめて重要である．従来の臨床スタイルでは，初期援助者の役割は，まず断酒・断薬を迷っている患者がいかに依存症をすでに発症しているか，数々の病歴中のエピソードを根拠として挙げつつ本人に病名受容を迫ることであった．そして本人がただちに完全な断酒・断薬を目標として掲げなければ，「いまだ否認が強い」「底つきが足りない」と突き放し，医療そのものを差し控えることが多かった．その結果，たとえば覚醒剤依存症の場合，初診から3か月も経たないうちに，6割以上が外来治療から脱落してしまうという悲惨な状況を呈していた[14]．

　しかし近年の実証的な研究から，治療継続性が長期予後と正の相関を示すことが明らかとなっており，患者をどう治療するか，という内容の問題以上に，患者をどうやってより長く治療につなぎ止めるか，という点に関心が移りつつある[15,16]．依存症の患者の治療継続率が低い理由の一端は，治療者側が病名受容を迫る旧来の直面化型面接法を行っていたことにあるとしても，患者側の問題として他者に対する根深い「信頼障害」を抱えていることも無視できない要因と思われる．

　治療継続性という観点から初期援助者の役割を見直してみるならば，依存症という病名を本人が受け入れ，ただちに断酒・断薬に同意するか否か，という問題よりも，まずは本人との信頼関係を構築できるか否か，という問題のほうがはるかに重要である．そのためには，本人が今一番困っていること(主訴)を確認した後，病状が許す限りできるだけ丁寧に生育歴を聴取することが望ましい．その際，両親や同胞の人物像や，患者本人との関係を確認しつつ，本人がどの時点で，誰に対して寂しさや孤立感，あるいは怒りを覚えるようになったのか，推測できるようになるとよい．当時の患者の感情に焦点を当てて，「当時そのような状況だったのなら，そのような感情をもったとしても確かに不思議ではないですね」などと患者の感情に共感と承認の意を示していくことは，治療関係を構築していくうえで有用である．

　続いて現病歴に移り，物質使用前の精神障害の有無，物質使用開始年齢，開始のきっかけ，習慣化の時期と背景，依存形成後の精神・身体合併症の有無などを確認していく．物質使用前にはっきりと双極性障害や不安障害などの治療歴があれば，先行精神障害の治療によって物質乱用自体が収束する可能性も十分ありうる．明らかな精神科既往歴がなければ，生育歴から何らかの「生きづらさ」の存在を推測してみるとよい．

　何らかの生きづらさが生じたタイミングとしては，幼少期の夜尿症や爪かみ，抜毛，非行，登校拒否，リストカットなどの問題行動出現の時期が1つのヒントとなる．同時期に家族内力動の変化がなかったか確認するべきである．また物質使用開始年齢は，共感や承認を与える存在として家族に本人が期待できなくなった年齢にほぼ

相当し，物質使用が習慣化した時期は，家族のみならず（たとえば交際相手にふられる，職場でリストラされるなど）他者全般にわたって信頼障害が明確になった時期に相当することが多い．

　このように，支持的，共感的スタンスで生育歴と現病歴を確認しつつ，患者の病状や能力面で説明が頭に入ると推測されるならば，初回面接の時点で物質乱用と本人の生きづらさ，他者不信がどのように関係し合っているかについて暫定的な仮説を呈示するほうが望ましい．仮説にすぎないことを強調しつつ，本人に「どの内容がぴんと来るかどうか」尋ねてみると，おおよそ生きづらさや他者不信の背景がみえてくるものである．本人が乱用を習慣化させた時期というのは，まさに本人にとってアルコールや薬物の自己治療的効果が明確に自覚された時期でもある．したがって本人に当時のアルコールや薬物の「よい効果」を述べてもらい，「当時はそれ以外の方法を見つけることができなかったのだから，やむをえなかったかもしれないですね」と，やはり共感と承認の意を示すとよい．

2 | 治療導入

　治療目標は初回面接時の本人の動機づけのレベルによる．全く断酒・断薬の意志がなく，家族など周囲の説得でしぶしぶ来た患者の場合は，「面接に本人が来られたことは奇跡」とねぎらい，本人が物質乱用以外で困っていること（借金や人間関係，失業問題など）を確認し，それらを解決していくためにも面接を継続していくよう勧めてみる．病院なら，「あくまで念のため」と初診時スクリーニングの諸検査も行っておくことが望ましい．本人が二度目以降の面接を拒否するなら，よほど生命や他害の危険性がない限りは本人に相談継続や入院を強要せず，家族や公的支援者などとの疾病教育的面接や相談関係を継続するだけでもよい．

　本人が多少ともアルコールや薬物の乱用と，不眠や食欲低下などの周辺症状，あるいは家族や職場の問題との関係に気づき始めていて，乱用を続けることに若干でも迷いや困り感が生じているのであれば，迷いの重要性を説明し，迷うことができている患者本人のことを高く評価するべきである．そのうえで，物質乱用以外の精神症状については依存性のない抗精神病薬や抗うつ薬中心の薬物療法を提供し，身体疾患については適宜身体科受診を勧める．「本人が迷っているならただちに断酒・断薬しなくてもよい」と本人に明確に伝え，少しでも物質乱用による害が減り，困っていた自覚症状が外来通院の結果，若干は軽減していることを体験してもらう．就労や福祉の問題であれば，積極的にケースワーカーとの相談機会も提供するべきである．こうして，本人の困っていることが，アルコールや薬物のような「物」ではなく，「人」の力で多少は軽減・解決しつつあることを体験してもらうことが，治療的効果を発揮する．

　短くても数か月，長ければ1〜2年程度面接回数を重ねていき，信頼関係がより強固になってきたことが確認されれば，たとえ薬物依存症であってもできる限り抗酒薬内服による断酒が望ましいことや，このまま面接を継続するだけでなく，自助グルー

プや依存症のリハビリ施設に通所したり，生活上の諸問題については役所や病院担当者などと外来ケア会議を開く必要性について徐々に説明をしていく．目的は，初期援助者との信頼関係にとどまらず，できるだけ多様な援助者のレパートリーを獲得してもらうことにある．それまでどのような問題もすべてアルコールや薬物という万能な「物」で蓋をしてきた行動パターンから離れ，医療，就労，福祉など問題のジャンルに応じてレパートリーのなかから適切な相談窓口を見つけ，薄く広く多様な援助者に頼る行動パターンへと，患者に成長してもらわなければならないからである．

3 │ 再発防止と回復

　本人自身，アルコール・薬物の「よい」薬理効果が薄れつつあることを自覚したり，むしろ反対の副作用や離脱症状のほうが強まり，明らかに「乱用は割に合わない」と実感するようになってきたら，いよいよ断酒・断薬治療を検討するべき時期である．初めはささいなトラブルから再乱用に至ってしまうものであるが，患者を叱責することなく，なかなか浮き輪を手放せないスイミングスクールの生徒にクロールを教えるトレーナーのような気持ちになって，半日でも数日でも断酒・断薬できたなら評価し，使用欲求が高まる引き金をともに話し合いながら見つけ，物質使用以外の対処行動（気分転換の入浴や散歩，音楽やDVD視聴，友人との電話など）で何が本人にとって有効なのか，ともに話し合っていくとよい．

　この時期に大事なポイントは，短期間に断酒・断薬を実現することではない．むしろすぐに完全な断酒・断薬ができていなくてもよいので，「使ってしまった」「使ってしまいそう」などと適切なタイミングでSOSを援助者の誰かに送ることができるほうが遙かに回復に近づいているといいうる．あまりに早く断酒・断薬してしまうと，「困ったときに他者にSOSを出す」というトレーニングは不十分なままであることが多く，蓋を開けてみるとアルコール・薬物乱用以外の「単独行動」（パチンコ，買い物，インターネット，摂食障害，自傷行為など）に隠れて移行しているだけ（cross addiction）ということも十分ありうる．

　物質乱用以外でも，他者を介さず，単独でできるものであれば，そのような行動は容易に嗜癖化する．もし物質乱用から他の嗜癖行動へとシフトしてしまっていたら，基本的に物質乱用と同じ対応で，引き金の同定と対処行動の習得，自助グループなど他者との交流の促進を焦らず働きかけ続ければよい．

　常に患者とは一定の距離を保ち，1人の援助者としてできることとできないことをあらかじめ明示し，自分ができないことは他職種，他機関に依頼し，患者の粗暴行為については適宜警察対応を含めた毅然とした態度を示す．依存症の援助者とは，患者が「上手な人の頼り方」を練習する相手，コーチなのである．

● 文献

1) Sullivan HS：Conceptions of Modern Psychiatry. p 16, Norton, 1953〔中井久夫，山口　隆（訳）：現

代精神医学の概念，みすず書房，1976]
2) De Beelis MD：Developmental traumatology：a contributory mechanism for alcohol and substance use disorders. Psychoneuroendocrinology 27：155-170, 2002
3) Douglas KR, Chan G, Gelernter J, et al：Adverse childhood events as risk factors for substance dependence：partial mediation by mood and anxiety disorders. Addict Behav 35：7-13, 2010
4) Kendler KS, Bulik CM, Silberg J, et al：Childhood sexual abuse and adult psychiatric and substance use disorder in women. Arch Gen Psychiatry 57：953-959, 2000
5) Van der Vegt EJ, Tieman W, Van der Ende J, et al：Impact of early childhood adversities on adult psychiatric disorders-a study of international adoptees. Soc Psychiatry PsychiatrEpidemiol 44：724-731, 2009
6) 髙橋三郎，大野 裕，染矢俊幸(訳)：DSM-Ⅳ-TR 精神疾患の分類と診断の手引—新訂版．医学書院，2003
7) Putnam FW：Dissociation in Chldren and Adolescents-A Developmental Perspective. pp 62-64, Guilford, 1997
8) Schore AN：Affect Dysregulation & Disorders of the Self. pp 266-306, Norton, 2003
9) Van der Kolk BA, d'Andrea W：Towards a developmental trauma disorder diagnosis for childhood interpersonal trauma. In：The Impact of Early Life Trauma on Health and Disease-The Hidden Epidemic. pp 57-68, Cambridge Univ Press, 2010
10) Teicher MH, Smson JA, Polcari A, et al：Sticks, stones, and hurtful words：relative effects of various forms of childhood maltreatment. Am J Psychiatry 163：993-1000, 2006
11) Khantzian EJ, Albanese MJ：Understanding Addiction as Self Medication. Rowman & Littlefield Pub., 2008
12) Somer E：Opioid Use Disorder and Dissociation. In：Dell PF, O'Neil JA ed, Dissociation and the Dissociative Disorders-DSM-V and Beyond. pp 511-518, Routledge, 2009
13) Anthony JC, Warner LA, Kessler RC：Comparative epidemiology of dependence on tobacco, alcohol, controlled substances, and inhalants：Basic findings from the national comorbidity survey. Experimental and Clinical psychopharmacology 2：244-268, 1994
14) Kobayashi O, Matsumoto T, Otsuki M, et al：Profiles associated with treatment retention in Japanese patients with methamphetamine use disorder：Preliminary survey. Psych Clin Neurosci 62：526-532, 2008
15) Hser Y-I, Anglin MD：Addiction Treatment and Recovery Careers. In：Addiction Recovery Management-Theory, Research and Practice. pp 9-29, Springer, 2011
16) McKay JR：Treating Substance Use Disorders with Adaptive Continuing Care. pp 3-12, APA, 2009

〔小林桜児〕

第 5 章

アルコールに強い人・弱い人
依存症からみた違いと対応の異同

アルコール依存症の遺伝的要因

　　アルコール依存症の成因には遺伝因子や環境因子などが複雑に関与すると考えられており，飲酒のコントロール喪失，離脱症状といった基本的な臨床症状は共通していても性別や年代による臨床像の違いやほかの精神科疾患が高い割合で合併するなどその臨床像は多様である．

　　アルコール依存症の遺伝因子には神経伝達物質受容体関連の遺伝子をはじめとしてさまざまな遺伝子が候補とされて検討されてきたが，再現性をもって証明された遺伝因子としてはアルコール代謝酵素遺伝子が唯一である．アルコールを代謝するアルコール脱水素酵素(alcohol dehydrogenase；ADH1B)の代謝速度が速い，アセトアルデヒドを代謝する酵素(aldehyde dehydrogenase；ALDH2)の活性が低いまたはないことが多量飲酒やアルコール依存症の発症に予防的に働くことが示されてきたが，その予防効果は完全ではなく，体質的にはアルコール依存症になりづらいにもかかわらず，依存症を発症する者が少数ながら存在することは事実である．遺伝的には多量飲酒から守られているにもかかわらず，アルコール依存症を発症する人たちは依存傾向がより強いと考えられるため，ALDH2遺伝子のバリエーションによる臨床像の違いなどが検討されている．

　　ここではまずアルコールの代謝から説明し，次に代謝酵素とその遺伝子多型，そしてアルコール依存症との関係について説明する．

アルコールの代謝

　　アルコールは主に肝臓で代謝されるが，肝臓以外の組織でも代謝される．たとえば脳ではシトクロム P450 やカタラーゼといった ADH 以外の酵素による代謝を受ける．アルコール代謝は酸化作用と非酸化作用によって行われるが酸化作用が主な代謝経路である[1]．ADH，シトクロム P450，カタラーゼといった酵素による代謝の経路は酸化作用である．非酸化作用には2つの経路があり，アルコールと脂肪酸の反応によって fatty acid ethyl esters(FAEEs)を形成する経路とホスホリパーゼ D (phospholipase D；PLD)の作用によってホスファチジルエタノールを形成する経路である[1]．

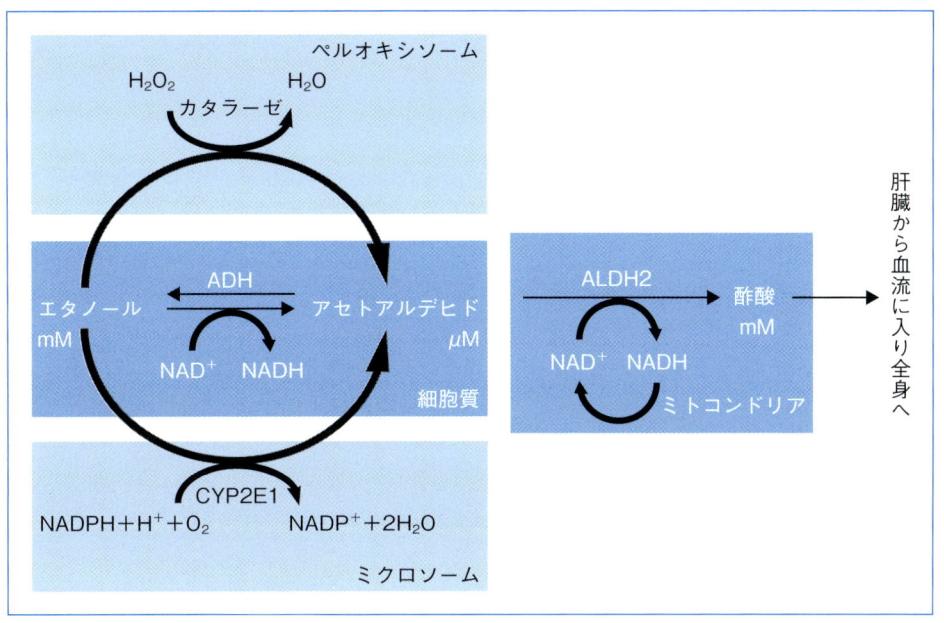

図 5-1 アルコールの酸化経路
〔松下幸生,樋口 進:アルコール代謝とアルコール依存症.臨床検査 56:1427-1434, 2012 より〕

　FAEEs は飲酒後血清や組織に検出され,アルコール消失後も長く検出される.その影響については不明の点が多い.PLD はアルコールに対する K_m が高いためアルコール血中濃度(blood alcohol concentration;BAC)が高い状況で反応が起こる.ホスファチジルエタノールはほとんど代謝されないため慢性的多量飲酒によって蓄積される可能性があるがその影響は不明である[1].なお,K_m は酵素と基質の親和性を表し,低いほど親和性が高い.

　アルコールの酸化は図 5-1 の経路による[2].まず ADH,シトクロム P450 のアイソザイムである CYP2E1,カタラーゼによってアセトアルデヒドとなり,さらにアルデヒド脱水素酵素(ALDH2)によって酢酸に酸化されて肝臓から離れて体循環に入って最終的には心臓,骨格筋,脳などで水と二酸化炭素となって排泄される[1].吸収されたアルコールの 80% 以上は ADH によって代謝される.一方,CYP2E1 は慢性的な飲酒によって誘導されて,BAC が高い場合にはアルコールの酸化に重要な役割を果たす(CYP2E1 の K_m は 8〜10 mM なのに対して,肝 ADH の K_m は 0.2〜2.0 mM).さらに ADH の活性の弱い脳などの臓器では CYP2E1 はアルコール酸化の主要な役割を果たす[1].カタラーゼによる酸化は絶食状態を除くとマイナーな経路である.

アルコール代謝酵素遺伝子多型と飲酒

　東洋人の場合はアルコールの代謝に関わる ADH1B,ALDH2 の双方に遺伝子多型が存在する.これらの遺伝子多型は酵素活性に影響を及ぼしてアルコール依存症の発症やアルコールによる臓器障害に関与する.

表 5-1 アルコール脱水素酵素のアイソザイム

クラス	遺伝子名称 新	遺伝子名称 旧	変異部位	サブユニット	K_m (mM)	V_{max} (min^{-1})	人種	組織
Ⅰ	ADH1A	ADH1		α	4.0	30		肝臓
	ADH1B*1	ADH2*1		β₁	0.05	4	白人，黒人	肝臓，肺
	ADH1B*2	ADH2*2	Arg47His	β₂	0.9	350	アジア人	
	ADH1B*3	ADH2*3	Arg369Cys	β₃	40.0	300	黒人	
	ADH1C*1	ADH3*1		γ₁	1.0	90	全人種	肝臓，胃
	ADH1C*2	ADH3*2	Ile349Val	γ₂	0.6	40	白人	
	ADH1C*3	ADH3*3	Pro351Thr	γ₃	?	?	アメリカ先住民	
Ⅱ	ADH2*1	ADH4		π	9	10	スウェーデン人	肝臓，角膜
	ADH2*2		Ile308Val	—	10.6	10.5		
Ⅲ	ADH3	ADH5		χ	>1,000	100		多くの臓器
Ⅳ	ADH4	ADH7		σ(μ)	30.0	1,800		胃
Ⅴ	ADH5	ADH6		—	30	?		肝臓，胃

〔松下幸生，樋口 進：アルコール代謝とアルコール依存症．臨床検査 56：1427-1434, 2012 より〕

いわゆるフラッシング反応は少量の飲酒後に顔や身体の皮膚が赤くなる（フラッシング），ほてり感，頻脈，血圧低下，気管支収縮，アレルギー反応，吐き気，頭痛などの反応を指すが，この反応はアセトアルデヒドによるものであり，ALDH2 活性が弱いことによる．以下に ADH，ALDH2 遺伝子多型について説明する．

1 | ADH の遺伝子多型

表 5-1 に示すように ADH には多くのアイソザイムが存在し，ヒトでは酵素活性や構造から 5 つのクラスに分類されている[2]．経口摂取されたアルコールの代謝には主にクラス Ⅰ およびクラス Ⅱ とおそらくクラス Ⅳ が関与すると考えられている．クラス Ⅰ の ADH は，α, β, γ と呼ばれる 3 つのサブユニットがランダムに 2 つ組み合わさって作用する．ADH1B および ADH1C 遺伝子には多型が存在する．遺伝子多型によって酵素活性も変化する．

たとえば，β サブユニットには，β₁, β₂, β₃ の 3 つのバリエーションが知られており，β₁, β₂, β₃ の違いは一塩基点変異という 1 か所のヌクレオチドが置換することによって酵素を構成するアミノ酸が変化するために生じる．β₁ と β₂ は，47 番目のアミノ酸がアルギニンからヒスチジンに変化したものであり，β₃ は β₁ の 369 番目のアミノ酸がアルギニンからシステインに変化したものである[3-5]．酵素活性を比較すると，β₂ は β₁ に対して 90 倍近い V_{max}（最大酵素反応速度）をもつことが示されている（表 5-1）．このように β₂ は代謝速度が速いので超活性型（superactive）ともいわれる[6]．ADH の種類は人種によって頻度が異なっていて，白人では大部分が β₁ をもつのに対して日本人では β₂ の頻度が高い．

2 | ALDH2 の遺伝子多型

一方，ALDH2 は，4 つのサブユニットから構成される．ALDH2 の遺伝子にも一塩基点変異によって ALDH2 を構成するアミノ酸のうち，487 番目のグルタミン酸がリジンに置換する変異が存在する[7,8]．アミノ酸の 1 つの置換によって酵素活性は消失する．通常の活性を有する活性型の ALDH2 遺伝子は *ALDH2*1*，酵素活性のない変異型遺伝子（非活性型）は *ALDH2*2* と表記する．ALDH2 は 4 量体であるため，活性型 ALDH2 の人の *ALDH2* 活性（通常の活性をもつ）を 1 とすると，非活性型遺伝子のヘテロではその活性は理論上，活性型の 1/16，非活性型のホモでは活性はゼロになる．*ALDH2*2* をもつ人がフラッシング反応を呈する．

3 | ADH，ALDH の遺伝子多型がアルコール代謝に及ぼす影響

アルコール代謝酵素の遺伝子多型は酵素の性質に影響を及ぼしてアルコール代謝に影響するはずだが，表 5-1 の酵素特性は *in vitro* のものであり，実際の代謝は *in vivo* で調べる必要がある．飲酒（0.4 g/kg 体重）時の血中アセトアルデヒド濃度と血中アルコール消失速度を ADH1B，ALDH2 の遺伝子型で比較した実験によると血中アセトアルデヒド濃度は ALDH2 の非活性型遺伝子を有する人では活性型の人に比べて有意に高く，血中アルコール消失速度は非活性型 ALDH2 を有する人で遅いことが示されている[9]．一方，この報告では ADH1B 遺伝子型による血中アセトアルデヒド濃度およびアルコール消失速度には差がないという結果であった．

ADH1B による代謝速度の違いについては V_{max} の速い *ADH1B*2* をもつ人のほうが *ADH1B*1* をもつ人よりアルコールの代謝が速くて血中アルコールのピーク値が低いという報告[10]や希釈したアルコールを点滴静注して代謝を調べるアルコールクランプ法による実験では *ADH1B*2* の数に比例して代謝速度が速かったと報告されている（1*1 遺伝子型では 7.14±1.5 g/時，1*2 遺伝子型では 7.98±1.3 g/時，2*2 遺伝子型では 8.71±2.0 g/時）[11]．このように飲酒実験では ALDH2 遺伝子型がアルコール代謝に及ぼす影響は明瞭だが，ADH1B 遺伝子型による影響は ALDH2 ほど大きくない．

4 | ADH，ALDH 遺伝子型と飲酒行動

アルコール代謝酵素の遺伝子型が飲酒行動にどのような影響を及ぼすかについて調べた研究を紹介する[12]．この研究は，アルコール依存症ではない人を対象に飲酒頻度や量に関するアンケートを行って ADH や ALDH の遺伝子型との相関をみたものである．図 5-2 に ALDH 遺伝子型別の 1 回あたりの飲酒量を示す．図 5-2 のように，飲酒量は性別を問わず活性型 ALDH2 を有する人のほうが非活性型の人より多く，特に非活性型のホモの女性はほとんど飲酒しない．飲酒頻度についても同様の結果が示

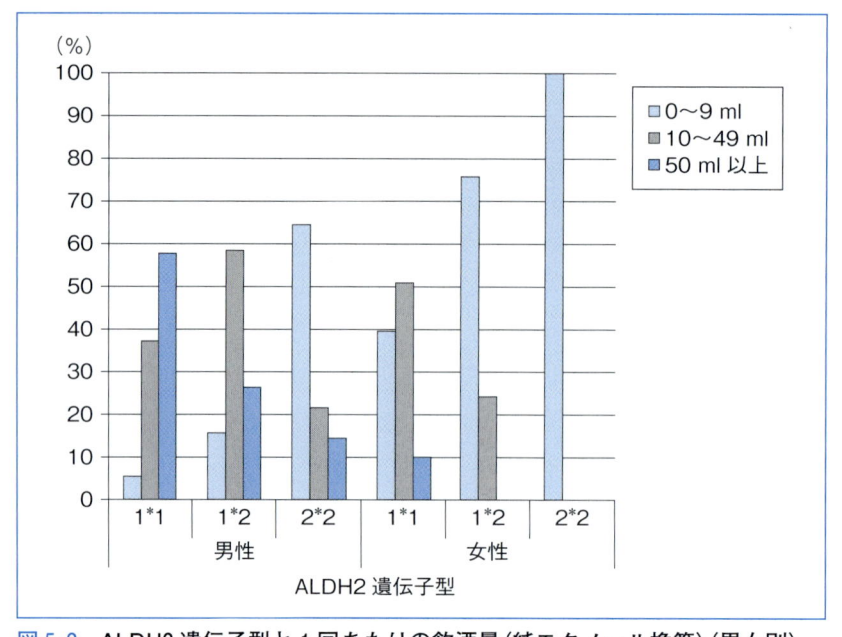

図 5-2　ALDH2 遺伝子型と 1 回あたりの飲酒量(純エタノール換算)(男女別)
〔Higuchi S, Matsushita S, Muramatsu T, et al：Alcohol and aldehyde dehydrogenase genotypes and drinking behavior in Japanese. Alcohol Clin Exp Res 20：493-497, 1996 より〕

されている[12]．このように ALDH2 の遺伝子型が非依存症者の飲酒行動に及ぼす影響は非常に強いことが示されている．一方，この研究では ADH1B 遺伝子型による飲酒行動への影響も調べているが，問題飲酒者に $ADH1B*1$ を有する者が多いことが示されたものの，対象者全体では飲酒行動については有意な差が認められていない[12]．

一方，健常人およびアルコール性肝障害を対象とした研究では 1 日に 80 g を超えて飲酒する大量飲酒者やアルコール性肝障害では中等量の飲酒者に比べて $ADH1B*1$ をもつ人の割合が高いことが示されている[13]．

ALDH2 遺伝子型による飲酒行動への影響と比較すると ADH1B の影響は少ないようにみえるが，$ADH1B*2$ が多量飲酒を予防する効果のあることが示唆されている．$ADH1B*2$ を有する者では速いアルコールの代謝によって速やかにアセトアルデヒドが産生されることが予防的に働くメカニズムとして考えられるが，代謝への影響が明確には示されておらず，まだ十分には解明されていない．

アルコール代謝酵素遺伝子多型とアルコール依存症

1 | アルコール依存症と非依存症のアルコール代謝酵素遺伝子型の比較

アルコール代謝酵素遺伝子型は依存症ではない健常人の飲酒行動に強く影響するが，次にアルコール依存症との相関研究を紹介する．

655 名のアルコール依存症者と 461 名のコントロールの遺伝子型の分布を比較した

表 5-2 アルコール依存症およびコントロールにおける ADH1B*1，ALDH2*2 対立遺伝子頻度の比較

人　種	例　数		対立遺伝子頻度	
	アルコール依存症	コントロール	アルコール依存症	コントロール
ADH1B*1				
中国人	47	49	0.52	0.27
日本人	655	461	0.48	0.25
中国人	545	340	0.54	0.27
韓国人	549	483	0.47	0.22
白人	425	451	0.99	0.96
アメリカ先住民	203	137	0.95	0.91
ALDH2*2				
中国人	50	50	0.06	0.30
日本人	96	60	0.10	0.27
日本人	90	66	0.02	0.34
中国人	545	340	0.08	0.24
日本人	1871	361	0.06	0.25
韓国人	549	483	0.02	0.16

〔松下幸生，樋口 進：アルコール代謝とアルコール依存症．臨床検査 56：1427-1434, 2012 および Kim DJ, Choi IG, Park BL, et al：Major genetic components underlying alcoholism in Korean population. Hum Mol Genet 17：854-858, 2008 より作成〕

国内の研究[14]によると活性型 ALDH2 を有する割合はアルコール依存症で有意に高く，ADH1B*1 の割合もアルコール依存症で有意に高い．このように活性型 ALDH2 と V_{max} の遅い ADH1B*1 はアルコール依存症のリスクとなり，逆にフラッシング反応を起こす非活性型 ALDH2 および V_{max} の速い ADH1B*2 はアルコール依存症に予防的に作用すると言い換えることができる．しかし，この相関は ADH1B 遺伝子型と ALDH2 遺伝子型の組み合わせによって変化する．非活性型 ALDH2 であっても ADH1B*1 のホモではアルコール依存症のオッズ比は 2.1 と高くなる一方，活性型 ALDH2 を有する人でも ADH1B*2 のホモではオッズ比は 1 を下回る[14]．これらの結果からアセトアルデヒドがゆっくり産生される，またはアセトアルデヒドが速やかに代謝されるタイプで依存症のリスクが高いということになる．

表 5-2 にはこのような研究の結果をまとめて示すが[2,29]，東洋人においては上述の結果と同じ結果が得られている．また，ADH1B 遺伝子がアルコール依存症やアルコール性肝障害と相関することは最近報告された過去 21 年間の研究のメタ解析でも確認されている[15]．

しかし，非活性型 ALDH2 の依存症の予防効果は時代によって変化することも示唆されている．図 5-3 に示すように，以前はアルコール依存症で非活性型 ALDH2 をもつ割合は 3% 弱とかなり少なかったが，その割合は増加して最近では 15% あまりに達している．その理由としては環境因子の影響が考えられる．本来ならアセトアルデヒドの代謝が悪く，飲酒が不向きな人も飲酒する機会が増え，その結果として依存症を発症する人が増加したとも推測される．このようなデータは依存症が遺伝因子と環境要因の相互作用の影響を受けることを証明していると考えられる．

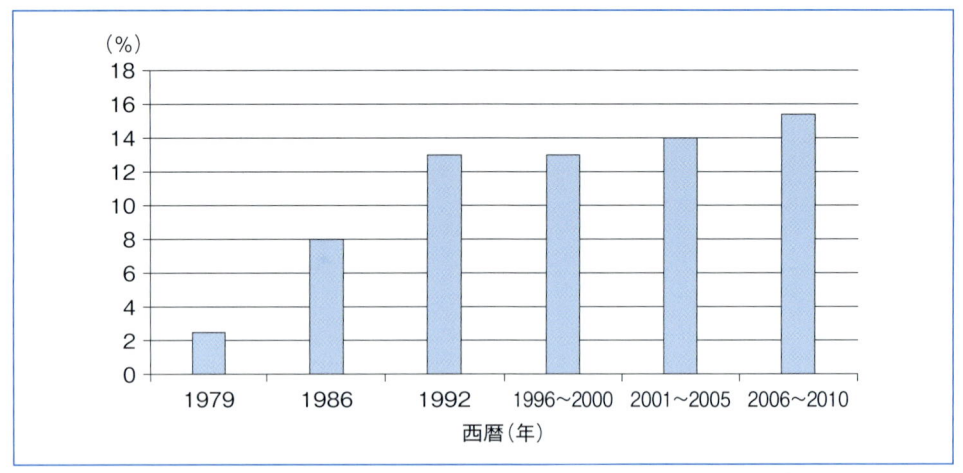

図 5-3　アルコール依存症における非活性型 ALDH2 遺伝子を有する割合の変化
〔松下幸生，樋口 進：アルコール代謝とアルコール依存症．臨床検査 56：1427-1434, 2012 より〕

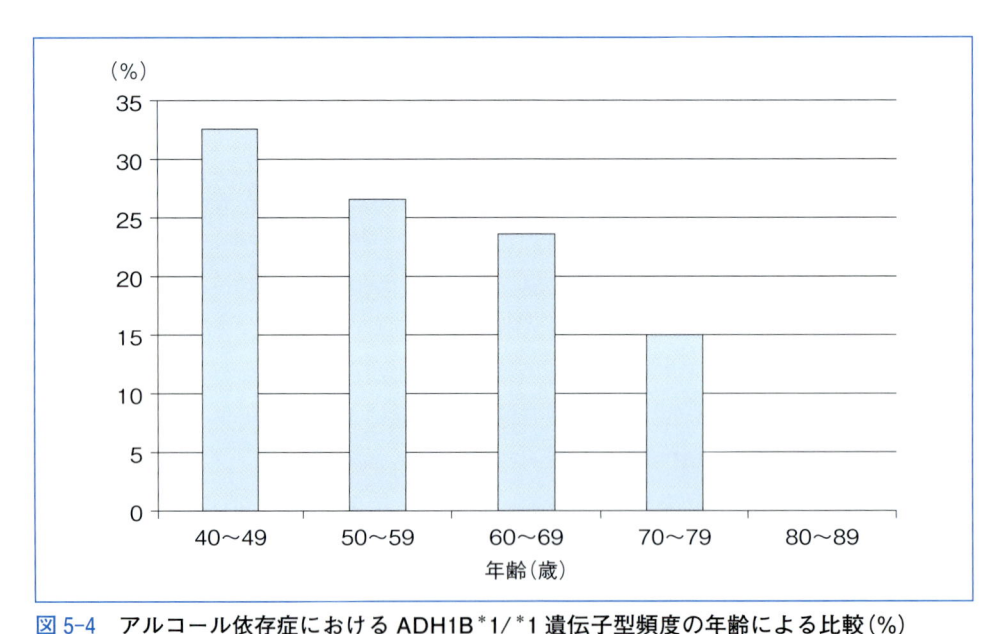

図 5-4　アルコール依存症における ADH1B*1/*1 遺伝子型頻度の年齢による比較（%）
〔Yokoyama A, Yokoyama T, Matsui T, et al：Trends in Gastrectomy and ADH1B and ALDH2 Genotypes in Japanese Alcoholic Men and Their Gene-gastrectomy, Gene-gene and Gene-age Interactions for Risk of Alcoholism. Alcohol Alcohol 2013 より〕

　次にアルコール依存症の年齢別に ADH1B 遺伝子型の頻度を調べた結果を紹介する[16]．この調査は 1996〜2010 年までの間に久里浜医療センターの初診アルコール依存症を対象としたもので，受診時の年齢によって分類して ADH1B 遺伝子の *ADH1B*1/*1* 遺伝子型の頻度を比較したものである．図 5-4 に示すようにアルコール依存症のリスクである *ADH1B*1/*1* 遺伝子型を有する者の割合は年齢が高くなるにつれて低くなり，80 歳代では 0% となっている．この結果は，①高齢者では退職や社会的孤立などの環境因子，加齢によってアルコールによる脆弱性が高まること，認知機能の低

表 5-3 女性アルコール依存症の家族歴，精神科合併症の ADH1B，ALDH2 遺伝子型による比較

	ALDH2 遺伝子型			ADH1B 遺伝子型			
	1/1	1/2	P	1/1	1/2	2/2	P
アルコール使用障害の家族歴	52.4%	38.5%	0.19	53.5%	44.3%	53.4%	0.49
精神科合併症							
大うつ病	41.2	57.7	0.11	25.4	53.2	49.3	0.004
パニック障害	10.0	26.9	0.014	8.5	11.3	16.0	0.40
摂食障害	11.8	19.2	0.29	1.7	17.7	17.3	0.010
境界性人格障害	25.9	50.0	0.012	23.7	21.0	40.0	0.028

〔Kimura M, Miyakawa T, Matsushita S, et al：Gender differences in the effects of ADH1B and ALDH2 polymorphisms on alcoholism. Alcohol Clin Exp Res 35：1923-1927, 2011 より和訳，改変〕

下など遺伝因子以外の要因がアルコール依存症の発症に関連する，② $ADH1B*1/*1$ 遺伝子型を有する者は短命であること，の2つの可能性を示唆している．

　上述のように少数ながら非活性型 ALDH2 をもつアルコール依存症は存在する．このようなケースは本来なら多量飲酒できない体質にもかかわらず依存症を発症するので，依存に向かわせる何らかの強い因子をもっていると推測される．そこで，依存症発症に予防的に働く非活性型の ALDH2 遺伝子型をもつ依存症者と活性型 ALDH2 の依存症者を比較することで依存を形成する因子を探ることができると考えて研究が報告されている．次にそのような研究結果を簡単に紹介する．

2｜ALDH2 遺伝子型による依存症の経過への影響

　半構造化面接を用いて $ALDH2*2$ 対立遺伝子の有無でアルコール依存症を比較したところ，社会家族背景や精神病理については目立った違いはない[17]．しかし，非活性型 ALDH2 を有する男性のアルコール依存症者は活性型の依存症者と比べて疾患の経過が遅いことが報告されている．すなわち飲酒や飲酒問題の発生が非活性型 ALDH2 を有する者では活性型の者より 1〜5 年ほど遅く，非活性型 ALDH2 を有することによるアルコール関連問題発生の遅れが依存症の発症を予防することに貢献していることを示唆している．

　ところが，女性の場合は男性とは対照的な経過であることが報告されている．女性アルコール依存症の平均発症年齢は活性型・非活性型 ALDH2 を有する者ではそれぞれ 42.5±11.5 歳，37.6±9.5 歳と非活性型 ALDH2 を有する女性のほうが活性型 ALDH2 を有する女性より発症年齢が有意に若い（p＝0.038）[18]．また，習慣飲酒開始から依存症発症までの期間は活性型 ALDH2，非活性型 ALDH2 でそれぞれ，15.1±9.7 年，8.9±9.6 年と非活性型 ALDH2 を有する女性依存症者で有意に短い[18]．一方，この報告では ADH1B 遺伝子型によるアルコール依存症発症年齢には有意差は認められないと報告されている．女性アルコール依存症者における精神科合併症の頻度をアルコール代謝酵素遺伝子型で比較すると，表 5-3 のような頻度の違いが認められて

いる．これらを総合すると，女性の場合は依存症のリスクとはならない遺伝子型を有する者では合併症を有する割合が高く，そのために依存症への経過，発症が早まっており，依存症への脆弱性というよりもむしろ合併症によるアルコール依存と考えたほうが合理的である．

3 | アルコール依存症におけるアセトアルデヒドの役割

病院受診前日まで飲酒していたアルコール依存症を対象として前日の飲酒量，BAC（アルコール血中濃度，blood alcohol concentration），血中アセトアルデヒド濃度を比較した研究[19]ではALDH2の活性・非活性による飲酒量，アセトアルデヒド濃度の違いは認められないのに対してADH1B*1のホモの遺伝子型を有する者ではADH1B*2対立遺伝子を有する者より血中アルコール・アセトアルデヒド濃度ともに高いことが報告されており，ALDH2非活性型遺伝子を有することはアルコール依存症に予防的に働くが，依存症を発症すると飲酒量，BAC，血中アセトアルデヒド濃度も変わらなくなるとされている．これらの結果は飲酒を続けているアルコール依存症者ではALDH2活性が低下しており，しばらく断酒すると活性が回復するという報告[20]と一致するものであり，活性型ALDH2遺伝子を有するアルコール依存症も飲酒を続けている間はALDH2活性が低下しているために血中アセトアルデヒドが上昇する．これらの観察などからアセトアルデヒドにはアルコールと類似の強化，鎮静，刺激効果がみられ，アセトアルデヒドが依存の原因とする仮説も論じられており，alcoholism（アルコール症）ではなくacetaldehydism（アセトアルデヒド症）とも称される[21]．しばらく断酒したアルコール依存症を対象とした飲酒実験では非活性型ALDH2を有するアルコール依存症は活性型ALDH2を有する者より血中アセトアルデヒド濃度が高く，脈拍の変化などの身体の反応や動悸・酔った感じなどの感覚が強くみられるが，非依存症者に同じ量のアルコールを摂取させた結果と比較すると，反応が弱い一方で爽快感は強くみられ，アセトアルデヒドのもたらす嫌悪感への感受性が低下していることが示されている[22]．

4 | ALDH2遺伝子型と依存症者の性格傾向

Tridimensional Personality Questionnaire（TPQ）[23]を用いたアルコール依存症の性格傾向とアルコール代謝酵素遺伝子型の相関研究[24]によると，非活性型ALDH2を有する男性アルコール依存症者は活性型ALDH2をもつ男性アルコール依存症者より新規希求性（novelty seeking）が高く，危険回避性（harm avoidance）の低いことが示されており，このような性格因子が非活性型ALDH2を有するにもかかわらずアルコール依存症を発症させたと考えることもできる．

5 | ALDH2 遺伝子型と治療効果

ALDH2 遺伝子型で治療効果を比較した研究はほとんどないが，抗酒薬であるジスルフィラムの効果に関して比較した報告がある[25]．この調査は 109 名のアルコール依存症を対象とした単盲検のランダム化比較対照試験で，ジスルフィラム・プラセボ，アルコールの害について教示する手紙療法の有無で 4 群に分けて断酒を治療目標としてその効果を 26 週間検証したものである．その結果，全体ではジスルフィラム群の断酒率は 44.4%，プラセボ群の断酒率は 41.8% と有意差が認められなかったのに対して，対象者を ALDH2 活性・非活性型に分けて効果をみると，非活性型 ALDH2 をもつアルコール依存症ではジスルフィラム群の断酒率は 100% に対してプラセボは 40% とジスルフィラムが断酒率を上げることが示された．しかし，非活性型 ALDH2 を有する対象者数は 15 名と少ないことからこの結果は予備的といえる．

アルコール依存症の合併症とアルコール代謝酵素遺伝子

1 | アルコール性肝硬変，慢性石灰化膵炎，糖尿病，高血圧

40 歳以上の 1,900 名を超えるアルコール依存症患者を対象として ADH1B，ALDH2 遺伝子型を比較した研究[26]によると，肝硬変，慢性石灰化膵炎，糖尿病はいずれも *ADH1B*2* 対立遺伝子を有する者に多く，*ADH1B*1/*1* 遺伝子型と比較して年齢を調整したオッズ比は肝硬変 1.58（1.19〜2.09），慢性石灰化膵炎 2.24（1.20〜4.20），糖尿病 1.51（1.15〜1.99）である．ALDH2 遺伝子型の比較では活性型のホモである *ALDH2*1/*1* 遺伝子型に多く，*ALDH2*1/*2* と比較した年齢を調整したオッズ比は肝硬変 1.43（1.01〜2.02），慢性石灰化膵炎 1.68（0.80〜3.53），糖尿病 1.63（1.15〜2.30），高血圧 1.52（1.11〜2.07）であった．

これらのメカニズムは不明の点が多い．*ADH1B*2* ではアルコールの酸化が早く進むため $NAD^+/NADH$ 比が低下して酸化還元状態が強くなること，エタノール誘導性の酸化ストレス，肝細胞内の低酸素状態などが仮説として考えられるがさらなる検討を要する．

2 | ウェルニッケ-コルサコフ症候群

双生児研究からアルコール依存症に伴う器質性中枢神経障害には遺伝因子が関与していることが示唆されている[27]．しかし，具体的な遺伝子などの詳細については不明であるが，ビタミン B_1 欠乏によるウェルニッケ-コルサコフ症候群（Wernicke-Korsakoff syndrome；WKS）とアルコール代謝酵素遺伝子多型の相関研究によると *ADH1B*1* が WKS と有意な相関を示していたが[28]，ALDH2 は相関がなく，ビタミン B_1 の欠乏にはアセトアルデヒドではなくアルコールそのものが影響するか，

ADH1Bはアルコールのみを基質とするわけではないので，ADH1BがビタミンB_1や関連物質の代謝に関与するためにWKSと相関する可能性も考えられる．

アルコール依存症治療の展望

　以上，アルコールの吸収・代謝，代謝酵素遺伝子多型やアルコール依存症との関連について説明した．アルコール代謝酵素遺伝子多型が依存症発症に関与することはアジア人を中心とした調査研究から確実といえるが[29]，その臨床像の違いなどの詳細については検討が続いている．これらの研究によってアルコール依存症発症メカニズムの解明，よりよい治療法開発へ発展することが望まれる．

● 文献

1) Zakhari S：Overview：how is alcohol metabolized by the body? Alcohol Res Health 29：245-254, 2006
2) 松下幸生，樋口　進：アルコール代謝とアルコール依存症．臨床検査 56：1427-1434, 2012
3) Burnell JC, Carr LG, Dwulet FE, et al：The human beta 3 alcohol dehydrogenase subunit differs from beta 1 by a Cys for Arg-369 substitution which decreases NAD(H) binding. Biochem Biophys Res Commun 146：1127-1133, 1987
4) Ehrig T, von Wartburg JP, Wermuth B：cDNA sequence of the beta 2-subunit of human liver alcohol dehydrogenase. FEBS Lett 234：53-55, 1988
5) Xu YL, Carr LG, Bosron WF, et al：Genotyping of human alcohol dehydrogenases at the ADH2 and ADH3 loci following DNA sequence amplification. Genomics 2：209-214, 1988
6) Bosron WF, Li TK：Genetic polymorphism of human liver alcohol and aldehyde dehydrogenases, and their relationship to alcohol metabolism and alcoholism. Hepatology 6：502-510, 1986
7) Yoshida A, Huang IY, Ikawa M：Molecular abnormality of an inactive aldehyde dehydrogenase variant commonly found in Orientals. Proc Natl Acad Sci U S A 81：258-261, 1984
8) Yoshida A, Hsu LC, Yasunami M：Genetics of human alcohol-metabolizing enzymes. Prog Nucleic Acid Res Mol Biol 40：255-287, 1991
9) Mizoi Y, Yamamoto K, Ueno Y, et al：Involvement of genetic polymorphism of alcohol and aldehyde dehydrogenases in individual variation of alcohol metabolism. Alcohol Alcohol 29：707-710, 1994
10) Whitfield JB：ADH and ALDH genotypes in relation to alcohol metabolic rate and sensitivity. Alcohol Alcohol Suppl 2：59-65, 1994
11) Neumark YD, Friedlander Y, Durst R, et al：Alcohol dehydrogenase polymorphisms influence alcohol-elimination rates in a male Jewish population. Alcohol Clin Exp Res 28：10-14, 2004
12) Higuchi S, Matsushita S, Muramatsu T, et al：Alcohol and aldehyde dehydrogenase genotypes and drinking behavior in Japanese. Alcohol Clin Exp Res 20：493-497, 1996
13) Tanaka F, Shiratori Y, Yokosuka O, et al：Polymorphism of alcohol-metabolizing genes affects drinking behavior and alcoholic liver disease in Japanese men. Alcohol Clin Exp Res 21：596-601, 1997
14) Higuchi S, Matsushita S, Murayama M, et al：Alcohol and aldehyde dehydrogenase polymorphisms and the risk for alcoholism. Am J Psychiatry 152：1219-1221, 1995
15) Li D, Zhao H, Gelernter J：Strong association of the alcohol dehydrogenase 1B gene (ADH1B) with alcohol dependence and alcohol-induced medical diseases. Biol Psychiatry 70：504-512, 2011
16) Yokoyama A, Yokoyama T, Matsui T, et al：Trends in gastrectomy and ADH1B and ALDH2 genotypes in Japanese alcoholic men and their gene-gastrectomy, gene-gene and gene-age interactions for risk of alcoholism. Alcohol Alcohol 48：146-152, 2013
17) Murayama M, Matsushita S, Muramatsu T, et al：Clinical characteristics and disease course of alcoholics with inactive aldehyde dehydrogenase-2. Alcohol Clin Exp Res 22：524-527, 1998

18) Kimura M, Miyakawa T, Matsushita S, et al：Gender differences in the effects of ADH1B and ALDH2 polymorphisms on alcoholism. Alcohol Clin Exp Res 35：1923-1927, 2011
19) Yokoyama A, Tsutsumi E, Imazeki H, et al：Polymorphisms of alcohol dehydrogenase-1B and aldehyde dehydrogenase-2 and the blood and salivary ethanol and acetaldehyde concentrations of Japanese alcoholic men. Alcohol Clin Exp Res 34：1246-1256, 2010
20) Di Padova C, Worner TM, Lieber CS：Effect of abstinence on the blood acetaldehyde response to a test dose of alcohol in alcoholics. Alcohol Clin Exp Res 11：559-561, 1987
21) Quertemont E, Tambour S, Tirelli E：The role of acetaldehyde in the neurobehavioral effects of ethanol：a comprehensive review of animal studies. Prog Neurobiol 75：247-274, 2005
22) Chen YC, Peng GS, Tsao TP, et al：Pharmacokinetic and pharmacodynamic basis for overcoming acetaldehyde-induced adverse reaction in Asian alcoholics, heterozygous for the variant ALDH2*2 gene allele. Pharmacogenet Genomics 19：588-599, 2009
23) Cloninger CR：A systematic method for clinical description and classification of personality variants. A proposal. Arch Gen Psychiatry 44：573-588, 1987
24) Kimura M, Sawayama T, Matsushita S, et al：Association between personality traits and ALDH2 polymorphism in Japanese male alcoholics. Alcohol Clin Exp Res 33：799-803, 2009
25) Yoshimura A, Kimura M, Nakayama H, et al：Efficacy of disulfiram for the treatment of alcohol dependence assessed with a multi-center randomized controlled trial. Alcohol Alcohol, in press
26) Yokoyama A, Mizukami T, Matsui T, et al：Genetic polymorphisms of alcohol dehydrogenase-1B and aldehyde dehydrogenase-2 and liver cirrhosis, chronic calcific pancreatitis, diabetes mellitus, and hypertension among Japanese alcoholic men. Alcohol Clin Exp Res 15, 2013
27) Hrubec Z, Omenn GS：Evidence of genetic predisposition to alcoholic cirrhosis and psychosis：twin concordances for alcoholism and its biological end points by zygosity among male veterans. Alcohol Clin Exp Res 5：207-215, 1981
28) Matsushita S, Kato M, Muramatsu T, et al：Alcohol and aldehyde dehydrogenase genotypes in Korsakoff syndrome. Alcohol Clin Exp Res 24：337-340, 2000
29) Kim DJ, Choi IG, Park BL, et al：Major genetic components underlying alcoholism in Korean population. Hum Mol Genet 17：854-858, 2008

〔松下幸生，樋口 進〕

第 6 章

暴力などのトラウマ問題を抱えた薬物依存症者に対する治療

近年,薬物依存症に,暴力や虐待などトラウマを合併する事例が多いこと,そして,その場合にはトラウマに対する特別な配慮が必要であることが指摘され,多くのプログラムの開発や研究が行われている[1-10].日本の精神科救急でもこうした観点からの評価や働きかけは,特に女性事例では不可欠と考えられ,そうした事例の発生状況や対応におけるポイントや心理プログラムを以下にまとめた.

● 薬物依存症の治療でトラウマ問題の合併は非常に多い

薬物依存者,特に女性事例では,児童虐待やDV(domestic violence)などによるトラウマ体験やそれによる心的外傷後ストレス障害(PTSD)などのトラウマ症状をもつ場合が多いことが指摘されている.たとえばPirardら[2]は,アディクション治療のために受診した人の47.3%に被虐待経験があることを示した.Kangら[3]は薬物乱用プログラムを受けている171人の物質乱用女性で,児童虐待の被害体験(性的虐待24%,身体的虐待45%)を報告した.Boyd[4]による105人のアフリカ系アメリカ人女性のコカイン使用者の調査では,61%の児童期性的虐待,70%に2週間以上のうつ症状を認め,性的虐待を受け始めた年齢,うつ発症年齢,薬物開始年齢の間に相関があることが示された.また,Kesslerら[5]によれば,米国の合併症に関する全国的な疫学研究の分析結果ではPTSDは一般人口で生涯有病率が6.8%であったのに対して,物質乱用者中では14.6%になることが示されている.Kesslerら[6]は,PTSDをもつ者は,それがない者に比べて,2〜4倍物質乱用をもつ可能性が高まることを指摘している.オーストラリアの全国調査では,PTSDをもつ者の34.4%が1種類以上の物質使用障害を有していたという.ほかにFulliloveら[7]は,105名の薬物乱用女性のうち,104名になんらかの心的外傷体験の既往を認め,59%がPTSDの症状を示したという.Trifflemanら[8]のレビューによれば,物質依存症で事例化した人のなかでのPTSDの割合は,20〜59%であったという.

日本の研究としては,梅野ら[9]が全国ダルクの薬物乱用者を調べたところ,男性の67.5%,女性72.7%が中学時までに虐待を受けた体験をもっており,特に心理的虐待を訴える者が男女とも多いことを報告している(図6-1).また藤野ら[10]は刑務所中の覚醒剤事犯受刑者1,000名を調査して,「身体的,性的,心理的の暴力被害のいずれ

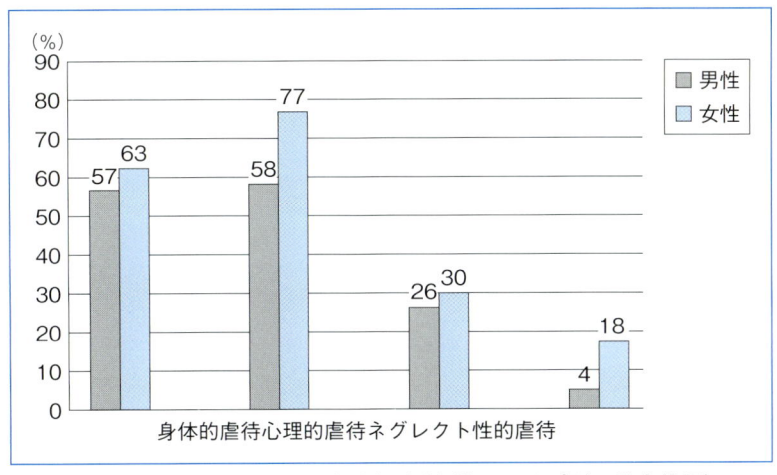

図 6-1 ダルク利用者のもつ被虐待経験（虐待のタイプ別の発生状況）

かが数回まであり」という人が，男性で 21.6%，女性で 33.1%，「いずれかが繰り返しあり」という人が男性で 8.9%，女性で 20.8% あったと報告をしている．

物質使用障害と PTSD の合併事例の治療がなぜ難しいのか？

PTSD などのトラウマ問題を伴う薬物依存症は，これを伴わないものに比べて，嗜癖や精神症状の重症度が高く，治療予後が悪いことが多く報告されている．森田ら[11]は，刑務所入所中の覚醒剤事犯において，過去のトラウマ体験による苦痛の程度と，薬物依存への対処に関する自己効力感に有意な負の相関があることを確かめている．また，梅野ら[9]によるダルク利用者の研究では，虐待体験のある群はこれがない群に比べて，不安感，エネルギー低下，被害念慮，抑うつ，希死念慮，暴力が有意に多いことを確認している（図 6-2）．

これまでの標準的な物質依存症の治療ではトラウマと物質使用の関係に焦点を当てていないため，ドロップアウトが多く，効果も十分でないことが指摘されている．なぜ，PTSD を伴うアルコール・薬物依存症者は治療が困難であるのかについては，以下の 1～5 が指摘されている．

1 | トラウマの想起や苦しい感情から短期的に逃れるために薬物を用いてしまうこと

トラウマ記憶が薬物使用の渇望感のトリガーとして働いてしまう．薬物によって，ようやくトラウマをサバイバルしてきたという実感をもつ者が多い．

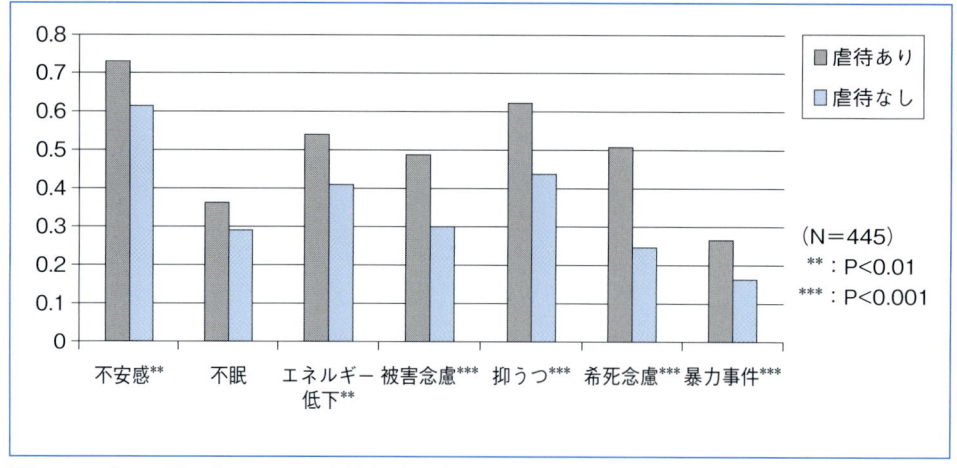

図6-2 ダルク利用者における虐待経験の有無による精神症状の差異

2 | 長期反復的なトラウマの曝露の影響（複雑性PTSD）による自尊心の低下や感情や行動のコントロール障害が安定的に援助を受けることを難しくする

　児童虐待やDVなど長期・反復的にトラウマ体験に曝露される場合は単発の出来事による典型的なPTSD（これを単純性PTSDと呼ぶ）と異なり，自尊心や感情調節能力の低下や，他人との安定した関係をもつ力の未発達を招き，その結果否定的な情動や葛藤を処理できず，薬物乱用を含むさまざまな症状・問題行動を生じてしまうと考えられている．こうした状態をトラウマ学では，複雑性PTSDと呼ぶ[12]が，暴力被害などのトラウマをもつ薬物依存症患者では，この複雑性PTSDを生じている場合が多く，自尊心の低下や感情や行動のコントロール障害が，援助を求めたり，安定した治療関係を維持することを困難にしている（図6-3）．

3 | 危ない人間関係や刺激に対するとらわれ（トラウマ・ボンド）

　トラウマ体験を繰り返し受けると，トラウマ体験を再現する形で，危ない人間関係（たとえば売人やDVをする異性）から離れられなくなったり，危ない刺激や行動（たとえばリストカット）を反復するようになる．これを「トラウマの絆（トラウマ・ボンド）」と呼ぶ[13]．特に問題なのは，女性の薬物依存症者が薬物を使うまたは売るような異性と離れられない場合である．

4 | 併存する精神症状や問題行動の重症化への対応が必要となる

　梅野ら[9]によるダルク利用者の研究では，虐待体験のある群はこれがない群に比べて，不安感，エネルギー低下，被害念慮，抑うつ，希死念慮，暴力が有意に多く認め

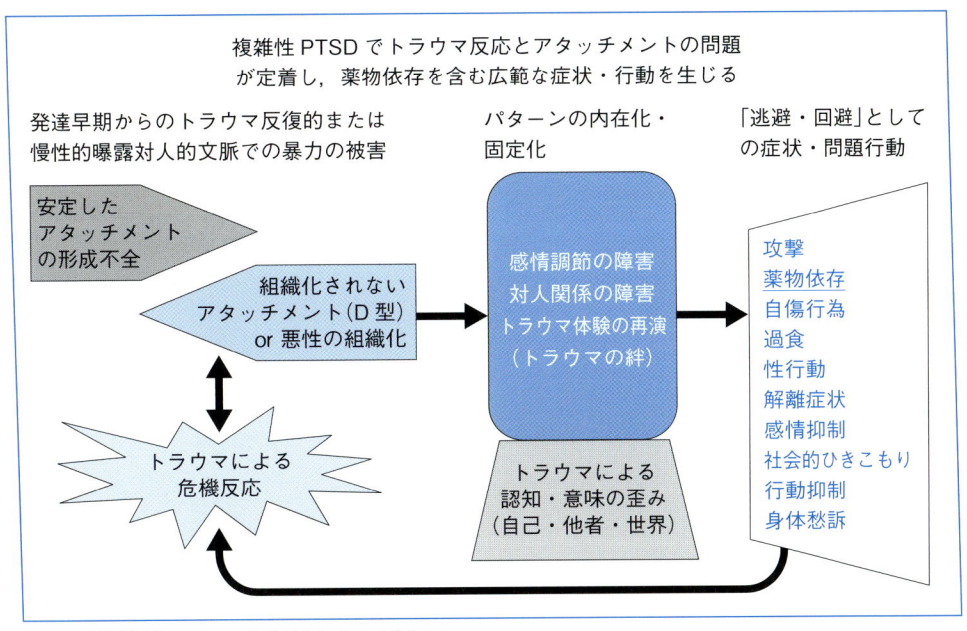

図 6-3 複雑性 PTSD の心理メカニズム

られた．その理由としては上の 2～4 で述べた機序が影響していると考えられる．これらの問題，特に自傷や暴力などの問題が対応をさらに難しくしている．

5 | 援助体制の問題

暴力被害やトラウマに対応する援助機関と，薬物問題に対する援助機関や体制は分かれてしまっており，両方の問題を抱えている事例を援助してくれる社会的リソースが限られる（例：薬物依存症をもつ DV 被害母子に対応できるシェルターは少ない）．

● 援助

1 | 援助のポイント

暴力などのトラウマと薬物依存症の合併事例に対する援助では以下の点が重要である．

(1) 暴力被害やトラウマの問題を見逃さないこと

薬物依存症，特に女性の事例では，暴力被害やそれによるトラウマの問題をもつ場合が少なくないことを認識しておいて，被害やトラウマの問題が隠れているかもしれないという観点をもってあたることが重要になる．トラウマの面接や尺度などをルーチンに利用することも有用である．

暴力に関しては，まずは支援者がどういうものが暴力にあたるのかをよく知ってお

表6-1 DVの主な行為

身体的暴力	平手で打つ，げんこつで殴る，足で蹴る 身体を傷つける可能性のある物で殴る 刃物などの凶器を体に突きつける 髪を引っ張る，首を絞める，腕をねじる 引きずり回す，物を投げつける 殴る素振りや，物を投げる素振りをして，脅かす
精神的暴力	大声で怒鳴る 「誰のおかげで生活できるんだ」「かい性なし」などと言う 実家や友人と付き合うことを制限する 電話や手紙を細かくチェックしたりする 何を言っても無視して口をきかない 人の前で馬鹿にしたり，命令するような口調でものを言う 大切な物をこわしたり，捨てたりする 生活費を渡さない 外で働くなといったり，仕事を辞めさせたりする 子どもに危害を加えると言って脅す
性的暴力	性行為を強制する，中絶を強要する，避妊に協力しない 見たくないのにポルノビデオやポルノ雑誌を見せる

く必要がある[10,13]．叩いたり蹴ったりという身体的な暴力のみでなく，精神的暴力，性的暴力，ネグレクト，経済的暴力も「暴力」に入る(表6-1)．暴力の本質は，一方的に自分の考えを押しつけて，相手の権利を奪って支配することにあると考えられている．

(2) 安心感を助け，治療関係の安定化に焦点を当てること

　暴力などの被害によるトラウマをもつ場合には，傷つきやすく，援助を自分から求めることが難しい．ダルク女性ハウス施設長の上岡は，自身が依存症およびトラウマからの回復者であり，援助者でもあるという立場で援助をやってきた経験を「その後の不自由」[14]という本にまとめている．彼女によれば，DVや虐待など緊張を強いられるような不安定な家庭環境のなかで，自分を守る「境界線」を壊されてしまう経験を積んでしまうために，健康な対人関係に対しても警戒心が強くなって援助を求められなかったり，逆に境界のない一体感のある関係を求めてしまうという．そのため援助者との関係が不安定になることが多いと指摘している．援助者に一体感を求めて，すべてを理解して受けとめてくれることに期待が大きい場合には，「ここまでわかってくれたのなら，より大きな問題もわかってくれるんでしょう」と自傷や薬物摂取などの行動化を試してしまいがちであるという．そして，これに援助者がついていけなかった場合には，裏切られたと思ってしまうという．

　そこで，暴力被害体験をもつ依存症者に対しては，安全感・安心感を保証し，大変ななかを頑張ってきた本人の力をエンパワーメントすることや，電話相談や訪問看護などにより，回復の場につなぐことが重要である．表6-2は，DV被害者への対応の言葉を挙げたものである[15]が，こうした言葉のかけ方も重要である．暴力を本人のせいのような表現をしたり，不用意に細かく質問をする言葉かけは，被害者を傷つけ

表 6-2 DV 被害者への言葉かけ

被害者にかける望ましい言葉	被害者を傷つける言葉
・よくうちあけてくれましたね． ・あなたの言うことを信じています． ・あなたは一人ぼっちではありません． ・暴力を受けているのは，あなたのせいではありません． ・暴力を受けていい人なんて存在しません． ・あなたは，暴力を受けてもしかたのないような人ではありません． ・あなたがおかしいのではありません． ・あなたの安全と健康が心配です． ・いろいろサポートを得ることができます． ・ゆっくり考えて．自分で決めていいんですよ． ・状況が変化したら，私(または関連機関)が情報を提供したり，力になります．	・それくらいのことはよくあることです． ・なぜそんなにご主人を怒らせるんですか？ ・もっとうまく操縦すればいいのに． ・あなたのどんな行為が暴力に結びついたのですか？ ・いつまでこんな状況に我慢しているつもりですか？ ・あなたが今の状況を変えようとしないのなら，これ以上私ができることはありません． ・私ならそんな関係はさっさと清算してしまうでしょう． ・なぜいつまでもそんな人と暮らしているのですか？

〔宮地尚子：医療現場における DV 被害者への対応ハンドブック，明石書店，2008 より〕

て，二次性の被害を起こしてしまう可能性がある．被害体験をもつ人の気持ちに対する望ましい言葉かけを練習する必要がある．上岡は，援助関係をうまく築くコツとして，2 者関係のなかで依存や問題行動をやめるように求めるよりも，「身体の手当をすること」や「距離をとるのではなくチームで付き合う」ことを提案している[14]．「身体の手当」は，心理的なケアをめぐる「綱引き」から離れて，受けとめやすく，そうした世話をされたことの少ない場合が多い被害体験をもつ依存症者にとって，新鮮な体験になる場合が多いという．また，「チームで付き合うこと」については，2 者間だけの場合よりも距離が近づきすぎなくなることや，個別の担当がついてもこれを周りでサポートする体制を作れる利点があるという．

(3) 具体的な支援を中心としたケースワーク

身体的なケアや，交通手段の提供や子どもの世話，福祉等の手続きなど，具体的な大変さを助けていくことが重要である．限定された家族や社会的な援助について扱う．

DV の被害がある場合には，その援助機関への通報や保護についても考慮する必要がある[15,16]．DV 防止法で，DV を受けている人を発見した者は，配偶者暴力相談支援センターまたは警察官に通報するように努めなければならないとされ，この通報は医療関係者の守秘義務違反にならないことが保証されている．ただし，こうした通報は被害者の意向を判断したうえで行うことも求められている．被害者の意思に反した通報を行った場合，受診しなくなってしまう可能性があり，その点慎重さが必要である．被害者自身が，加害者の考え(暴力の否認やむしろ被害者に非があるという考えなど)に巻き込まれているうえに，恐怖による支配，学習された無力感，世間体への配慮，家を出た後に予想される生活上の困難があるため，被害から逃れることをためらう場合も多い．

DVに対する保護としては，被害者が加害者を引き離してほしいと望む場合，裁判所による保護命令（被害者やその子どもに対する加害者の接近禁止を6か月間，加害者の退去を2か月間強制的に行うことができる）や刑事手続き（傷害や暴行として警察に届け出る/「ストーカー行為等の規制等に関する法律」の利用）や民事手続き（民事事件として，接近禁止等の仮処分の申請/調停離婚/裁判離婚）などがとられる．また，被害者がとりあえず逃げることを望む場合には，一時的に身を寄せる場所として，婦人相談所の一時保護所，民間のシェルターなどがある．

さらに長期的な自立支援としては，住居支援（婦人保護施設，母子生活支援施設，民間賃貸住宅，公営住宅への優先的入居，住み込み就労など）や経済的支援（生活保護制度，児童扶養手当，特別児童扶養手当，児童手当，母子・寡婦福祉資金貸付制度などの制度があり，状況に応じて，福祉事務所や地方自治体の児童福祉課に相談に行ってもらう）や就労支援〔ハローワーク（寡婦等職業相談員がいる場合もある），職業能力開発施設，母子家庭等就業・自立支援センター，21世紀職業財団の再就職支援，女性センター/男女共同参画センター，福祉人材センターなどの利用〕，子育て支援（保育所，市町村のファミリー・サポート・センターや子育て支援短期利用事業や地域子育て支援センター，21世紀職業財団地方事務所による電話相談，市町村における子どもの就学援助などの利用）などの制度・施設を，各事例のニーズに合わせて紹介する．

(4) 物質依存症とトラウマの両方の問題に対する統合的な心理的働きかけを行う

両問題をもつ場合，初期からこれらに対する心理教育を並行して行う．どちらから手をつけるかはケースによる．可能なら薬物の問題をある程度クリアしてから，トラウマの問題に行くほうがよいが，フラッシュバックなどが切迫していれば，トラウマ症状の安定から行っていく必要が出てくる．薬物の問題から取りかかる場合にも，薬物を使ってなんとか情況をしのいでいる面があるかもしれないので，すぐにすべてやめるように言うと，治療関係がとぎれてしまいやすい．そこで，まずは治療継続を中心に考えて，柔軟に話を進めることが大事である．

トラウマ症状に対する心理的援助の段階は以下のように考えられている[12]．

①安全な状況を作り出し，症状の安定化をはかる

②トラウマに伴う認知や行動の問題への働きかけ（過度の罪責感や自尊心の低下や対人関係の困難などを修正する，セルフケアや健康な対人関係スキルの構築）

③トラウマ記憶そのものを処理していく

④社会との再結合

このなかで，何より①がまず重要である．薬物依存症とトラウマ問題をもつ事例では①の段階をクリアするには，薬物依存を援助してくれる機関とのつながることや，そこで薬物使用をある程度コントロールしていくことが必要条件になる．そのうえで，②や③に取り組むことになる．

海外の薬物依存症回復施設で，トラウマの問題を抱える事例に広く使われている

表 6-3　主な物資使用と PTSD の統合的プログラム

	Substance Dependency Posttraumatic Stress Disorder Therapy (SDPT)	Seeking Safety Treatment
形式	1週間に2回, 20週. 外来, 個人療法をベースにしたもの.	・3領域(対人, 認知, 行動)に関する25のトピックから必要に応じて自由な順番で用いる. 個人・集団で施行.
特徴	以下の3つのプログラムから作成された. ・CBCST (cognitive-behavioral and coping skills treatment for substance abuse) (Carroll ら, 1993) ・SIT (Stress inoculation training) (Foa, Rothbaum ら, 1991 など) ・In vivo exposure (Marks ら, 1994) ＊NIDA が作成したもの. 物質依存を扱う. フェーズ(12週間)とトラウマを扱う. フェーズ(8週間)を分けているのが特徴.	PTSDと物質依存の回復について, 安全な環境をもとにした回復という枠組みを示し, 具体的な回復に向かう方法を学習することを中心としている. ・曝露療法ではなく, トラウマ体験そのものに焦点を当てない. ・病理よりも回復や健康な部分に焦点を当て, 具体的なスキルの学習が中心. ・毎回, PTSDとSUDの両方に関わる話題がテーマとなる.
内容	第1フェーズ(12週間, 5モジュール) 断薬の確立を優先する. トラウマについても教育を行い, 物質使用とPTSDの関係についても教える. 第2フェーズ: (8週間) PTSDの症状の低減に焦点を置く. ・反回避モジュール1(2〜4セッション)ストレス免疫訓練の修正版(トラウマの意味に関する認知的歪みを修正することを援助するために, 対処スキルと認知的再構成を行う. ・反回避モジュール2(6〜12セッション)実際場面の曝露とその対処.	対人領域 　援助を求める/関係における境界の設定/ 　健康な関係の持ち方/正直さ/ 　回復を援助してくれる人を確保する/ 　社会的資源を用いる/アンガーマネージメント 認知的領域 　グラウンディング/回復的思考/共感 　分裂した自己の統合/PTSD: (あなたの力を取り戻す) 　薬物があなたをコントロールするとき/意味を創り出す発見 行動的領域 　自分自身の面倒をみる/引き金に対処する 　安全なサインと危険なサイン/自分を育てる 　自分の時間を大事にする/コミットメントする

〔Triffleman E, Carrol K, Kellog S: Substance Dependence Posttraumatic Stress Disorder Therapy, J Subst Abuse Treatment 17(1-2): 3-14, 1999 および Najavits LM: Seeking Safety: A Treatment Manual for PTSD and Substance Abuse, Guilford Press, New York, 2002 より〕

　Najavits[17]の Seeking Safety というプログラムでは, ②に絞って行っている. つまり, トラウマ刺激への曝露を意識的に行わせる働きかけよりも, トラウマや薬物の問題に対する対処(安全計画やセルフケア)や認知の問題(自尊心の低下など)を取り扱っている.

　一方, トラウマの心理療法で最も効果について確かめられているのは, ③に入るエクスポージャー治療で, これはトラウマ記憶を集中的に語らせたり, 書かせたりして, 脱感作していく手法であり, その代表は長時間曝露療法(prolonged exposure ; PE)である. 米国国立薬物乱用研究所(NIDA)などでは, 薬物依存症の再発防止法とこのPEを組み合わせたプログラムを作成している[8]. これらのプログラムの概要を表 6-3[8,17]に示した.

　薬物依存症に対する自助グループは, トラウマ援助段階の①〜④のどの要素にも寄与できうるものであるといえる. ただし, ③についてはグループではかえって不安定

表 6-4 統合的な認知行動療法プログラム

第1回	薬物・危険な行動・関係から回復に向かう方法
第2, 3回	感情とうまく付き合う
第4回	自分の感情や行動をしばる「考え方」をみつける
第5, 6回	トラウマによる「とらわれた考え方」の同定
第7〜14回	トラウマに影響された考え方の修正(「自分への信頼感」「他人に対する適度な信頼感・距離が保てない考え」「安全に関する考え方」「支配・暴力の関係から離れ、尊重し合う関係を作る」「自分と他人のコントロールに関する考え方」「自分と他人を尊重する考え方」「温かい愛情・ケアに関する考え方」)

〔森田展彰, 村岡香奈枝, 山田幸子, ほか：併存障害を持つ薬物依存書に対する心理プログラムの開発と有効性の検討：厚生労働省精神・神経疾患研究委託費「薬物依存症および中毒性精神病に対する治療法の開発・普及と診療の普及に関する研究(主任研究員：和田清)」平成19-21年度総括研究報告書, pp 105-128, 2010 より〕

化する危険があるといえる．特に性被害などの問題は，薬物依存に対する自助グループでは難しく，むしろ個人療法や性被害やトラウマを中心のテーマにしたグループなどの利用のほうがよいと思われるが，いずれにしても日本ではこうしたニーズに応える回復機関は少ないといわざるを得ない．

2│薬物依存症と PTSD の統合的プログラム

著者らは，Seeking Safety などの欧米のプログラムを参考にして，トラウマ症状と薬物依存を合併する事例に対する統合的な認知行動療法プログラムを作成し，施行している(表 6-4)[11]．その概要を以下に述べる．

(1) 基本的な設定

参加者2〜8人の小グループ形式〔司会は2名(女性参加者がいる場合，できるだけ女性の司会者を入れる)〕．全14回(週1回，90分)．セミクローズ形式．

(2) 各回の流れ

①開始前の自由会話(おやつ・飲み物つき)，②肩たたき・ストレッチ，③表情カードを用いて本日と1週間の気持ちの振り返り，④その日のテーマの説明，⑤テーマに関するワーク・ロールプレイ・ディスカッション，⑥感想とまとめ，⑦終了後のクールダウン(アロマ・自由会話など)

(3) 基本的な考え方

本プログラムを構成するうえで基本となっている治療モデルを図 6-4 に示す．PTSD・薬物依存症の合併例では，根底には，被害体験や安定した養育の不足から生じる感情調節障害や対人関係の制御困難があり，それが一方では薬物に関連する刺激への認知行動の問題に，もう一方ではトラウマに関連する刺激への認知行動の問題に結びついている．こうした両問題に関連した認知-感情-行動パターンを見直して，適

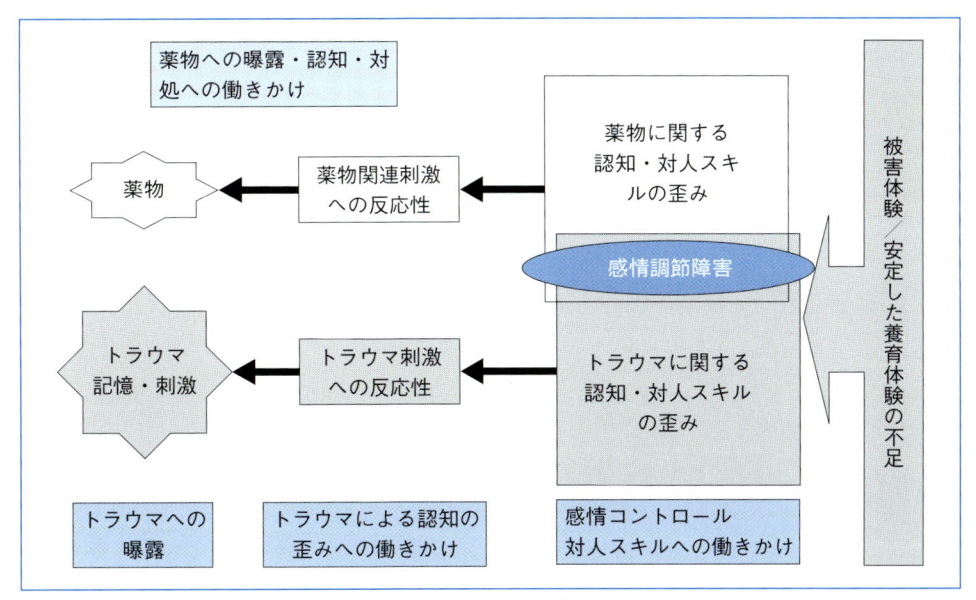

図6-4 薬物依存とPTSDの合併事例における介入ポイント

応的なものに変えていくことが必要となる．具体的には，トラウマ記憶への敏感性薬物欲求の引き金として，曝露療法の手法を取り入れたスキル訓練を行うことや，トラウマによる無力感から必要な援助を求められず，虐待的人間関係に巻き込まれる場合が多いことから，自尊心の向上や対人スキル訓練について取り上げることが必要となる．

(4) 主なセッション内容

①セルフケアスキルの学習による安全感の確保，②表情シートなどを用いたワークによる感情の表現やマネジメントの教育，③トラウマ体験による否定的な自己認知や対人関係の歪みへの介入．特に危険な関係にNOを言うロールプレイなどを通じ，そうした歪みに気づかせる，④社会で生活していくうえでの，トラウマ症状と薬物渇望が再び増大することへの再発防止計画を立てる，などである．

(5) 実施して感じられた有効性と課題

現在このプログラムを，精神科病院通院中の薬物依存症とPTSDの合併事例に行っているが，その経験から有効性を感じたポイントを以下に示した．

ⓐ 薬物へのクレービングとトラウマなどの感情的な体験を両方並行して扱うこと

薬物問題に特化するよりも，感情や対人関係の問題を中心に扱い，危険な刺激や対人関係から離れて，自分を大事にすることを取り上げるほうが，クライアントの興味をもたせやすく，内容的に深まる印象であった．

ⓑ **対人関係のロールプレイを通して認知や行動の問題を取り上げること**

アサーティブ♪な感情表現とそうでない表現を中心に，さまざまな場面での感情表現をロールプレイで取り上げ，その際の感情を言葉で表現させ，またそこでうまく表現できなかったときにどういう認知の問題（例：嫌われたくない）があるかを考えさせる方法は有効であった．たとえば，薬物や危険な関係に誘われたときに断るワークでは，当初は断れない人が多く，その裏には否定的な認知がある場合が多いが，断り方を具体的に教えた後にロールプレイにおいても断れると，自分や対人関係に関する認知が変化する様子がみられた．

ⓒ **トラウマ記憶への曝露とこれに関連する認知の修正**

トラウマ体験やその影響を繰り返し記述させることにより曝露させ，その際，惹起された感情を体験しながら，回復を阻害している，認知−感情−行動において悪循環を生じているところを検討させていった．認知処理療法（CPT）の方法に従い，最初にトラウマ体験を通じてその人の認知や行動にどのような影響を残したかを書かせた．これにより，たとえば，DVを受けた体験により，①殴られるのは自分が悪いためであると考えるようになった，②男性から薬物使用と性の強要を断れなくなった，③仕事の場面でも自分に自信がなく，必要以上に謝ってしまう，④煮詰まると，薬物や自傷行為を用いてしまうようになる，というような「トラウマの絆」のパターンを生じることがあることがわかった．このようにして，トラウマ体験が認知の歪みを通じて，薬物依存という問題行動につながる流れを何度も自己分析させるうちに，次第に自分の状態をモニターできるようになり，薬物欲求やうつなどの問題が生じても衝動的にならず，自滅的な行動をとる前に立ち直ることができることが増えた．

ⓓ **アタッチメントの問題**

外傷的な出来事そのものの問題のみでなく，これを受けた際にケアを求めることができなかった自分に対する自責感や，それを提供してくれなかった養育者に代表される他者への不信というアタッチメントに関連するテーマを扱うことが有用であった．

ⓔ **非言語的手段を用いたワークの有効性**

気持ちを色で表現させるワークや，表情カードを用いて1週間の気持ちを表現させるなど，非言語的な手段を用いたワークを取り入れることが有効であった．たとえば，なりたい目標を書く場合にも，七夕の短冊にみたてた色紙に書いて模造紙に貼るなど，遊び的な要素や視覚的な要素を入れると，女性の場合は非常に豊かな表現が出てきて，深い洞察につながりやすかった．ほかにアロマセラピーやリラクゼーションなどの身体ケアの要素を，必ずセッション前後に入れているが，これらは参加者には評判がよく，安心感の醸成に有用であった．

♪ **アサーティブ**：ここで取り上げているアサーティブとは，自分の気持ちを素直に表現しながらも，相手へ配慮するコミュニケーションのスタイルである．自分の気持ちを後回しにするノンアサーティブや，相手への尊重をせずに一方的に自分の考えを押しつけるアグレッシブと対比される．具体的な方法の例としては，私を主語に話す「アイメッセージ」を用いたり，無理に意見を一致させようとしないで互いの気持ちをやり取りすることを目指す態度などを用いることなどが挙げられる．

一方，課題としては，トラウマ体験への曝露・介入と安定化の2つのバランスをとることの難しさを感じた．トラウマ記憶を使うことが，薬物欲求を高める状況を生じたケースも認められた．できるだけ安定化をはかってからトラウマに取りかかるべきであるが，実際の事例ではその通りにいかないことも多く，トラウマにとりかかってからあまり不安定になれば，トラウマに対する作業をいったんストップして安定化をはかることも必要であった．しかし，こうした行動化は基本的に「回避」の意味をもつので，著者の経験では，トラウマの問題に治療者が慎重になりすぎると，かえって回復過程が進まない面があり，回避せずにトラウマ記憶に向かうことの重要性を本人に何度も説明して，トラウマの問題に焦点を当て続けることが長い目では重要である．

トラウマと薬物依存症の統合的な治療を

トラウマ症状と薬物依存の合併の状況やその心理的機序について取り上げ，合併事例に対する働きかけの手法を論じてきた．そのポイントは以下の通りである．

日本ではまだトラウマを扱う治療者と，薬物依存を扱う治療者の集団が分かれていて，両問題を同時に評価し，援助することが十分行われていない．しかし，特に女性の事例では，トラウマ体験やそれに関連する感情・対人関係の課題を扱う必要がある場合が多いと思われる．今後，両問題を統合的に扱う治療について取り組む人が増え，有効な治療プログラムが確立されることが期待される．

● 文献
1) 森田展彰，梅野 充：物質使用障害と心的外傷．精神科治療学 25：597-605, 2010
2) Pirard S, Sharon E, Kang SK, et al：Prevalence of physical and sexual abuse patients and impact on treatment outcomes. Drug Alcohol Depend 78：57-64, 2005
3) Kang S, Magura S, Laudit A, et al：Adverse effect of child abuse victimization among substance-using women intreatment. J Interper Violence 14：657-670, 1999
4) Boyd CJ：The antecedents of women's crack cocaine abuse：Family substance abuse, sexual abuse, depression and illicit drug use. J Subst Abuse Treat 10：433-438, 1993
5) Kessler R, Sonnega A, Bromet E, et al：Posttraumatic disorder in the National Comorbidity Survey. Arch Gen Psychiat 52：1048-1060, 1995
6) Kessler R, Burglund P, Demler O, et al：Life time prevalence and age-of-onset distributions of DSM-Ⅳ disorder in the National Comorbidity Survey Replication. Arch Gen Psychiat 62：593-602, 2005
7) Fullilove MT, Fullilove Ⅲ RE, Smith M, et al：Violence, trauma, and post-traumatic stress disorder among woman drug users. J Trauma Stress 6：533-543, 1993
8) Triffleman E, Carrol K, Kellog S：Substance Dependence Posttraumatic Stress Disorder Therapy. J Subst Abuse Treatment 17(1-2)：3-14, 1999
9) 梅野 充，森田展彰，池田朋広，ほか：薬物依存症回復支援施設利用者からみた薬物乱用と心的外傷との関連．日本アルコール・薬物医学会雑誌 44：623-635, 2009
10) 藤野京子，高橋 哲：覚せい剤事犯受刑者の現状─(2)児童虐待被害経験からの分析．アディクションと家族 24：160-168, 2007
11) 森田展彰，村岡香奈枝，山田幸子，ほか：併存障害を持つ薬物依存書に対する心理プログラムの開発と有効性の検討．厚生労働省精神・神経疾患研究委託費「薬物依存症および中毒性精神病に対する治療法の開発・普及と診療の普及に関する研究(主任研究員：和田 清)」平成19-21年度総括研究報告書，pp 105-128, 2010

12) 森田展彰：Disorders of Extreme Stress（DESNOS）の治療—成人サバイバーと児童に対する働きかけの実際．トラウマティック・ストレス 6：97-105，2008
13) van der Kolk BA：The compulsion to repeat the trauma；Re-enactment, revictimization, and masochism. Psychiat Clin North Am 12：389-411, 1989
14) 上岡陽江，大嶋栄子：その後の不自由—「嵐」のあとを生きる人たち．医学書院，2010
15) 宮地尚子：医療現場における DV 被害者への対応ハンドブック．明石書店，2008
16) 内閣府男女共同参画局：配偶者からの暴力相談の手引き（改訂版）—配偶者からの暴力の特性の理解と被害者への適切な対応のために．国立印刷局，2005
17) Najavits LM：Seeking Safety：A Treatment Manual for PTSD and Substance Abuse. Guilford Press, New York, 2002

〔森田展彰〕

第 7 章

性的マイノリティと薬物乱用・依存の関係

● 何気ないやり取りで

「覚醒剤は，相方からすすめられて使うようになりまして．まぁ，だいたい一緒に使っていました」「えっ？ 奥さんから教わったの？ それで，奥さんは今でもシャブ使っているの？」「いやぁ，奥さんというか，パートナーなんですけど．まぁ，これを機に一緒にやめようということになりました」

患者との何気ないやり取りで，話の噛み合わなさに何となく違和感を覚えつつも診察を終え，患者が診察室を後にしてから「しまった！」と気がつき，後味の悪い思いをした経験をお持ちの方はいないだろうか．

われわれが暮らしている社会は，圧倒的に異性愛(ヘテロセクシュアル)が中心となっており，無意識に「相方＝女性」と決めつけてしまうことは理解できなくもない．しかし，アルコールを含む薬物依存や，さまざまな嗜癖(アディクション)の問題に直面する患者のなかには，性的マイノリティが含まれていることが少なくない．依存や嗜癖に対する援助を行ううえで，患者の性的指向(セクシュアリティ)に気づき，性的指向に配慮した関わりをもつことは，患者との信頼関係を保つうえでも，援助の継続性を保つうえでも重要である．

「でも，彼はいわゆるオネェ言葉を話していたわけではないし，女装していたわけでもないから，まぁ，気がつかなくても当然だよな」と，自分に言い聞かせている方がいるならば，性的指向と性自認を混同している可能性があり，事はより深刻である．そもそも，男性同性愛者(ゲイ男性)は，必ずしもオネェ言葉を使うわけではなく，テレビに登場するようなタレントのように女装するゲイ男性はむしろ少数派である．こうしたメディアなどの刷り込みにより，われわれは無意識のうちに性的マイノリティのイメージを作り上げてしまっている可能性がある．

本章では，精神科臨床に携わる者が性的マイノリティを正しく理解するために，まず性的指向や性自認などの用語を定義する．次に，性的マイノリティのなかでもゲイ・バイセクシュアル男性に着目し，薬物使用の現状を概観する．さらに，ゲイ・バイセクシュアル男性の薬物使用に対する理解を深めるために，特にセックスとの関係性で薬物使用を考えてみたい．最後に，薬物問題を抱える性的マイノリティに気づいた際の関わり・つなぎについて提案したい．

性の多様性を理解する

　　　　性的マイノリティ(性的少数派)を正しく理解するには，まず性的指向を理解する必要がある．性的指向とは，男女いずれの性別を恋愛・性愛の対象とするのかという性指向のことであり，同性愛者，異性愛者，両性愛者が存在する．女性同性愛者はレズビアン(lesbian)，男性同性愛者はゲイ(gay)，両性愛者はバイセクシュアル(bisexual)，異性愛者はヘテロセクシュアル(heterosexual)と呼ばれることが多い．厚生労働科学研究エイズ対策研究事業によれば，男性人口の 2.0%(95% 信頼区間：1.3〜2.6%)が，性交経験の相手が同性のみ，あるいは同性と異性の両方と回答している[1]．つまり，少なくとも約 50 人に 1 人の割合でゲイ男性あるいはバイセクシュアル男性が存在すると推定される．

　　　　性的マイノリティは，「マイノリティ」という言葉からもわかるように，多数派である異性愛者が，性的少数派を総称して定義した用語である．前述の同性愛者や両性愛者に加え，生物学上の性別と，自認する性別が一致しない性同一性障害(gender identity disorder)も含まれる．

　　　　性同一性障害は，反対の性になりたいという欲求や，自分の生物学上の性別が反対であるという主張があり，自分の性に対する持続的な不快感や，性役割についての不適切感が存在しているといった性自認(ジェンダー・アイデンティティ)に関する障害である．性同一性障害を治療対象から外すべきであるという議論もあるが，今のところ精神障害の 1 つとして位置づけられており，DSM-Ⅳ-TR にも掲載されている疾患名である．なお，性同一性障害者の性的指向は，異性愛であることも同性愛であることもあり，性自認の問題と性的指向は区別して理解する必要がある．

　　　　一方，同性愛や両性愛が治療の対象ではないことはいうまでもない．DSM-Ⅲ-R 以降，同性愛に関する記述が削除され，ICD-10 においては，「同性愛そのものはいかなる意味でも治療の対象とはならない」という見解が出されている．わが国では，1994 年に当時の厚生省が ICD-10 を採用し，1995 年には日本精神神経学会が同様の見解を発表している．

　　　　性的マイノリティに似た言葉として，LGBT が使われることがあるが，これは Lesbian(女性同性愛者)，Gay(男性同性愛者)，Bisexual(両性愛者)，Transgendar(性同一性障害を含むトランスジェンダー)の頭文字を組み合わせた言葉である．性的マイノリティは，性的多数派である異性愛者が少数派を定義しているのに対し，LGBT は当事者が自分たちを表す言葉として自発的に作られてきた歴史がある．なお，同性愛者を表す言葉にホモセクシュアル(homosexual)があるが，略語である「ホモ」は当事者にとって差別的・侮辱的に感じる場合が多く，診療場面で安易に用いることがないよう配慮が必要である．

HIV/AIDS と薬物依存の交差点

　性的マイノリティと薬物乱用・依存との関係について理解を深めることが本章の目的であるが，薬物依存分野では，性的マイノリティを対象とする大規模調査が行われた実績がいまだない．そのため，性的マイノリティにおける薬物乱用・依存の全体像をとらえることや，一般人口との比較を行うことは困難な状況にある．そもそも，精神保健医療のなかで性的指向が話題に上がること自体少ないように感じる．

　一方，HIV/AIDS 分野では，MSM（男性間で性行為を行う者）における薬物使用の状況や薬物使用と HIV 感染との関連性を明らかにし，効果的な予防介入を行うことは重要課題の1つとなっている．MSM とは，Men who have Sex with Men の略語であり，性的指向は問わず，男性間でのセックスという行動に着目した用語である（わが国では事実上，ゲイ・バイセクシュアル男性と同義と考えてよい）．HIV/AIDS 分野で MSM が注目される理由は，わが国の HIV 新規感染者の約7割が男性同性間の性的接触で占められているという事実にほかならない[2]．MSM は，エイズ対策上の個別施策層（感染の可能性が疫学的に懸念されながらも，感染に関する正しい知識の入手が困難であったり，偏見や差別が存在している社会的背景などから，適切な保健医療サービスを受けていないと考えられるために施策の実施において特別の配慮を必要とする人々）として位置づけられている[3]．

　HIV/AIDS 分野において薬物使用が注目されることに疑問を感じる方もいるかもしれないが，国際的に HIV/AIDS 分野における薬物問題は，注射器を用いた薬物使用（injection drug use；IDU）に伴う感染が中心的課題である．IDU における HIV 感染拡大が深刻な状況にある国では，IDU およびその周辺者への HIV 感染拡大を軽減させるために，薬物使用者が集まる地域などで，使い捨ての注射器を配布したり交換したりするプログラム（needle-syringe programming；NSP）が実施されることもある．これは，薬物使用に伴う健康被害（この場合であれば HIV 感染の拡大）を軽減させるために取り入れられているハームリダクションと呼ばれる公衆衛生政策に基づくプログラムである[4]．

　わが国では IDU における HIV 感染が拡大している様子はみられず，2011年に報告された HIV 感染者の感染経路のうち，静注薬物使用によるものは，全体のわずか0.4%にとどまっている[2]．薬物依存者を対象とする血清学的検査を含むモニタリング調査においても，HIV 抗体陽性者の報告数はきわめて少ない．和田らが継続実施している血清学的検査を含むモニタリング調査（精神科病院1～6施設における定点調査）によれば，1993～2009年に調査対象となった3,762名の覚醒剤関連患者のうち，HIV 抗体陽性者はわずか6名であったと報告されている．この陽性者のなかには，IDU 経験が一度もない者や，HIV 感染が発覚する前に IDU 経験がない者も含まれており，感染経路としてはむしろ性的接触による可能性が高いという．ちなみに，6名のうち3名が男性同性間の性的接触が感染経路と推定される症例であるという[5]．これらの報告をふまえれば，わが国の薬物使用者における HIV 感染は，IDU による直

接的な感染がメインではなく，精神作用物質の使用に伴う興奮作用や抑制作用が薬物使用者の性行動に何らかの影響を与え，結果としてHIV感染のリスクを高めている可能性が高いことが推察されよう．したがって，わが国において薬物使用は，HIV感染の「間接的リスクファクター」として位置づけることができ，薬物使用を性行為との関係から理解することが重要となる．

2012年1月には，後天性免疫不全症候群に関する特定感染症予防指針[3]（いわゆるエイズ予防指針）が改正され，薬物乱用者が初めて個別施策層として位置づけられ，MSMと薬物乱用者および両者が重なる集団はいずれも，エイズ対策上重要な対象層である．実際に，HIV・エイズ診療の現場において薬物使用歴をもつ患者（その多くがゲイ・バイセクシュアル男性）が登場することは珍しいことではなく，その対策が議論され始めている．薬物依存臨床においても，ゲイ・バイセクシュアル男性やHIV抗体陽性者がすでに登場している可能性は十分に考えられるが，患者の性的指向に対する配慮や，HIVをはじめとする性感染症への対応が話題に上がることはあまり多くない．ゲイ・バイセクシュアル男性と薬物乱用者という2つの個別施策層が重なる部分は，まさにHIV/AIDSと薬物依存の交差点であり，診療科の枠を超えた包括的な対応が求められる個別施策層といえる．

ゲイ・バイセクシュアル男性における薬物使用

筆者らは，厚生労働科学研究エイズ対策研究事業の一環として，ゲイ・バイセクシュアル男性のセクシュアルヘルスに関するインターネット調査を実施している[6]．この調査では，薬物使用の経験を生涯経験，性交時での経験，過去1年間での経験，過去6か月間での経験という切り口で捉えている．パソコン（あるいは携帯端末）を用いた自記式調査のため，薬物依存症の診断をつけることはできないが，直近の薬物使用者（たとえば過去6か月間）のなかには，薬物依存に基づき使用を繰り返している者も含まれると考えられる．また，エイズ対策研究事業の一環として行われている調査であるため，薬物使用を安全な性行動を阻害する要因として位置づけ，性行為との結びつきについて調べている．そのため，調査対象薬物は必ずしも依存性薬物ではない（たとえば，ED治療薬）．このインターネット調査にパソコンで回答したゲイ・バイセクシュアル男性3,658名（平均年齢32.6歳）における薬物使用の状況を図7-1に示した．

最も使用されているのは亜硝酸エステルであり，生涯経験率は34.1％である．RUSHやポッパーなどの俗称で流通している脱法ドラッグの1つである．現在は指定薬物として流通が規制されているにもかかわらず，過去1年間（8.5％）あるいは過去6か月以内（6.4％）に使用している者も存在する点に注意が必要である．RUSH類は，アダルトショップなどでの店頭販売はほとんどみられないものの，ゲイ向けインターネットサイトでは，いまだに通信販売の広告が出されていることから，現在も流行が継続している可能性が示唆される．

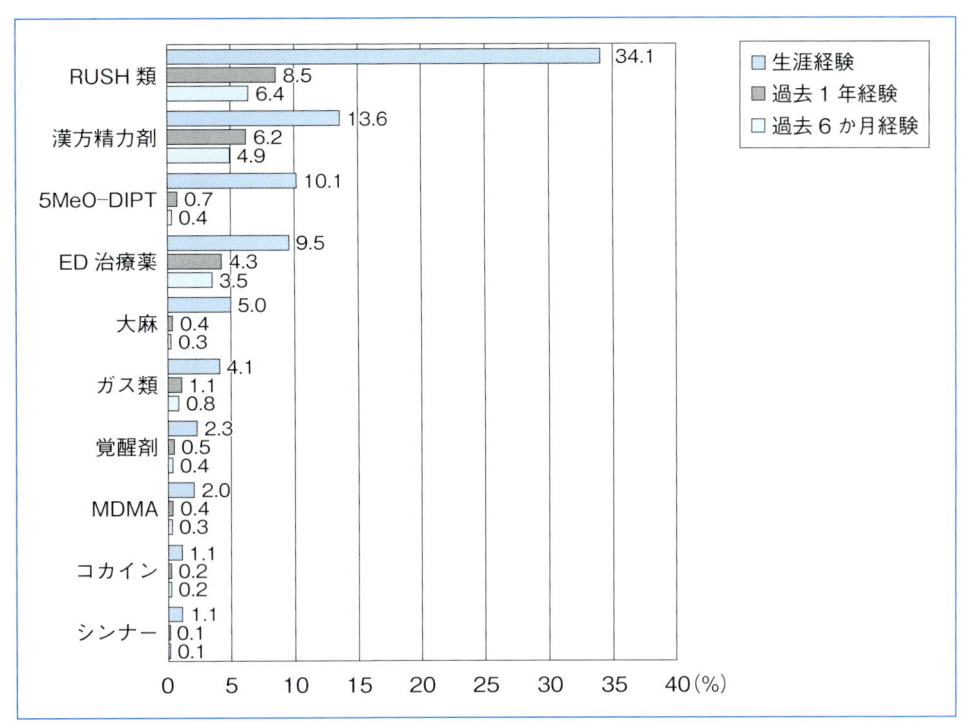

図 7-1 ゲイ・バイセクシュアル男性における薬物使用経験率(n=3,658)
〔嶋根卓也, 日高庸晴, 松崎良美：インターネットによる MSM の HIV 感染予防に関する行動疫学研究 (REACH Online 2011). 厚生労働科学研究費補助金エイズ対策研究事業「HIV 感染予防対策の個別施策層を対象にしたインターネットによるモニタリング調査・認知行動理論による予防介入と多職種対人援助職による支援体制構築に関する研究」平成 24 年度総括・分担研究報告書, pp 127-249, 2012 をもとに作成〕

次いで使用されているのは漢方精力剤である（生涯経験率 13.6%）．漢方精力剤とは，三便宝，威哥王などの商品名で販売されている滋養強壮剤である．原産国は主に中国である．天然生薬を組み合わせた精力剤として売られているが，厚生労働省医薬食品局監視指導・麻薬対策課によれば，三便宝や威哥王からは，シルデナフィル（バイアグラ®）などの医薬品成分が検出されており，健康被害が報告されている事例もあるとしている[7]．タダラフィル（シアリス®）や，バルデナフィル（レビトラ®）を含有する ED 治療薬も同様に使用されている（生涯経験率 9.5%）．ゲイ向けのインターネットでは個人輸入に関する広告が出されていることから，必ずしも医師の指示に従って服用しているわけではない可能性がある．

5-methoxy-N, N-diisopropyltryptamine（5-MeO-DIPT）は，ゴメオや Foxy などの俗称で流通している薬物である．かつては，ゲイ向けのアダルトショップなどでも店頭販売されていた．生涯経験率は 10.1% であり，比較的多くの対象者に使用歴がみられるが，過去 1 年間あるいは過去 6 か月以内といった直近の使用者はほとんどみられないことに注目したい．5-MeO-DIPT は，2005 年に麻薬指定され，現在ではほとんど流通していないことが影響していると推察される．

5-MeO-DIPT による健康被害としては，摂取後に呼吸困難・過呼吸・嘔吐など一過性の精神症状を呈した症例[8]，過去に被害関係妄想などの精神病症状が認められる

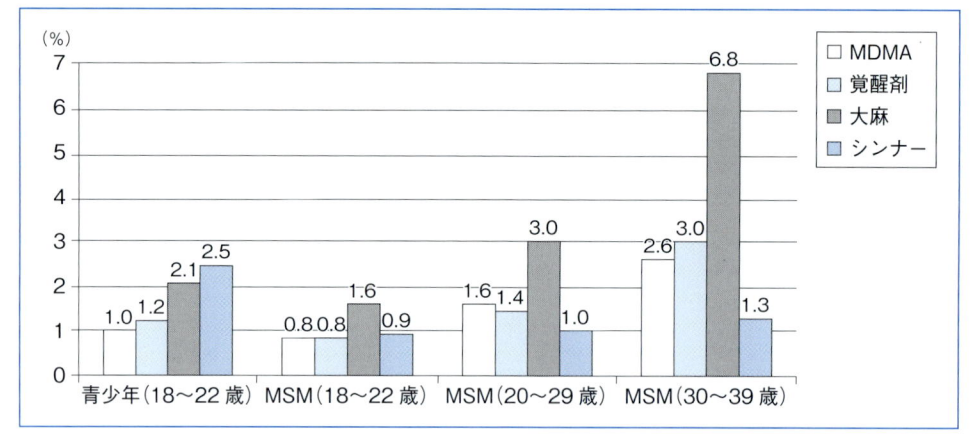

図7-2 主たる使用薬物の経験率に関する青少年(関東地域の代表集団)とゲイ・バイセクシュアル男性との比較

〔嶋根卓也,日高庸晴,松崎良美:インターネットによるMSMのHIV感染予防に関する行動疫学研究(REACH Online 2011).厚生労働科学研究費補助金エイズ対策研究事業「HIV感染予防対策の個別施策層を対象にしたインターネットによるモニタリング調査・認知行動理論による予防介入と多職種対人援助職による支援体制構築に関する研究」平成24年度総括・分担研究報告書,pp 127-249, 2012 および勝野眞吾,三好美浩,吉本佐雅子,ほか:青少年の喫煙,飲酒,薬物乱用の実態と生活習慣に関する調査2007―関東地域における18-22歳対象の抽出調査―,兵庫教育大学教育社会調査研究センター,2008をもとに作成〕

患者が摂取後に覚醒剤精神病が再燃した症例[9],HIV抗体陽性のゲイ男性が重篤な悪性症候群を引き起こした症例[10]などが報告されている.

果たしてゲイ・バイセクシュアル男性の薬物使用率は,一般人口と比べて高いのであろうか.図7-2の通り,若年層(18～22歳)のゲイ・バイセクシュアル男性における薬物使用率は,一般人口(無作為抽出された関東地方の18～22歳の男女[11])に比べて決して高いものではなく,むしろ低率である.ゲイ・バイセクシュアル男性にとって18～22歳という時期は,初めてゲイの友達や恋人ができる年齢層であり,薬物を介した付き合いや,薬物が出回っている商業施設の利用がそれほど多くない可能性がある.しかし,年齢が上昇するとともに,3, 4-methylenedioxymethamphetamine (MDMA),大麻,覚醒剤いずれの使用率も上昇していることから,年を重ねるごとに薬物リスクの高いゲイ友人やパートナーとの交友関係が広がることにより,薬物使用リスクが高まっているのかもしれない.

一方,有機溶剤の上昇はごくわずかであり,繰り返し指摘されている若年層における有機溶剤乱用の減少[12]と一致する結果と考えることができる.なお,RUSH類,漢方精力剤,5-MeO-DIPT,ED治療薬については一般住民におけるデータが存在しないため比較はできない.

セックスとドラッグとの関係

ゲイ・バイセクシュアル男性が薬物を使う状況はさまざまである.ホテルや自室にて1人で使う者もいれば,車の中で使う者,クラブイベントで仲間と一緒に使う者,

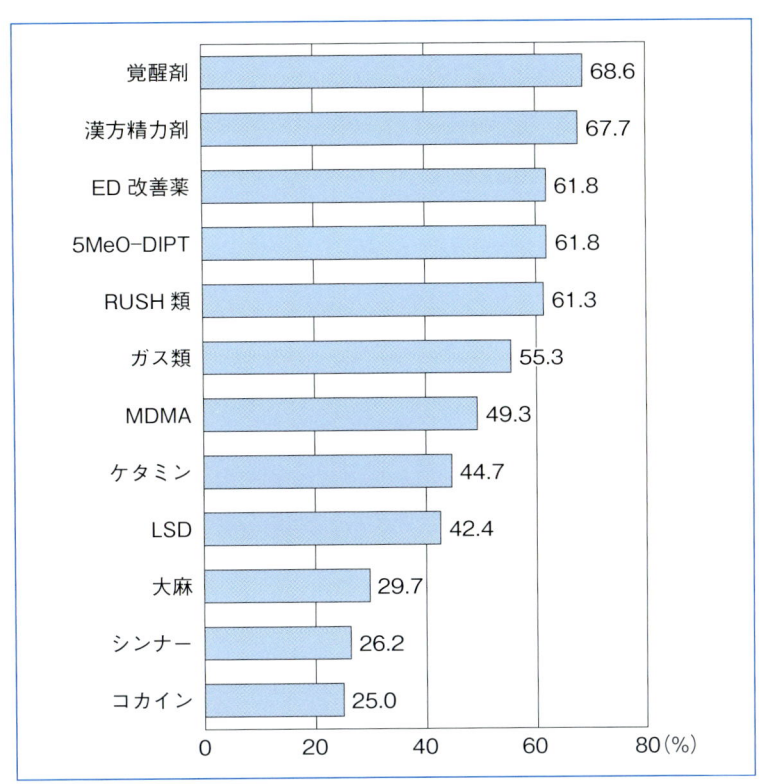

図7-3 性交時（あるいは性交開始2時間前まで）の薬物使用率（各薬物の生涯経験者を分母として算出）

［嶋根卓也，日高庸晴，松崎良美：インターネットによるMSMのHIV感染予防に関する行動疫学研究（REACH Online 2011）．厚生労働科学研究費補助金エイズ対策研究事業「HIV感染予防対策の個別施策層を対象にしたインターネットによるモニタリング調査・認知行動理論による予防介入と多職種対人援助職による支援体制構築に関する研究」平成24年度総括・分担研究報告書，pp 127-249, 2012をもとに作成］

彼氏やパートナーの部屋で使う場合もあるだろう．ここでは，性行動とのつながりからゲイ・バイセクシュアル男性の薬物使用を考えてみたい．

　前述のインターネット調査に回答した対象者のなかで薬物使用経験をもつ者に，性交時での使用状況についても同様に尋ねた．図7-3は，性交時（あるいは性交開始2時間前までに）における各薬物の使用経験割合を示したものである（各使用薬物の生涯経験者を分母とし，性交時の使用経験をもつ者を分子とした）．

　性交時に使われる可能性が高い薬物として，覚醒剤，漢方精力剤，ED改善薬，5-MeO-DIPT，RUSHが上位を占めている．つまりこれらの薬物は，ゲイ・バイセクシュアル男性における「セックスドラッグ」となっている可能性が高いことを示唆するものである．

　これらの薬物がゲイ・バイセクシュアル男性間の性交時に使われやすい背景には，さまざまな要因が考えられる．まず，環境的要因としては入手可能性の高さが考えられる．都市部のゲイタウンには，ゲイ向けのアダルトショップが数多くあり，アダルトグッズとともに脱法ドラッグを販売する店舗は少なくない．現在では，規制対象と

なっている 5-MeO-DIPT や RUSH の店頭販売はほとんどみられないものの，脱法ドラッグの販売は依然として続けられている．

身体的要因としては，これらの薬物の薬理作用として内肛門括約筋（平滑筋）を弛緩させる働きが関与していると考えられる．例えば，トリプタミン系薬物である 5-MeO-DIPT は，セロトニン再吸収を抑制し，セロトニンは肛門平滑筋を用量依存的に弛緩させることが報告されている[13]．また，RUSH の有効成分である亜硝酸エステルは，ニトログリセリンと同様に内肛門括約筋の弛緩作用がある．覚醒剤などの交感神経作動薬は平滑筋を弛緩させる．男性同性間のアナルセックスの状況を考えれば，薬物によって得られる報酬効果（性的快感の増強や多幸感）に加え，内肛門括約筋の弛緩作用を期待して使用されている可能性もある．

アナルセックスには，挿入側（insertive anal sex）と被挿入側（receptive anal sex）があるが，アナルセックスのタイプによっても使用される薬物に違いがみられることにも注意が必要である．Mansergh らは，サンフランシスコの MSM を対象とする調査で，交絡因子調整後においても，覚醒剤使用はコンドームを使わない receptive anal sex のリスクを約 2 倍，シルデナフィル（バイアグラ®）はコンドームを使わない insertive anal sex のリスクを約 6.5 倍増大させることを報告している[14]．シルデナフィルの使用率は被挿入側より挿入側のほうが高いことから，覚醒剤による勃起不全を改善するために，シルデナフィルなどの ED 治療薬を使用している可能性も考えられる．

アルコールとセックスの相乗効果

薬物依存治療において，アルコールやセックスが薬物再使用の引き金（トリガー）になることは従来から知られており，薬物依存症向けの認知行動療法ではアルコールやセックスと薬物使用とのつながりに対する理解を促し，再使用を予防する対処法を身につけるように支援している．ゲイ・バイセクシュアル男性における薬物使用を理解するうえでは，その背後にあるアルコールやセックスの存在についても考慮に入れる必要がある．

筆者らが実施したインターネット調査では，携帯端末（スマートフォンを含む）を通じて調査に回答したゲイ・バイセクシュアル男性のうち，飲酒経験をもち，過去 6 か月以内に男性との性的接触をもつ 2,295 名の覚醒剤使用について分析したところ（図 7-4），使用場面を問わない覚醒剤使用割合は，性交時の飲酒の有無で有意な差が認められない一方で，覚醒剤の使用場面を性交時に限定すると，性交時飲酒群（4.9%）は，非飲酒群（2.7%）に比べて有意に高いという結果が得られている[15]．これはアルコールの酩酊状態により判断力が鈍り，覚醒剤使用への心理的ハードルが低下している可能性を示すものかもしれない．黒人 MSM を対象とした Mimiaga らの研究においても，問題飲酒は覚醒剤の使用リスクを 3.3 倍（調整済オッズ比）増加させており，同様の傾向が認められる[16]．また，アルコール酩酊下でのセックスのように，複数の引き金が

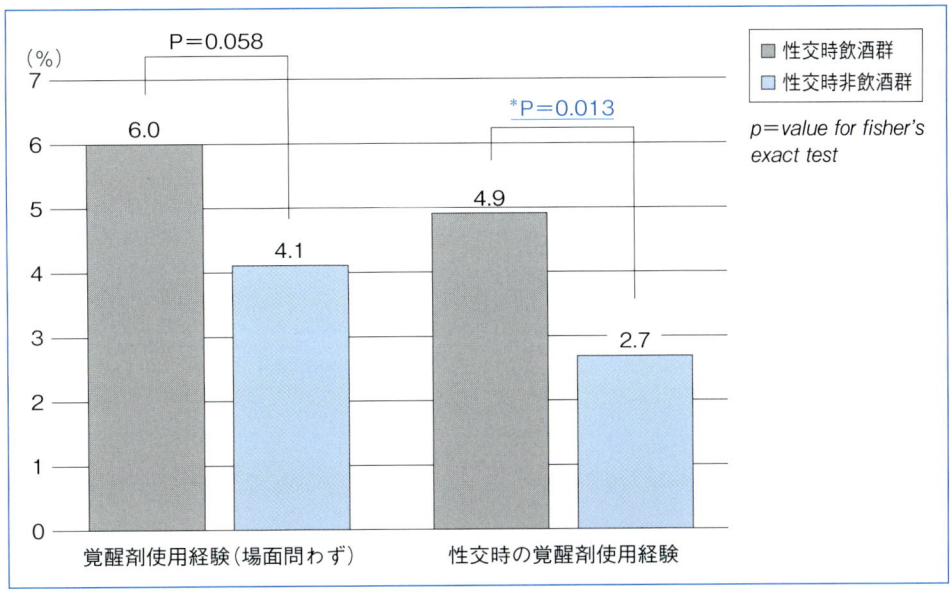

図7-4 性交時のアルコール使用の有無と覚醒剤使用との関連（n=2,295）
※覚醒剤の使用割合（生涯経験）について，使用場面を問わない場合は，性交時の飲酒の有無で有意差が認められないものの（左側），覚醒剤の使用場面を性交時に限定すると，性交時に飲酒のある群の割合が有意に高い（右側）．
〔嶋根卓也，日高庸晴：MSMにおけるアルコール影響下でのセックスと覚せい剤使用との関連―インターネット調査の結果より．日本エイズ学会誌（第26回日本エイズ学会学術集会・総会抄録集）14：339, 2012 より〕

組み合わさることにより，相乗的に覚醒剤の使用リスクを高めている可能性がある．

ゲイ・バイセクシュアル男性のこころ

前述のインターネット調査[6]によれば，対象となったゲイ・バイセクシュアル男性の約8割は自らの性的指向を親にカミングアウトしない（できない）状態にある．「お前，まだ結婚しないのか？」「早く孫の顔が見たいわ」など，両親との何気ない会話にストレスを感じている当事者も少なくない．自らの性的指向を開示できず，異性愛者の仮面をつけて振る舞わざるを得ないことが彼らのストレスの根底にあるのかもしれない．一方，家族以外の異性愛者に開示しているのは4割程度であり，学校や社会といった所属先においてもストレスを感じながら異性愛者としての役割を演じている可能性がある．「彼女作らないの？」「このなかならどの子がタイプ？」など，異性愛社会ではよくある投げかけに対し，話を誤魔化したり，適当に話を合わせたり，といった具合である．ゲイ・バイセクシュアル男性で，異性愛者を装うことによるストレスを強く感じている者ほど，抑うつ，不安，孤独感などが強く現れるという報告もある[17]．

実際，メンタルヘルスに不調がみられるゲイ・バイセクシュアル男性は少なくない．うつ病・不安障害のスクリーニング調査票として知られるK10によって過去30日間のメンタルヘルスの状況を調べたところ，全体の44%がカットオフ値（10点）を

超えていた（地域住民では27%）[18]．こうしたメンタルヘルスの不調にかかわらず，精神科医療につながっているゲイ・バイセクシュアル男性はそれほど多くない．たとえば，K10スコア10点以上のリスク群における過去6か月間の精神科受診率は8.8%にとどまっている．また，精神科医療につながったとしても，約7割は自らの性的指向を医療者に開示できていない現状にある．

　日高は，ゲイ・バイセクシュアル男性間のセックスについて，インターネット調査で得られた自由記載を分析し，異性愛社会のなかでの絶え間ないストレスや居場所のなさを感じる一方で，ストレスを「発散，解消，解放」するためのセックスに，「歯止めがきかなくなる」現象があることを指摘している[19]．Kurtzは，フォーカス・グループインタビューを通じて，ゲイ男性が覚醒剤を使う動機として，「孤独感や疎外感の回避」「老化や病気への対処」「抑えのきかないセックス」が共通することを報告している[20]．つまり，その場限りの相手とのコンドームを使わない無防備なセックスには，ある種の自己破壊的な意味合いが含まれるとも理解することができよう．定量的に示すことはなかなか困難であるが，ゲイ・バイセクシュアル男性の性行為下での薬物使用は，こうした自己破壊的な行動を「エスカレートさせる道具」として，あるいは自己破壊的行動に伴う健康リスクとの直面化を「麻痺させる道具」として働いているのかもしれない．

薬物問題を抱える性的マイノリティの存在に気づいたら

　本章では，ゲイ・バイセクシュアル男性の薬物使用を中心に論じてきた．筆者らの知る限り，わが国ではレズビアン，バイセクシュアル女性，トランスジェンダーにおける薬物使用に関する研究はほとんど行われていない．そのため，本章は性的マイノリティにおける薬物使用の全体像をとらえきれていない限界がある．こうした限界があるとはいえ，薬物問題を抱える性的マイノリティの存在に気づいた際に精神科臨床に携わる医療者が配慮すべき点には，いくつかの共通点があると考えられる．

　第1に，異性愛を前提とする会話を避けることである．男性患者と同居しているパートナーは当然女性であろう，女性患者のパートナーは当然男性であろうというステレオタイプの見方は，無意識に差別や偏見につながるおそれがある．性の多様性を理解したうえで，異性愛を前提としない非審判的な態度で接することが必要である．

　第2に，患者が自らの性的指向について開示した際の対応である．まずはカミングアウトしてくれたことに感謝の気持ちを述べるとともに，異性愛社会での絶え間ないストレスに晒されながら生きてきたことに対してねぎらいの言葉をかけることも患者との信頼関係を良好に保つためには必要ではなかろうか．

　第3に，薬物依存の状況を見極めたうえで，適切な援助資源につないでいくことである．その際は，患者の薬物依存治療に対する動機の程度を確認しつつ，継続的な援助が可能な資源を探していくことになる．本人の薬物依存治療に対する動機が低いことは，予防介入を行わない理由にはならない．依存症に対する自覚が十分ではなかっ

たとしても，薬物の過量摂取による急性中毒やアルコールとの併用リスクといった身近な話題を挙げながら，本人の断薬への動機を高めていくことが求められる．HIV抗体陽性者であれば，抗HIV薬との併用による健康リスクはより身近な話題であろう．近年では，薬物依存症向けの認知行動療法プログラムを実施している精神科医療施設，精神保健福祉センターもあり，これらの施設との連携も視野に入れることが望ましい．自分の所属先においてこれらのプログラムを実施している場合は，事前にスタッフに対し性的指向に関する教育を行い，性的マイノリティへの理解を深めておくことも必要であろう．必要に応じて自助グループにつなぐという選択肢もある．グループ数は少ないものの，ナルコティクスアノニマス(NA)には，性的マイノリティのグループも登場している．

第4に，HIV感染をはじめとする性感染症の早期発見・早期介入にも配慮し，各エリアに整備されたHIV/AIDSの拠点病院との相互連携も視野に入れ，患者の包括的な健康支援に努めることである．

精神科臨床に携わる医療者が性的マイノリティに関する臨床知を身につけることで，患者との信頼関係がさらに良好となり，ひいては薬物乱用・依存に対する早期解決の糸口を見出せる可能性がある．今後，性的マイノリティ・フレンドリーな薬物依存治療がさらに広がることに期待したい．

● 文献

1) 塩野徳史，市川誠一，金子典代，ほか：日本成人男性におけるMSM人口の推定とHIV/AIDSに関する意識調査．厚生労働科学研究費補助金エイズ対策研究事業「男性同性間のHIV感染対策とその介入効果に関する研究」平成21年度総括・分担研究報告書, pp 119-138, 2010
2) 厚生労働省エイズ動向委員会：平成23(2011)年エイズ発生動向年報, 2012
3) 厚生労働省告示第二十一号：後天性免疫不全症候群に関する特定感染症予防指針(平成24年1月19日). 2012
4) 古藤吾郎，嶋根卓也，吉田智子，ほか：ハームリダクションと注射薬物使用：HIV/AIDSの時代に．国際保健医療 21：185-195, 2006
5) 和田清，小堀栄子：薬物依存とHIV/HCV感染—現状と対策．日本エイズ学会誌 13：1-7, 2011.
6) 嶋根卓也，日高庸晴，松崎良美：インターネットによるMSMのHIV感染予防に関する行動疫学研究(REACH Online 2011)．厚生労働科学研究費補助金エイズ対策研究事業「HIV感染予防対策の個別施策層を対象にしたインターネットによるモニタリング調査・認知行動理論による予防介入と多職種対人援助職による支援体制構築に関する研究」平成24年度総括・分担研究報告書, pp 127-249, 2012
7) 厚生労働省医薬食品局監視指導・麻薬対策課：医薬品成分(シルデナフィル及び類似成分)が検出されたいわゆる健康食品について．無承認無許可医薬品情報(平成24年11月29日), 2012
8) 熊谷 亮，菊地祐子，一宮洋介，ほか：「脱法ドラッグ」5-methoxy-N, N-diisopropyltryptamine(5-MeO-DIPT)の摂取によって一過性の精神症状を呈した2症例．精神医学 47：213-215, 2005
9) 藤田俊之，高橋美佐子，新井 誠，ほか：5-MeO-DIPTにより急性再燃を来した覚醒剤精神病の1例．精神医学 49：59-61, 2007
10) Kuwahara T, Nakakura T, Oda S, et al：Problems in three Japanese drug users with Human Immunodeficiency Virus infection. J Med Invest 55：156-160, 2008
11) 勝野眞吾，三好美浩，吉本佐雅子，ほか：青少年の喫煙，飲酒，薬物乱用の実態と生活習慣に関する調査2007—関東地域における18-22歳対象の抽出調査．兵庫教育大学教育社会調査研究センター, 2008
12) 和田 清，小堀栄子，嶋根卓也，ほか：飲酒・喫煙・薬物乱用についての全国中学生意識・実態調査(2010年)．厚生労働科学研究費補助金医薬品・医療機器等レギュラトリーサイエンス総合研

究事業「薬物乱用・依存の実態把握と再乱用防止のための社会資源等の現状と課題に関する研究」平成22年度総括・分担研究報告書．pp 17-87, 2011

13) Goldberg M, Hanani M, Nissan S：Effects of serotonin on the internal anal sphincter：in vivo manometric study in rats. Gut 27：49-54, 1986

14) Mansergh G, Shouse RL, Marks G, et al：Methamphetamine and sildenafil(Viagra)use are linked to unprotected receptive and insertive anal sex, respectively, in a sample of men who have sex with men. Sex Transm Infect 82：131-134, 2006

15) 嶋根卓也，日高庸晴：MSMにおけるアルコール影響下でのセックスと覚せい剤使用との関連—インターネット調査の結果より．日本エイズ学会誌(第26回日本エイズ学会学術集会・総会抄録集)14：339, 2012

16) Mimiaga MJ, Reisner SL, Fontaine YM, et al：Walking the line：stimulant use during sex and HIV risk behavior among Black urban MSM. Drug Alcohol Depend 110：30-37, 2010

17) 日高庸晴：ゲイ・バイセクシュアル男性の異性愛者的役割葛藤と精神的健康に関する研究．思春期学 18：264-272, 2000

18) Sakurai K, Nishi A, Kondo K, et al：Screening performance of K6/K10 and other screening instruments for mood and anxiety disorders in Japan. Psychiatry Clin Neurosci 65：434-441, 2011

19) 日高庸晴：【HIV感染症のいま—支援をつなぐために知っておきたいこと】患者支援と服薬指導 HIV感染症と性的マイノリティ．薬事 54：1464-1468, 2012

20) Kurtz SP：Post-circuit blues：motivations and consequences of crystal meth use among gay men in Miami. AIDS Behav 9：63-72, 2005

〔嶋根卓也，日高庸晴〕

第 8 章

薬物依存症者をもつ家族に対する理解と相談支援の方法

薬物依存症者をもつ家族の現状

1 | 日常生活において家族が経験するさまざまな困難

　薬物依存症者を抱える家族は，普段の生活のなかで困難な場面を数多く経験しており，その困難の大きさははかり知れないものである．薬物依存症者の多くは，依存症の進行とともに徐々に生活態度が乱れ，衝動的，暴力的になる．妄想や幻覚などの精神症状により奇異な言動が目立つようになる者も少なくない．また，社会的にみると，窃盗や傷害などの事件や対人トラブルを起こす可能性も高くなる．

　多くの家族が経験する困難な日常生活の場面を図 8-1 に示す[1]．ダルク家族会参加者を対象とした調査[1]によると，約 8 割（80.1%）の家族が，薬物使用のための道具や，薬物使用の現場を目撃したり，本人が妄想・幻覚のため暴れたり，大声を出したり，奇妙な言動をしたりするというショッキングな体験をしている．また，本人の借金のために繰り返し取り立てにあったり（66.7%），本人からの金銭の要求を断ったり薬物をやめさせようと注意すると，本人が暴言・暴力をふるったりする（57.0%）という経験をしている者の割合も高い．

　薬物依存症の影響を受け変化していく本人とともに生活し，時には激しい暴言や暴力の被害を受けながら，それでもなんとか本人の薬物使用をやめさせようと懸命に働きかけ，薬物に起因する諸問題を解決し，被害を最小限に食い止めようと必死の努力を続けているというのが多くの家族にとっての現実である．

2 | 家族の心身の健康

　長く続く困難な生活は，家族の心身の健康に大きな影響をもたらす．薬物依存症者を抱える家族の心身の健康の低さは，すでに多くの研究によって明らかにされている．わが国においても，全国のアルコールおよび薬物問題をもつ家族を対象とした調査[2]の結果，GHQ-12 得点が 3 点以上の対象者が半数以上（55%）存在することが示されており，薬物問題をもつ家族の高いストレス状態が明らかになっている．また，同調査によると，約 7 割（67%）の家族が，「うつや不安が生じた」「体調が悪くなった」と

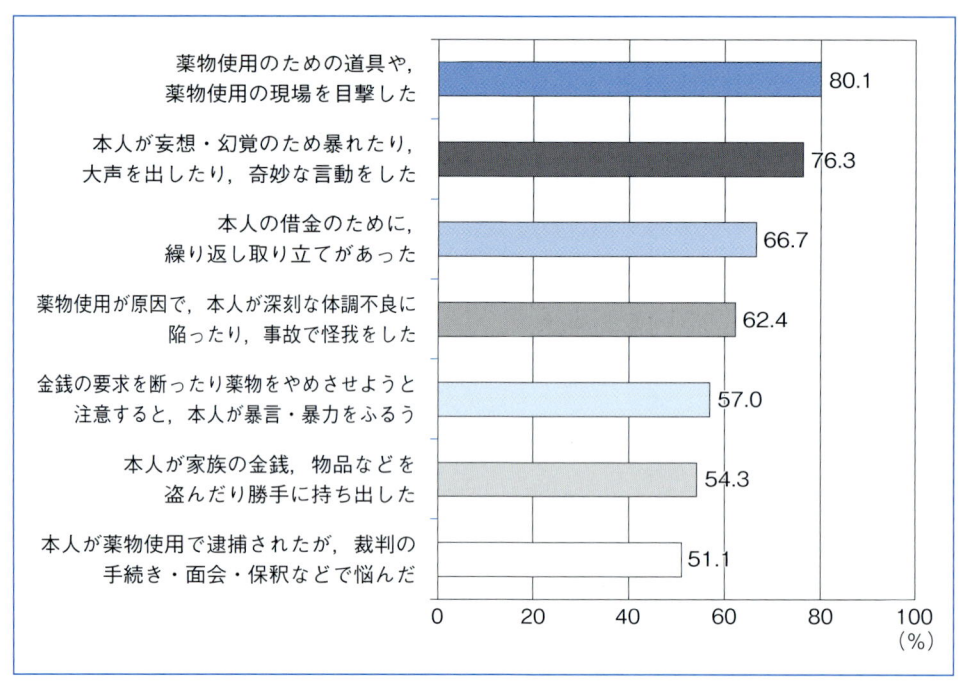

図 8-1 家族が経験するさまざまな困難

薬物使用のための道具や,薬物使用の現場を目撃した　80.1
本人が妄想・幻覚のため暴れたり,大声を出したり,奇妙な言動をした　76.3
本人の借金のために,繰り返し取り立てがあった　66.7
薬物使用が原因で,本人が深刻な体調不良に陥ったり,事故で怪我をした　62.4
金銭の要求を断ったり薬物をやめさせようと注意すると,本人が暴言・暴力をふるう　57.0
本人が家族の金銭,物品などを盗んだり勝手に持ち出した　54.3
本人が薬物使用で逮捕されたが,裁判の手続き・面会・保釈などで悩んだ　51.1

〔Kondo A, Wada K：The effectiveness of a mutual-help group activity for drug users and family members in Japan. Substance Use & Misuse 44：472-489, 2009 より改変〕

回答している．さらには,「問題に巻き込まれてしまう」(60%),「心配で頭がいっぱい」(55%)など,本人との関係上の悩みを抱える者も多く,「当事者におびえてしまう」との回答が4割(40%)にも及ぶ．

ダルク家族会参加者を対象としたインタビュー調査[3]でも,家族の体重が極端に減少したり,家族自身が心療内科を受診したりという発言がみられている．また,本人に対しては,家族としての愛情や責任を感じながら,その一方で,激しい怒りや否定的感情を抱くという感情的葛藤も示されている．そのほかにも,家庭で起きている薬物問題のために周囲に対して後ろめたく感じるようになったり,実際に,近隣や周囲の人々から批判的な視線を浴びたりする経験が報告されており,社会的に孤立した生活実態がうかがえる．

これらのことからも,薬物依存症者をもつ家族が,各方面から積極的な支援を受けて然るべき人々であることがわかる．

わが国における薬物依存症者をもつ家族に対する支援体制

1 専門機関による支援

先述のように,薬物依存症者をもつ家族は,精神的にも身体的にも過酷な状態に置かれ,また,社会的に孤立しながら,日々薬物問題と戦い続けているが,そのような

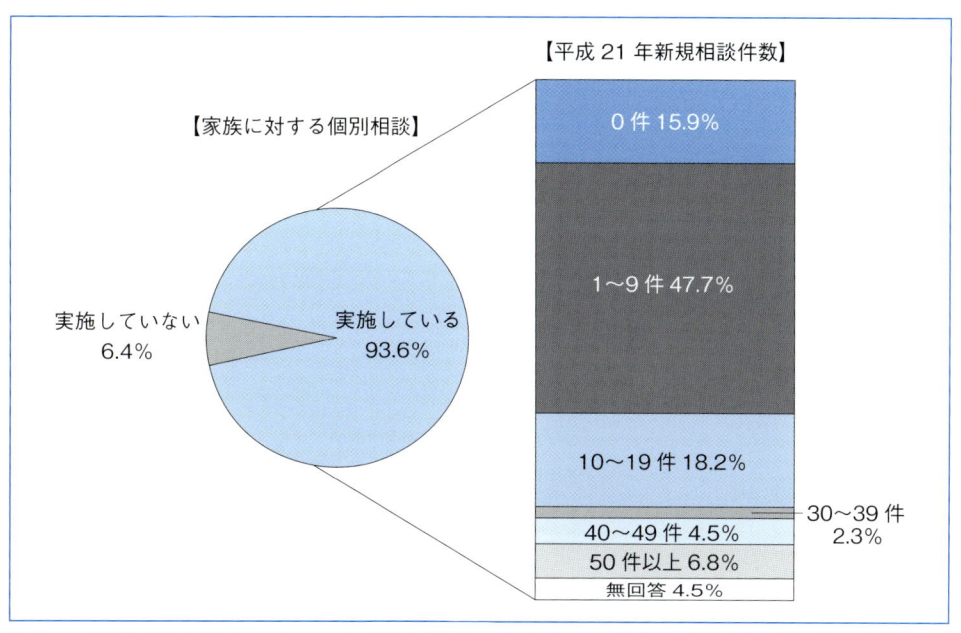

図 8-2 精神保健福祉センターにおける薬物依存症者をもつ家族に対する個別相談の実施状況
〔近藤あゆみ：第1章 薬物依存症者の家族がもつ多様なニーズを満たすための家族心理教育プログラムの開発に関する研究—薬物依存症者をもつ家族の支援を行う関係機関職員を対象とした調査結果から．新潟医療福祉大学社会福祉学部（編）：社会福祉の可能性，pp 1-12，相川書房，2011 より改変〕

家族に差し伸べられる支援の手は，残念ながらきわめて乏しいといわざるを得ない．
　家族支援に関するわが国の動向をみると，2003 年に内閣府薬物乱用対策推進本部が薬物乱用防止五か年戦略[4]を公表し，その薬物乱用防止のための基本目標のなかに，「薬物依存・中毒者の家族に対する支援等」が明記されたことは大きい．また，その流れは，2008 年に出された第三次薬物乱用防止五か年戦略[5]においても，「薬物依存・中毒者の治療・社会復帰の支援及び家族への支援の充実強化による再乱用防止の推進」として引き継がれている．具体的には，「薬物乱用に最初に気付くのは家族などの身近な人であることが多いため，早期発見・早期対応のためには，家族が迅速に相談できるよう相談窓口の周知と相談体制の充実が重要である」と記されている．このことから，わが国の薬物乱用対策の 1 つに，家族に対する相談支援の充実が位置づけられていることがわかる．
　薬物依存症者をもつ家族に対する相談支援を行う機関としては，精神科病院，精神保健福祉センター，保健所などが挙げられるが，そのなかでも，精神保健福祉センターや保健所に対する期待は大きく，五か年戦略にも相談支援を行う主たる機関として，その名が挙げられている．
　その精神保健福祉センターにおける薬物依存症者をもつ家族に対する相談支援の現状について図 8-2 および図 8-3 に示す．筆者らが 2010 年に実施した調査[6]では，9 割以上（93.6％）が薬物依存症者をもつ家族に対する個別相談を実施していると回答していた．しかし，2009 年の新規相談件数をみると，6 割以上（63.6％）が 10 件未満と非常に少なく，50 件以上と回答した機関は全体のわずか 6.8％に過ぎない．また，薬物依存

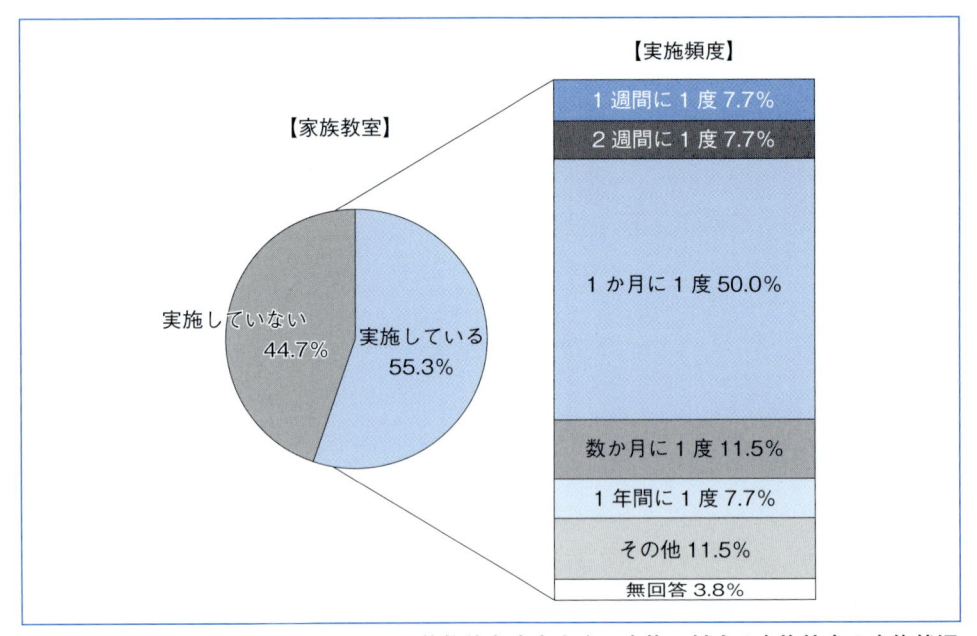

図 8-3　精神保健福祉センターにおける薬物依存症者をもつ家族に対する家族教室の実施状況
〔近藤あゆみ：第1章　薬物依存症者の家族がもつ多様なニーズを満たすための家族心理教育プログラムの開発に関する研究—薬物依存症者をもつ家族の支援を行う関係機関職員を対象とした調査結果から．新潟医療福祉大学社会福祉学部（編）：社会福祉の可能性，pp 1-12，相川書房，2011 より改変〕

症者をもつ家族を対象とした家族教室を実施している機関は約半数(55.3%)であり，その実施頻度についても，1か月に1度以下が約7割(69.2%)と多くを占めていた．

次に，家族が薬物問題のために関係機関を訪れる時期についてであるが，ダルク家族会を対象とした調査[7]によると，家族が薬物問題を確認してから初めて関係機関に相談に訪れるまでに，平均約3年間(38.7か月)を要していることが明らかになっている．薬物問題が発覚するのと同時期またはそれ以前の疑いの段階から機関を利用していた家族が約3割(32.8%)存在するが，かなり時間が経過してから初めて相談に訪れる家族も多く，2割以上(22.6%)が，3年以上経ってから初めて関係機関を訪れている．その理由としては，専門機関の周知不足のほかに，家族が抱く守秘に関する不安などが考えられよう．ダルク家族会を対象としたインタビュー調査[3]によると，家族が抱えるさまざまな困難の1つに，「援助・治療機関に関する問題」が挙げられている．そこでは，守秘への不安があり相談が困難であることや，相談に行っても具体性のない対応をされたり，対応機関がわからず多機関を奔走したりしたことなどが語られている．

このように，薬物依存症者をもつ家族に対する相談支援体制の拡充は，国策の一部として位置づけられているにもかかわらず，依然として不十分であり，家族が早急に十分な支援を受けられるにはほど遠い状況であることがわかる．人材の育成，マンパワーの充実，周知の徹底など課題は山積であり，早急な体制整備が必要である．

2 | 自助活動

　薬物依存症者をもつ家族が利用できる主たる自助組織として，ナラノン，ダルク家族会，全国薬物依存症者家族連合会などがある．ナラノン[8]は，世界中に数多く存在する薬物依存症者をもつ家族のための自助グループであり，薬物依存症者のための自助グループであるNA[9]と同様に，12ステップ・プログラムや12の伝統を柱とした活動を展開している．日本でも各地でミーティングが行われているが[10]，すべての都道府県にミーティング会場があるわけではなく，地域偏在のために利用が難しい家族も多い．

　ダルク家族会[11]は，薬物依存症者のための回復施設であるダルクと連携を保ちながら活動を行っている自助組織であり，全国にわたり現在約30の家族会がある．家族会の規模や活動内容は各家族会により異なるが，専門家を招いて薬物依存症に関する勉強会を開催したり，当事者家族がそれぞれの経験を語るミーティングを行ったり，薬物依存症者本人の体験談を聞いたり，家族相談を行ったりしているところが多い．

　また，ダルク家族会と密接な関係にある自助組織として全国薬物依存症者家族連合会[12]がある．全国薬物依存症者家族連合会とは，全国のダルク家族会メンバーなどから構成されるより大規模な自助組織であり，薬物依存症に関する普及啓発，体制整備のための諸活動などを行っている．

　これらの自助組織はまだ数も少なく，歴史が浅いことから，その内実にはさまざまな課題も存在すると思われるが，専門機関による相談支援体制がかくも未整備の現状においては，家族にとってきわめて重要な社会資源の1つであることは間違いない．今後は，時間の経過とともにそれぞれの自助組織が成熟していくのが待たれるとともに，現実的に多くの家族の支えとなっているこれら自助組織と専門家との有機的なネットワーク体制の構築が重要である．

● 薬物依存症者をもつ家族に対する相談支援の方法

1 | 欧米における家族支援に関する近年の動向

　世界的にみて，依存症者をもつ家族に対する支援の歴史は，1930年代に起きたアルコール依存症者のための自助グループ，AA[13]の誕生と，その後を追うように1950年代以降広がりを見せ始めたアルコール依存症者をもつ家族のための自助グループ，アラノン[14]の誕生にさかのぼる．

　その後，専門家たちも次第に依存症者のパートナーに関心を寄せるようになっていったが，その理解の仕方はかなりネガティブな色彩を帯びていた．それは，アルコール依存症者のパートナーの多くは，潜在的な他者に対するコントロール欲求を抱えており，その欲求を満たすために，無意識のうちにアルコール依存症者のような多問題の異性をパートナーとして選んでいるという考え方である[15]．家族のなかに潜ん

でいると仮定されたこのような病理はやがて「共依存」という概念によって説明が試みられるようになり，家族は，依存症の回復支援者としてではなく，依存症の被害者としてでもなく，無意識に依存症者と不健康な同盟関係を結び，依存症の維持進行に力を貸す役割を果たすネガティブな存在としてとらえられるようになった．

この「共依存」という概念は，専門家のなかであっという間に広がり，時代とともに変化発展しながら，1980年代まで依存症者の家族支援における中心に位置し続けた．家族は，依存症者本人の回復に手を貸す前に，まず，自らの内面にある深刻な心理的問題を認識し，その回復，つまり，「共依存」からの脱却に力を注ぐべきであると考えられたのである．

「共依存」の概念やそれに基づく家族介入のアプローチは，その後わが国にも紹介され，やがて依存症領域で一般的に用いられるようになったが，今改めて過去を振り返ってみると，依存症者の家族に「共依存」の概念を当てはめることの妥当性を科学的に検証した研究はきわめて数が少なく，また，「共依存」という概念も結局は厳密に定義されないまま今日に至っているということに気づく．

変化のときは，1980年代後半から1990年代にかけてやってきた．既存のアプローチに満足しない家族が多数存在することに気づき始めた専門家たちが，これまでとは異なる新しいさまざまなアプローチによる支援介入を試み始めたのである．各アプローチの目的を概観すると，「家族からの働きかけにより薬物依存症者本人を治療に導入，定着させること」「薬物依存症治療そのものに家族を組み込むことで，薬物依存症者本人の良好な予後を目指すこと」「薬物問題の影響を受けて疲弊している家族の生活の質の改善をはかること」の3つに整理できる[16]．新しいアプローチのなかで，特にその存在が広く世界中に知られ，効果検証も行われているのが，ARISE（A Relational Intervention Sequence for Engagement）[17]やCRAFT（Community Reinforcement and Family Training）[18]である．また，21世紀に入ると，これらのアプローチをより包括的に構築し直し，洗練したものとして，PACT（Parent and Carers Training Programme）[19]が開発されている．

これらの新しいアプローチの詳細は別に譲るとして，ここでは，新旧のアプローチにおける家族に対する見方の違いを改めて確認しておきたい．1980年代以前の従来のアプローチでは，家族は，「共依存」という深刻な心理的問題を抱え，依存症の回復よりもむしろ維持重症化に力を貸す存在とみなされていた．したがって，専門家の家族に対する支援介入の方向性は，まず「共依存」という病理からの脱却であり，つまり，依存症者本人の問題から手を引いて，自身の問題に取り組むということであった．

一方，1990年代以降に躍進を始めた新しいアプローチでは，家族は「依存症からの回復支援者」とみなされており，また，その支援の方向性は，家族がよき回復支援者としてもてる力を最大限発揮できるよう励まし，力づけ，教育し，訓練するということにある．家族には，依存症者の近くで適切なタイミングを見計らいながら，積極的に働きかけを行い，回復を助長する役割が求められる．このように，家族に対する見

方や支援の方向性が大きく異なる新旧アプローチであるが，援助者として重要なことは，どちらがより正しかったかを議論することではなく，今目の前で苦しんでいる家族を正しくアセスメントし，その家族の真のニーズに最も適したアプローチに基づいた支援を行うことであろう．

2 | 家族に対する個別支援

これまでわが国で行われてきた薬物依存症者をもつ家族への支援は，「家族が本人の問題を肩代わりすることをやめて問題を本人に返すことを徹底することが本人の回復への決意を促すので，家族は本人の問題から手を引き，消耗した家族自身のケアを行うことが必要である」という考え方に基づき行われていた．援助者は，薬物依存症者本人をなんとか救いたいと切望しながらも，依存症に対する理解が不十分なためにうまく力を発揮できず，時には本人の回復を遅らせるような行動をとってしまうこともある家族に，「共依存」「イネイブラー」というレッテルを貼り，「イネイブリング」をやめて本人の問題から手を引くよう指導してきた．「イネイブリング」とは，依存症者が起こすさまざまな問題を本人の代わりに処理するなどして，結果的に本人が薬物問題を認める時期を遅らせてしまう行動の総称であり，そのような行為を行う人を「イネイブラー」と呼ぶが[20]，このような考え方はまさに，かつて欧米の依存症支援において一世を風靡したアプローチに強く影響を受けたものであるといえる．

しかし，近年の欧米の新しいアプローチの影響を受けて，今まさにわが国の家族支援も変化の時期を迎えつつある．そのことは，少しずつではあるが薬物依存症者をもつ家族に対する相談窓口が広がってきていることとも無関係でないように思われる．アルコール依存症の領域では，家族とは主に女性のパートナーを指すが，薬物依存症の領域では両親，特に母親を指すことが多く，その傾向はわが国において顕著に表れている．子どもが成人した後も，親が子どもの問題に責任を負うべしというわが国の文化のなかにあって，子どもの薬物問題から手を引くことに抵抗を感じる家族は多い．また，子どもの薬物問題をなんとかしようと必死になる親の姿を「共依存」という概念のみで説明することにも無理がある．少なくともわが国においては，このような家族は決して病的であるとはいえず，むしろ，子育ての責任を全うしようとする親のあるべき姿を表しているともいえる．援助者たちは次第に，これら家族のニーズに応えることができる新しい援助技術を海外に求めるようになり，欧米の新しいアプローチを導入し始めようとしている．上記CRAFT解説書の邦訳が2012年に出版されたことはその象徴的な出来事であろう[21]．

このように変化しつつあるわが国の家族支援であるが，さまざまなアプローチを柔軟に使いこなし，豊かな依存症臨床経験を有する援助者の数は非常に少なく，家族支援を行う援助者の育成および質の向上は今後の喫緊の課題である．これまでの家族支援は，自発的に治療につながりにくい薬物依存症者をなんとか治療につなげることを主たる目的としてきたが，家族が経験する困難や家族に生じる問題は，治療導入の一

表 8-1　薬物依存症者をもつ家族に対して相談支援を行う際の基本姿勢

1	家族を責めたり批判したりしない.
2	これまで様々な努力をしてきた家族に対して敬意の気持ちを表す.
3	「自責の念」にとらわれすぎず,「希望」をもち未来のために行動できるよう働きかける.
4	薬物依存症という病気や家族関係など,現状を正しく理解できるよう支援する.
5	回復のために効果がない関わりを減らし,効果のある関わりを増やせるよう支援する.
6	ともに支援計画を作成し,適宜見直しながら継続的に支援を行う.
7	家族および本人が利用できる地域資源についてよく理解しておく.

〔近藤あゆみ,高橋郁絵,森田展彰:薬物依存症者の家族がもつ多様なニーズを満たすための家族教育プログラムの開発に関する研究.平成22年度厚生労働科学研究費補助金(医薬品・医療機器等レギュラトリーサイエンス総合研究事業)「薬物乱用・依存の実態把握と再乱用防止のための社会資源等の現状と課題に関する研究」,2011より改変〕

点のみではない.薬物依存症者が回復するためには通常長い時間を要するものであり,そのことを考えると,家族にも,その回復の段階に応じたさまざまな問題や課題が生じることは容易に想像がつく.したがって,薬物依存症者に対する支援と全く同じように,家族に対しても継続的な支援が不可欠なのである.たとえば,薬物依存症者本人が治療につながった後,多くの家族は,治療につながったばかりの不安定な本人にどのように対応すればよいか頭を悩ませる.また,薬物依存症は再発する可能性が高い障害であるが,実際に再発の危機が高まった際に,家族は激しく動揺してしまう.このように,本人が治療につながった後も,依然として多くの問題を抱え続ける家族を継続的に支えることのできる,豊かな援助技術を有する援助者の育成が待たれる.

筆者が考える援助者の基本姿勢を表8-1に示す.相談機関などに登場する多くの家族は,薬物問題のために消耗し混乱しているので,まずは,さまざまな思いをしっかりと受け止めて気持ちの安定をはかり,信頼関係を築きながら,現状の正しい理解や整理を助け,希望をもって今後の支援計画をともに考えていくことが必要になる.そのなかで留意すべきは「自責の念」である.多くの家族は家庭のなかで起きている薬物問題について強い自責の念を抱いているので,家族や家庭に問題があったために薬物問題が生じたとか,家族の対応のまずさが薬物問題の深刻化を招いているといったニュアンスを与えかねない言葉は極力控えなければならない.援助者は,これまでさまざまな苦労をしながらそれをなんとか乗り越えてきた家族に対して敬意の気持ちを表したうえで,せっかく頑張っているのに,回復に向けて効果が得られないような言動は減らし,その代わりに,回復に役立つような言動を増やしていけるよう家族に働きかける必要がある.また,家族と本人の回復を支援するためには,それぞれの状況や段階に応じてさまざまな資源を利用する必要が生じてくるので,常日頃から地域にどのような資源があるのか把握しておくことも重要である.

具体的な個別相談の方法については,2007年に厚生労働省から発行された「薬物問題 相談員マニュアル」[22]のなかに,家族や関係者からよく聞かれる質問やその対応がまとめられているので,関心のある人は一読されたい.

3 | 家族を対象とした集団心理教育

　家族支援の変化とともに，家族を対象とした集団心理教育の内容もこれまでとは異なるものが求められるようになると考えたことから，筆者らは，2009年より薬物依存症者をもつ家族を対象とした心理教育プログラムの開発に関する研究を実施している[23,24]．

　初年度，先述した近年の欧米のアプローチなどを参考に，薬物依存症者をもつ家族に必要であると思われる知識やスキルを洗い出した結果，表8-2の通り19項目に整理された．また，この19項目をさらに整理すると，家族心理教育の目標はおおむね，①薬物依存症という障害や回復について正しく理解できるようになること，②薬物依存症者に対する適切な対応法を学び実践できること，③家族自身の心身の健康を取り戻せること，の3つに集約されると考えられたことから，現在は，この3つの目標に沿って，順次教材の作成を進めているところである．

　①の目標を達成するための学習内容には，脳内の依存形成のメカニズムを学ぶことや，依存症治療や自助グループについての理解を深めることなどが含まれる．薬物依存症について学ぶことによって，家族は，本人と薬物依存症を切り離して考えられるようになる．それに伴い，家族の本人に対するネガティブな感情が低下し，治療の重要性に対する認識が高まるのである．また，家族が，依存症治療や自助グループなど依存症からの回復に役立つさまざまな選択肢について学ぶことは，本人に治療の提案をするときなどに大いに役立つし，薬物依存症の回復の段階について知ることは，回復への希望をもつことにつながる．

　②を達成するための学習内容としては，まず，すべての関わりの基本となるコミュニケーション・スキルの向上に関するものが挙げられる．家族の気持ちや要求をきちんと本人に届け，本人とよい関係を保つために，家族がコミュニケーションについて学ぶことは非常に重要であるが，これまでの家族心理教育のなかではあまり重要視されてこなかったことから，今後特に充実させるべき教育ツールの1つであるといえよう．また，多くの家族にとって困難が予想される治療の提案や，再発の危機が高まったときの対処については，ロールプレイなどを活用してより具体的に学び実践できる機会を提供することが重要である．

　③を達成するための学習内容には，家族が薬物依存症者との生活によってどのように変化してしまったのかを認識し，その改善のための方法について学ぶことなどが含まれる．また，家族を助けてくれる地域資源に関する情報を得たり，周囲からサポートを得る方法について考えたりすることも必要であるし，さらには，自責の念を手放し，自尊感情や人生に対するコントロール感をその手に再び取り戻すための内容も重要であろう．

　家族心理教育について忘れてはならない重要なことがある．それは，集団教育の場は，それがどれくらい質の高いものであっても，それだけで家族支援が完結するものでは決してないということである．集団教育の場で家族に対してさまざまな知識や情

表8-2 薬物依存症者をもつ家族を対象とした心理教育プログラムの学習内容

番号	テーマ	内　容
1	脳内の依存形成のメカニズム	薬物を使い続けていると徐々に依存が形成されていく．脳内の神経回路を中心に，どのような変化が生じて薬物をやめられなくなるのか，そのメカニズムについて学ぶ．また，渇望感と呼び起こす「引き金」の概念についても学習する．
2	アルコールが回復に与える影響	アルコールは，薬物依存症からの回復を妨げる大きな要因の1つである．アルコールが人の心身にどのような悪影響をもたらすのか，また，なぜアルコールが薬物依存症からの回復の妨げになるのかなどについて学ぶ．
3	自助グループと12ステップ	自助グループへの参加が本人や家族の回復にどのように役立つのか理解する．また，薬物依存症者本人や家族に登場してもらい，これまでの回復の道のりのなかで大変だったこと，助けになったことなどについて語ってもらう．
4	薬物の作用と心身への悪影響	覚醒剤，大麻などの薬物が脳にどのように作用するのか，また，長期的にみるとどのような心身への悪影響がもたらされるのかについて学ぶ．
5	依存症からの回復の段階	薬物依存症からの回復の道のりについて学ぶ．また，回復の各段階にみられる特徴や，各段階において本人や家族が気をつけなくてはならないことについても学習する．
6	再発に備える	薬物依存症は再発する可能性が高い障害であると言われている．再発を避けるために家族や周囲の人ができることについて学び，また，再発が起きたときにどのように対処するか考える．
7	依存症の影響による家族の変化	本人をなんとかしようと必死になる時期，問題が解決されないために本人や自分を責める時期，絶望のなかで次第に家族内に不健康なルールが作られていく時期など，薬物依存症の影響を受けた家族の変化について学ぶ．
8	信頼関係を再び築くために	薬物依存症によって，多くの家族の信頼関係は壊れてしまう．失われた信頼関係を再び築くために，家族や周囲の人ができることについて学び考える．
9	依存症者とうまく生活するために	回復しつつある本人との生活では，家族はある種の我慢をしなくてはならないことがある．回復の途中段階の本人とうまく生活していくために必要な工夫について学び考える．
10	コミュニケーション・スキルの改善	本人とコミュニケーションをとるときに，家族が陥りやすい悪いパターンについて学ぶとともに，よりよいコミュニケーションの方法について学習し，実際に使えるよう練習する．
11	問題行動に対し効果的に働きかける	本人の問題行動を減らし，望ましい行動が増えるよう働きかける方法について学ぶ．本人の行動をよく観察し，それらに対してどのように働きかけることが効果的か考え，実践できるようになる．
12	暴力を避け安全に働きかける	家族や周囲の人が本人に働きかけようとする際，本人から暴力をふるわれる可能性がある．暴力が起きる可能性について慎重に評価し，家族の安全性を確保しながら本人に効果的に働きかけていくにはどうすればよいのか学び考える．
13	家族の生活を豊かにする	薬物依存症の影響を受けて変化した家族の生活を詳細に検討し，また，それらを改善するための方法を具体的に考え実践できるようになる．

（続く）

表 8-2 （続き）

番号	テーマ	内容
14	効果的な治療の勧め方	本人に治療を勧めることは家族にとって非常に困難な課題であるため，治療について切り出すよいタイミング，うまく説明する方法，本人の治療を受けたいという気持ちを引き出す働きかけ方などについて学習する．
15	薬物関連の用語を理解する	「乱用」「依存」「アディクション」など薬物使用に関連するさまざまな用語や，薬物依存症の定義について学ぶことで，薬物関連の知識を正しく理解する．
16	依存症者と家族との関係性	「家族システム理論」「共依存」「イネイブリング」「アダルト・チルドレン」など，薬物依存症者本人と家族の関係性に関連するさまざまな用語やその意味について正しく理解する．
17	依存症者の心理	「問題を認めようとしない」「責任を他人に転嫁する」「言い訳や正当化をする」など，薬物依存症者の心理的特徴について学ぶ．
18	依存症治療の段階	医療機関や地域のリハビリ施設などを利用しながら「離脱・精神病症状の治療」「認知・行動修正」「社会参加・社会復帰」へと進んでいく治療や回復の過程について学ぶ．
19	薬物関連の法律	薬物乱用を取り締まる「覚せい剤取締法」などの法律や，逮捕から裁判までの一連の流れについて学ぶ．また，逮捕された場合，家族がどのように対応することが回復の助けとなるか考える．

報が提供されたとしても，それが実際に正しく家族に理解され，活用されるためには，さらなる個別支援が必要になる．知識が家族に正しく理解されているか確認すること，家族が学んだことを実生活に生かせるよう支援すること，家族とともに目標の達成状況をモニタリングすること，必要があれば計画や方法を見直し変更すること，長い道のりのなかで時に気持ちがくじけそうになる家族を常に勇気づけ，動機を維持できるよう働きかけること，これらはすべて，集団教育と並行して継続的に行われる個別支援のなかで提供される援助であり，これらの個別支援を抜きにして，集団教育のみから高い効果を得ることは難しいかもしれない．つまり，援助者が，集団教育と個別支援の果たす役割をよく理解し，それらを両輪としてよい循環を活性化できるよう家族に働きかけることができたときにこそ，集団教育の効果が最大限に発揮されるのである．

● 文献

1) Kondo A, Wada K：The effectiveness of a mutual-help group activity for drug users and family members in Japan. Subst Use Misuse 44：472-489, 2009
2) 成瀬暢也，西川京子，吉岡幸子，ほか：アルコール・薬物問題をもつ人の家族の実態とニーズに関する研究．平成 20 年度障害者保健福祉推進事業「依存症者の社会生活に対する支援のための包括的な地域生活支援事業」分担研究報告書．pp 31-115, 2009
3) 近藤あゆみ，小松崎未知：薬物依存者に対するその家族の対応法に関する研究．平成 18 年度厚生労働科学研究費補助金(医薬品・医療機器等レギュラトリーサイエンス総合研究事業)「薬物乱用・依存等の実態把握と乱用・依存者に対する対応策に関する研究」, 2007
4) 薬物乱用対策推進本部「薬物乱用防止新五か年戦略」平成 15 年 7 月(平成 19 年 8 月 3 日一部改正)，内閣府政策統括官(共生社会政策担当)．http://www8.cao.go.jp/souki/drug/sin5_mokuji.html, 2007 年 9 月 30 日閲覧

5) 薬物乱用対策推進本部「第三次薬物乱用防止五か年戦略」平成20年8月22日，内閣府政策統括官（共生社会政策担当），http://www8.cao.go.jp/souki/drug/pdf/know/hyoushi.pdf#page=1　2012年12月1日閲覧
6) 近藤あゆみ：第1章薬物依存症者の家族がもつ多様なニーズを満たすための家族心理教育プログラムの開発に関する研究—薬物依存症者をもつ家族の支援を行う関係機関職員を対象とした調査結果から．新潟医療福祉大学社会福祉学部（編）：社会福祉の可能性．pp 1-12，相川書房，2011
7) 近藤あゆみ，小松崎未知：薬物依存者に対するその家族の対応法に関する研究．平成17年度厚生労働科学研究費補助金（医薬品・医療機器等レギュラトリーサイエンス総合研究事業）「薬物乱用・依存等の実態把握と乱用・依存者に対する対応策に関する研究」，2006
8) Nar-Anon Family Groups World services. http://www.nar-anon.org/naranon/，2012年12月1日閲覧
9) Narcotics Anonymous World Services. http://www.na.org/，2012年12月1日閲覧
10) ナラノン・ファミリー・グループ，ナラノングループの場所．http://www4.ocn.ne.jp/~nar633/location4.html，2012年12月1日閲覧
11) 全国薬物依存症者家族連合会，全国家族会．http://yakkaren.com/zenkoku_kazoku_list.html，2012年12月1日閲覧
12) 全国薬物依存症者家族連合会．http://yakkaren.com/，2012年12月1日閲覧
13) Alcoholics Anonymous World Services. http://www.aa.org/?Media=PlayFlash，2012年12月1日閲覧
14) Al-Anon Family Groups. http://www.al-anon.alateen.org/，2012年12月1日閲覧
15) Whalen, T：Wives of alcoholics, four types observed in a family service agency. Q J Stud Alcohol 14：632-41, 1953
16) Copello AG, Velleman RD, Templeton LJ：Family interventions in the treatment of alcohol and drug problems. Drug and Alcohol Review 24：369-85, 2005
17) Landau J, Garrett J：Invitational Intervention：A Step by Step Guide for Clinicians Helping Families Engage Resistant Substance Abuses in Treatment. BooksurgeLlc, www.booksurge.com, 2006
18) Smith JE, Myers RJ：Motivating Substance Abusers to Enter Treatment：Working With Family Members. Guilford Press, New York, 2004
19) Phil Harris：The Concerned Other：How to Change Problematic Drug and Alcohol Users Through Their Family Members：a Complete Manual. Russell House Publishing Ltd, Lyme Regis, 2010
20) 近藤あゆみ：【薬物依存の現在】「底つき」とは何のことですか？　また，イネイブラーとはどのような人ですか？（Q&A）．こころのりんしょうa・la・carte 29：58, 2010
21) ジェーン・エレン・スミス，ロバート・J・メイヤーズ（著），境泉洋，原井宏明，杉山雅彦（監訳）：CRAFT依存症患者への治療動機づけ—家族と治療者のためのプログラムとマニュアル．金剛出版，2012
22) 尾崎 茂，栗坪千明，幸田 実，ほか：薬物問題 相談員マニュアル．再乱用防止資料編集委員会，厚生労働省医薬食品局監視指導・麻薬対策課，2007
23) 近藤あゆみ：薬物依存症者の家族がもつ多様なニーズを満たすための家族教育プログラムの開発に関する研究．平成21-22年度厚生労働科学研究費補助金（医薬品・医療機器等レギュラトリーサイエンス総合研究事業）「薬物乱用・依存の実態把握と再乱用防止のための社会資源等の現状と課題に関する研究」，2010
24) 近藤あゆみ，高橋郁絵，森田展彰：薬物依存症者をもつ家族に対する心理教育プログラムの開発と評価に関する研究．平成23年度厚生労働科学研究費補助金（医薬品・医療機器等レギュラトリーサイエンス総合研究事業）「薬物乱用・依存の実態把握と薬物依存症者に関する制度的社会資源の現状と課題に関する研究」，2012

（近藤あゆみ）

第 3 部

嗜癖の問題への対応と考え方

第 1 章

嗜癖の理解と治療的アプローチの基本

●「嗜癖」概念を巡る 2 つの論点

　嗜癖(addiction)を手短くいえば，自らが求めた行動を自分の意志で制御できなくなって反復し続ける状態であるが，英語圏の社会では，addiction(嗜癖)とか addict(常用者)という言葉は，偏見にみちて使用されていた歴史もあり，嗜癖の用語を巡っての議論は多い．本章の目的は，嗜癖問題への対処法の基本や留意点を述べることだが，はじめに嗜癖の概念に関する 2 つの議論を示しておきたい．

1 | 診断用語にまつわる議論

　1 つは，疾患カテゴリーまたは障害カテゴリーの用語，診断用語として，「嗜癖」が適しているか，「依存」が適しているかという議論である．

　世界保健機関(WHO)は，1964 年の専門委員会で，従来の「嗜癖」や「習慣」の用語を「依存」に変える方向性を示し，その後，嗜癖(addiction)は医学的診断用語から廃棄されるようになった．これは欧米の社会で，addiction や addict が適切でない意味で使用されていることが背景にあって，薬物依存(drug dependence)を提唱したのである．しかし米国精神医学会は，2013 年の米国の DSM-5 改訂に向けた議論で，依存(dependence)を診断用語に使用することが生理学的反応と障害概念の間の混乱を生じさせているとして，次の DSM-5 では，この領域の主概念として addiction，あるいは addictive disorder の用語を使用するようである[1]．

　またこの改訂のなかで，pathological gambling(日本語訳：病的賭博，以下 PG)は behavioral addiction(行動嗜癖)としてアルコール・薬物使用障害と同じカテゴリー分類の位置に移動し，「物質使用障害と嗜癖障害」のカテゴリーとして統合される．この背景には PG には物質使用の依存症と臨床的対応で同質な部分が多いことと，PG の臨床や脳機能に関する研究の進展があろう．実は筆者は，PG という嗜癖の診断名について，精神保健の臨床で，またスタッフ教育，普及啓蒙でも「ギャンブル依存症」の呼称を使用してきた[2]．それにはいくつかの理由があるが，PG に関する臨床経験から，PG という嗜癖行動の本質は，依存概念を使用すれば，ギャンブル行為への強烈な「精神依存」であると確信できた点が中核にある．松本は，アルコール・薬物などの

物質依存とPGのような行動嗜癖の概念を歴史的経過から考察し，依存概念の現代における限界性と，嗜癖概念の現代的意義について言及している[3]．依存と嗜癖に共通の生物学的な基盤に関する研究は発展途上であり，本書でも依存と嗜癖の概念を巡る詳しい議論は第1部で論じているが，脳の機能変化などの生物学的所見と行動変容との関連を説明づけるエビデンスが集積されれば，2つの概念を巡る議論は深まる．特に行動嗜癖ないし精神依存について脳機能レベルでの知見，脳の報酬系での知見などが研究されれば，嗜癖の病理をより科学的に説明することが可能になる期待がある．

2 | 概念の範囲にまつわる議論

　嗜癖を巡る2つ目の議論は，嗜癖の概念を，①アルコール・薬物使用による嗜癖（＝依存症），②行動嗜癖，という2つにとどめずに，③人間関係嗜癖，にまで概念規定を広げることの是非である．

　このような「人間関係の嗜癖」という概念は，特にアルコール依存症の治療と回復への取り組みのなかで発展してきた考えである．この"関係性への嗜癖"という概念は，主に当事者や家族を支援した米国のソーシャルワーカーやセラピストたちがシステム論からの家族理解などを背景に提起したが，それは医学的治療の枠組みで関与する医師たちよりも，当事者たちに受け入れられ発展した．

　アルコール依存症という病気は，本人が家族のなかで本来果たすべき役割を果たせなくさせる．それに家族というシステムは適応しようとする．夫に依存症があれば，夫の役割を妻が肩代わりし，夫の問題を尻拭いし，世話焼きをする．子どもも影響を受け，家庭内でとる行動や役割が偏り，それは子どもたちが大人になってからの行動パターンや対人関係，メンタルヘルスにも影響する．配偶者や親が支える現象はenabling，子ども時代に依存症の家庭の影響を受けて大人になった子どもたちにはadult children of alcoholics，依存症者と家族との関係にはco-dependence，すなわち共依存という人間関係嗜癖の概念が生まれ，このような考え方は著名な精神医学テキスト[4]にも記載されるまでになった．

　わが国でも，アルコール依存症の著名な臨床家であった斎藤学らが米国に理論を紹介し，依存関連問題の先駆者として，市民に読みやすい訳書，著書[5,6]を著して問題提起し，若いセラピストや一般市民に大きな影響を与えた．

　以上のような考えがブームとなったのは，アルコホーリクス・アノニマス(AA)による12ステップのプログラムが，アラノンなどの家族自身のグループ，子ども自身のグループにも適用され，家族自身が自らを主体として，このような関係性からの回復のための"家族の当事者グループ"としての実践を発展させたことも大きな要因であった．

　しかし嗜癖概念のこのような拡大への批判や反発は生じた．「概念が曖昧であり疾患概念とはいえない」「臨床単位ではない」「"愛しすぎる女たち"を精神病理とするのは支配的な男性の問題を軽視する発想だ」等々，種々のレベルで「人間関係嗜癖」の概念

やそれを「病気」として扱うことへ反論があった．アダルトチルドレン（adult children）として心理治療を受けようとする場合の保険会社の医療給付問題も生じ，結局，米国の保険会社は，このように嗜癖などの定義が拡張していく過程で，誰でももっていそうな"病気"に保険を適用するのは妥当ではないとして，共依存やアダルトチルドレン問題の治療への給付をとりやめるようになった[7]．

嗜癖問題への対応，精神保健相談や家族への初期介入というプロセスでは adult children，あるいは enabling, co-dependence という概念は有用な鍵概念であるが，それらの現象を積極的に治療対象とする医師は少なく，受け入れても「うつ状態」「持続性気分障害」など保険診療が可能な病名で対応している．逆にアダルトチルドレンを自称する人に陰性感情を向ける精神科医もいる．むしろ個々のケースは心理の臨床家が担ってきたと思われる．

いずれにしろ依存症家庭における人間関係や家族内役割の病理に注目するのは，依存症本人のみならず家族が精神健康を得るために重要だが，問題を人間関係への「嗜癖」という概念へ統合することや，治療すべき疾患とみなすことには議論が多い．

治療的アプローチの各段階での基本的留意点

以上のように嗜癖概念を巡る多様な議論があり，終結をみていない論点もなおあるということを前提に，治療的対応の在り方を述べるために，筆者はここでは，「嗜癖」を以下のように仮に定義して論じることとする．

〈嗜癖〉
ある対象となる行動が，すでに自己に不利益，不健康，有害な結果を招いており，やめたほうがよいと考えることはできても，強烈な再体験欲求（渇望）のために抑制することができず，自己の意志力で制御できないまま，その行動を反復継続している病的状態

この定義では，アルコール・薬物依存症は，脳に作用し快感をもたらす物質を摂取し続ける嗜癖としてこのなかに含め，「依存症」よりも包摂的な概念として「嗜癖」をおく．PGは「行動嗜癖」の代表的なものであり，摂食障害の反復強迫的な過食・大食行為，習慣的自傷行為，買い物嗜癖なども，強烈な再体験欲求に自己の制御を失い自己破壊的にまで進行しうる点で，行動嗜癖に該当すると考える．上の定義を現在の依存症の診断基準の項目と比較すれば，渇望（craving），コントロール障害（out of control）と，有害な結果を自覚しても継続する，という3項目を含んだものである．なお「関係性の嗜癖」はここに含まれないが，臨床的意義は別の章（第3部第3章，pp 155-166）で述べたい．

嗜癖は自己の意志による制御を失った行動であるから，その行動がすでに有害な結

果をもたらすものとなっていれば，何らかの介入がないと徐々に自己破壊的に進行する．しかし通常，本人は嗜癖の問題性を否認し，家族が問題を先に認識する．だから嗜癖への対処は，当事者よりも家族との接触から始まる．以下に順を追って，嗜癖問題への介入と治療的対処の留意点について述べる．

1 問題の認知/家族の相談

　嗜癖の問題性を本人が最初に認めることは珍しい．ほとんどのケースでは，家族が問題に困り，家族の力で問題解消に対処し，問題が今後起きないよう本人と約束を交わす．しかし約束は反故にされ，問題は繰り返し再現される．対処に追われる家族は心身を疲労させながら，問題が再現することの異常性を認識し出し，何らかの関連情報を求め，他の家族や友人に相談し，問題はどうやら嗜癖であるらしいという情報に出合い，相談や受診を考え出す．この家族相談の段階での留意点を以下に示す．

(1) 家族の受容

　家族は孤軍奮闘し，疲労している．時には偏った考え方や不適切な行動を続けていても，それを責めない．家族を最初の来談者(first client；FC)として尊重し，これまでの労苦をいたわり，解決のためにともに考えたいと支持する．

(2)「嗜癖」の病理の説明

　家族は，半信半疑であるから，家族の現実情報と援助者の嗜癖の知識を照合しながら，一緒にアセスメントする．そして，問題は本人の人間性や意志の問題ではなく，「嗜癖」であることを説明する．慢性疾患へのたとえ，わかりやすい言い回しを活用して，丁寧に説明する．改善するか否かが家族の重要な関心事である．地域で活用できる治療プログラムや自助グループへの参加で改善することを示し希望をもってもらう．

(3) 家族のとるべき行動の提案

　次回は本人と一緒に相談や診察に来るように促すが，家族に自信がないときは，①ほかの信頼できる家族と問題を共有する(拡大家族同盟の構築)，②家族自身が家族の自助グループに参加してみる，③回復者の話を聴ける当事者オープングループに参加してみる，④適切な治療機関があれば，家族だけでも相談してみる，などを推奨しつつ，⑤今後も相談を継続する，ことを提案する．また，その間の当事者との関わりでは脱イネイブリング的態度への変換を提案するが，このとき，"あなたが共依存である"などと不用意に指摘しない．家族は傷つきやすい状態にあり，自分の関わりを批判されたと受けとめると離反しやすく，留意すべきである．FCである家族が，治療する問題でない，軽症だから我慢を続ける，という結果となることもある．家族は援助者の受容的な支持や，同じ問題の家族との出会いによってエンパワーメントされる体験を通して，初めてその態度が徐々に変わっていく．

(4) 家族から本人への直面化と来談

家族への介入の結果，家族が本人と一緒に相談や診察に来る．これは家族が当事者との間で問題を曖昧にせず，家族が求めたいことを率直に表現できるようになった成果である．単に受診の手続きの成立だけでなく，そのプロセスで，家族が関係性を変える第一歩を踏み出したことの意味を読み取るべきである．

2 | 本人の登場と動機づけ

嗜癖は，その行為・行動を始めたきっかけは何であれ，束の間の快感や達成感，かりそめの勝利感，満足感を本人にもたらした．そして，この"快い体験"（自傷行為でさえも）が忘れられずに，その行為を反復，乱用していく過程には，当事者と対象行為の間には一種の蜜月関係の時期がある．快い気分が，内在する不安や不満をそらしてくれ，利那的であってもストレス対策や心的苦痛の回避に貢献したはずである．この点を留意しておく必要がある．治療導入時に，やみくもに嗜癖を問題視し，攻撃的に直面化する方法は効果がないと明らかになったように，支援者の外力で認識が変わるほど嗜癖問題は簡単ではない．嗜癖対象との蜜月時代を経験した当事者が攻撃的直面化に反発し，自分から○○をとったら自分の人生には何もない，などとますます否認する反応を引き出すことにもなりかねない．これらの点を留意して，本人への支援の要点を以下に示す．

(1) 診断的アセスメント

本人は，問題を嗜癖や依存との理解はなくても，問題のある事態だということはわかっている．チェックリストやスクリーニングテストの使用が問題を受け入れやすくするケースもある．他方，自記式テストでも否認傾向を表す人もいる．嗜癖という診断的アセスメントを伝える際は，「あなた自身の人格的な問題なら私たちはどうすることもできないが，嗜癖の問題なら改善，回復するアプローチがある」旨を説明し，例示や比喩を使ってわかりやすく説明する．

(2) 動機づけ

今の状況が苦しく，精神的に辛い状況にある当事者は嗜癖問題を認め，「自分はどうにもならない二重人格と考えていたが，病気と言われてほっとした」などと言うことがある．問題が本人から外在化されて救われたことを意味している．しかし多くの者は「○○をやめなければいけない」「やめられるのなら，やめたい」とは考えるが，「実際にはやめられない」「できる限りやめたくない」とも考えている．否認傾向であり，両面的である．だがこの矛盾する両価的態度こそが，まさに嗜癖の特徴であるから，それはそのまま承認することが肝要である．両方の気持ちがあることは当然だと承認し，しかし，「もしできるならばどうしたいか？」と希望を明確化させる．ほとんどは「できることならやめたい」「減らしたい」という意向を示す．そこで「試しに」「参

考までに」でよいから，治療的プログラムや当事者グループへ参加することを促す．最後まですべてを否認したり，行動の提案を一切拒否したりする場合がごくまれにあるが，喧嘩別れは愚の骨頂であり，もう少し経過をおいての再相談や，気が変わったらいつでも相談に来ることができる旨を保証する．

3 | 嗜癖問題の治療プログラムへの参加

(1) 治療プログラムへの参加

　嗜癖問題の継続中に医学的対応が必要な合併症があれば治療対応をし，債務や貧困など経済問題などが随伴する場合にはケースワークを並行して行うが，嗜癖を標的とした治療プログラムへの参加が優先で必須である．地域にある，認知行動療法，内観療法，集団精神療法などの治療，12ステッププログラムによる当事者活動，その他の自助グループ，回復者カウンセラーなどが指導する入所施設など，嗜癖の心理療法的な要素のあるプログラムに参加してもらう．

(2) 自助グループへの参加

　嗜癖問題をもつ者としてアイデンティティをもち，過去の嗜癖問題を振り返り語りながら，自分自身についての内省を深め，嗜癖対象を使用しない生き方へ人生を変えていくことが回復にとても重要である．当事者グループで仲間と出会い，参加を続ける者は再燃が少なく安定していくので参加を積極的に勧める．

● 今後の嗜癖問題の治療と支援で認識してほしいこと

1 | 嗜癖へのアプローチは1つの機関で完結でなく地域全体の連携で

　嗜癖への地域の取り組み体制はまだ成熟していないが，今後の地域の在り方を展望して述べたい．まず地域の介入初期での家族相談は，精神保健福祉センター，保健所，各種の相談機関の役割である．ここではFC（その多くは家族）を十分に理解した精神保健相談の技量が問われる．家族の変化を促し，本人に動機づけ，初期に起きやすい種々の反応を予測して支援する．

　次に，嗜癖を標的とした回復プログラムが，医療機関，回復施設，自助グループ，一部の精神保健福祉センターから提供される．PGでも医療のプログラムは少し増えてきているが，アルコール以外の嗜癖行動への対処が可能な地域はそう多くない．他方，当事者グループには，アルコール・薬物・ギャンブルに，それぞれAA，NA，GAの12ステップグループと，アラノン，ナラノン，ギャマノンの家族グループがあり，断酒会や摂食障害のNABAなどの当事者グループもある．その他のOA（過食）やSA（性行動）などの12ステップグループもあるが，小さなグループでの活動は栄枯盛衰で活動初期は不安定である．

嗜癖からの回復は，地域に，相談機関，回復プログラム機関，当事者活動グループの3者の連携，協力があることで可能になる．嗜癖を標的とした治療を自前でもてない診療所でも，嗜癖への診断的アセスメントを行うことと，嗜癖の特徴を理解したサポート診療を行って，他の活動を利用できるよう支えることが大事である．嗜癖傾向の背景に双極性障害やアスペルガー症候群などの発達障害が潜んでいることもある．またPGでは債務ストレスで自責・抑うつや自殺念慮をもつ者も少なくない[8]．こころの問題での受診に抵抗が少なくなった現代では，地域でアクセスしやすい窓口としてのクリニックは重要であり，その診断技術で併存精神障害を初期に鑑別し，個別のサポートに反映させるべきである．

2│スタッフは嗜癖の理解と嗜癖問題を抱えた人への理解を大切に

　近年，嗜癖臨床では，新たなスキルが翻訳されたり，考案されたりして，技法の構造化，テキスト化が進んでいる．これらは，嗜癖臨床の現場で，"海千山千の中毒者と徒手空拳で戦う"ような気持ちで緊張して接してきた若いスタッフの心強い後ろ盾となっている．このようなテキストやマニュアル，構造化されたスキルを活用した援助業務で，筆者が思うことを追加したい．それは，構造化された面接やセッションを無事に完了することで，当事者が嗜癖の疾病性や問題性を理解することは重要だが，同時にそのプロセスで，専門家スタッフが当事者の体験から嗜癖の実際を学ぶということが，なおいっそう重要だということである．支援ツールがあると多少のこころの余裕をもてる．そこで，当事者の体験を真摯な姿勢で傾聴し，嗜癖問題をもって生き続けることの困難さ，当事者ならではの苦悩に理解を深める時間を確保してほしいのである．支援対象の経験に耳を傾け，嗜癖問題の本当のところを理解してくれるスタッフの存在があって，当事者も回復を信じられるようになるのである．

●文献
1) American Psychiatry Association：DSM-5 Facts. http://dsmfacts.org/
2) 田辺 等：精神保健相談のすすめ方Q & A．pp 133-141, 金剛出版, 2002
3) 松本俊彦：アディクション概念―その理解と今日的な意義．日本アルコール薬物医学会雑誌 47：13-23, 2012
4) Sadock BJ, Sadock VA：Kaplan & Sadock's Synopsis of Psychiatry Behavioral Sciences/Clinical Psychiatry, Ninth Edition.〔井上令一, 四宮滋子(監訳)：カプラン臨床精神医学テキスト第2版 DSM-IV-TR 診断基準の臨床への展開．pp 422-423, メディカル・サイエンス・インターナショナル, 2004〕
5) Black C：It Will Never Happen To Me. Claudia Inc., Languna Niguel, 1987〔斎藤 学(監訳)：私は親のようにならない．誠信書房, 1989〕
6) 斎藤 学：家族依存症．誠信書房, 1989
7) White WL：Slaying the Dragon. Chestnut Health Systems/Lighthouse Institute, Bloomington, Illinois, 1998〔鈴木美保子, 山本幸枝, 麻生克郎, ほか(訳)：「米国アディクション列伝．アメリカにおけるアディクション治療と回復の歴史」．pp 308-309, 特定非営利法人ジャパンマック, 2007〕
8) 田辺 等：ギャンブル依存症(病的賭博)と自殺．精神科治療学 25：223-229, 2010

〔田辺 等〕

第2章

病的ギャンブリング
その概念と臨床類型

病的ギャンブリングを巡る議論

　米国精神医学会におけるDSM-Ⅳおよび世界保健機関(WHO)におけるICD-10では，pathological gamblingは，衝動制御の障害に分類されている．しかし，それぞれの改訂作業のなかではさまざまな議論がなされているようである．DSM-5では，アルコールや薬物と同じ「嗜癖および関連障害」の分類への検討がなされていた[1]．これは，すでに精神医学のなかでの確固たる位置づけがなされているアルコールや薬物などの物質関連障害との共通点を示すエビデンスが積み重ねられてきたことを根拠としている[2]．その一方でICD-11では，「プロセス依存」の枠組みに入ることが検討されているとの情報がある．もちろんこれらをそれぞれの情報は，最終的な決定を示すものではないが，物質依存との共通点に着目するか，相違点に着目するかにより異なったカテゴライズがなされる可能性も出てきているわけである．国内の臨床現場においても，アルコールや薬物の問題に対する共通性[3]に着目した支援と，それぞれの対象者の障害特性に着目した個別の支援[4]についての双方の取り組みが試みられている．これらは今後，治療や回復成績を向上させていくうえでも，それぞれに重要な考え方であると思われる．

　pathological gamblingの日本語訳は「病的賭博」とされている．賭博とは刑法の第185条で禁止された行為であるが，援助者には，国内で合法化されているギャンブルや遊技においても問題を抱えている人たちへの支援が併せて求められている．このため，2007年度から行われている厚生労働科学研究の研究班では，ギャンブルや遊技，株取引など広い範囲を対象とした調査研究を行っていく方針が採られ，暫定的に「病的ギャンブリング」という用語が使われている[5]．

社会的概念

　プロセスとは幅広い概念である．物質にのめり込む場合と比較して，プロセスにのめり込む場合には全般にいえることであるが，問題が生じていない状況と生じている状況の境界が不明瞭である．また，物質は完全に絶つことが可能であるが，日常生活に密接に結びついているプロセスの場合は完全に絶つことは難しい場合が多い．

ギャンブリングの定義を「結果が決まっていない事柄に対して，お金や物（や時間）を賭ける（費やす）行為」とすると，その範囲はかなり広いものとなる．私たちの生活は，ギャンブリング的な要素に囲まれて構成されているともいえる．そう考えるとのめり込む対象となる行為が，その社会においてどのような位置づけにあるか，価値をもつかということも重要な要素であると推測される．多様な将来が期待される子どもの教育への投資や，自らの仕事やスポーツのスキルアップのための投資をギャンブリングと考える人は少数であろう．われわれは，のめり込む行為そのものにより優れた文化や社会を築き上げてきたという側面ももっている[6]．のめり込みはバランスを欠いた状態を引き起こすが，そのこと自体が必ずしも問題になるわけではない．社会的に価値があると認識されるものや結果が得られれば，それはむしろ賞賛の対象となる．バランスを欠いたことによる何らかの損失についても周囲からの援助や補填は得やすいであろう．

　そのギャンブリングが仕事なのか，娯楽なのか，合法なのか，違法なのか，偏見をもたれているものなのかによってもわれわれが感じるイメージは微妙に異なる．仕事であれば，のめり込んだ結果生じた損失への対応は，職場全体で考えられることとなる．娯楽であれば，生じた損失の責任は本人の問題であるとされ，補填に関わろうとする人は家族などごく親しい間柄に限られてくる．違法行為であれば手を出す人は限られてくるが，損失が生じた場合には，本人はさらに追い込まれた立場になる．また，合法であることは漠然と健全性をイメージさせ，ギャンブリングへの門戸を広くする効果はあるが，現状国内においてその安全性を示すこととは成り得ていない．

　ギャンブリングには，人を惹きつける力がある．行動心理学的な視点からギャンブリングを考察する取り組みも行われている[7]．それぞれのギャンブリングにどのような問題があり，どのような方策を採っていくべきであるか，またどのようにセーフティネットを設置し，回復や治療のための支援を行っていくべきであるかなど，さまざまな課題を国全体で考えていくことが望まれる．

　われわれは，現存するギャンブリングの問題が顕在化しないように自然に動く社会のなかで生活をしている[8]．私たちのなかにあるモラルや恥の意識は，時として本来支援介入のきっかけとなるべき事実を覆い隠すように働いてしまうのかもしれない．このためギャンブリングの問題に関する検討は，相互援助（自助）グループ，リハビリ施設，医療機関などの回復や治療を行う機関で行うだけでは不十分であり，さまざまな職種や立ち位置から幅広い視点でみていくことが必要である．家庭内不和，DV，ネグレクト，学校での成績不振，友人とのトラブル，職場トラブル，金銭トラブル，借金，債務整理，生活保護受給，触法行為（窃盗，横領，偽造，詐欺など），自殺企図[9,10]などさまざまな問題の陰にギャンブリングの問題が潜んでいる可能性がある．さらに考えれば，どれだけ多くの時間や莫大な金額がギャンブリングに費やされても，生活のなかでの綻びを生じたり，破綻をきたすことがなければ問題はなかなか表面化しない．そのことの是非についても今後は検討を行い，予防的な観点から適切な啓発をしていくことが必要であろう．

精神医学的概念と臨床類型

　精神医学の観点から病的ギャンブリングの問題を考察してみる．"ギャンブリングを自らの意思でやめることができない"ということは，1つの「症状」であると考えられる．この症状が生じる背景にはいくつかの要因があり，out of control はその1つである．ギャンブリングをやめられない結果，本来すべきことに時間を費やすことができず，「家族，友人などとの関係性が悪くなる」「勉強や仕事の成績が悪くなる」「借金を抱える」「横領，詐欺，窃盗などをする」「不安・うつ状態となる」「自殺念慮が出てくる」などの症状や状況が出てくるとギャンブリングの問題による「状態像」ともいうべき精神状態を呈していると考えることができる．この状態像を呈している人たちのなかに，いわゆる中核群と考えられる"依存（単純嗜癖）"があてはまる人たちと，併存するほかの精神障害による影響が大きい人たちが含まれている[11]．

1 | 依存（単純嗜癖）タイプ

　物質依存においては，耐性上昇-離脱-渇望-薬物探索行動といった生理学的，薬理学的なメカニズムが明らかにされてきた．動物実験のモデルが組み立てやすい物質依存と比較し，ギャンブリングの問題についての研究は遅れをとってきたが，近年になり fMRI を用いた脳内報酬系に関する研究[12]などさまざまな領域で，物質依存と病的ギャンブリングの共通性を示す知見が示されてきている．また，国内でも病的ギャンブリングの脳画像研究に関する貴重な知見が得られ始めている[13]．

　国内の臨床でも，ギャンブリングの問題を抱える人たちのなかには，強烈なギャンブリングの実行欲求（craving）を反復して生じ，自分の意思では制御できなくなり（out of control），精神依存が成立した物質依存の問題を抱える人たちときわめて類似した病態を示す一群がいることは報告されてきた[14-20]．また，医療機関における病的ギャンブラーの臨床上の特徴についても検討がなされている[21-23]．ギャンブリングに勝つ（お金を得る）ための攻略法を考え，自らの理論を展開し実践する．たとえ負けてもそれを認めず，ギャンブリングによりお金を取り戻そうとする．このタイプの人は，ギャンブリングに負けたことによる被害が深刻化してくると，周囲にうそをついて問題を取り繕い，自らにギャンブリングの問題があることについては否認して，周囲の忠告にもなかなか耳をかさない傾向がある．

　理解し難い振る舞いにみえる一方，ギャンブリング的な行為により得られた結果について自ら責任をとることが，一般社会における常識であるとするならば，併存する他の精神障害をもたない彼らが，特定のギャンブリングにより生じた自らの問題を否認して状況をより深刻化させてしまうことは，ある意味了解可能なことである．一定の理解力を有しているにもかかわらず，追い込まれ歪んだ思考過程に陥っているのがこのタイプである．

　Hollander らは，強迫スペクトラム障害の概念を提唱し，病的ギャンブリングもこ

のなかに含まれるとした[24,25]．物質依存だけでなく，病的ギャンブリングにおいてもセロトニン機能の低下がみられることが報告されている[26]．臨床的にも，ギャンブリングをやめなければさまざまな支障が生じることを理解しているにもかかわらず，やめることができないという状況は生じ得るため「強迫」の概念のなかに位置づけることはできるかもしれない．しかしながら，ポジティブな報酬効果や快感から習慣化していくことが多いことなどから，この意見に対しては異論もある．

　ギャンブリングの問題が，個人の困った性格や意志の弱さに起因するものではないことを示す根拠として注目されているのが，パーキンソン病の治療経過のなかでギャンブリングへの衝動が生じる一群がいるという事実である．病的ギャンブリング歴のあるパーキンソン病患者は，ギャンブリングの課題を実行した際の腹側線条体のドパミンが多く放出されていることがPETを用いた研究[27]とfMRIを用いた研究[28]で示されている．パーキンソン病では，いわゆる報酬系のなかで重要な役割を果たしている中脳の腹側被蓋野から側坐核などの腹側線条体に投射するドパミンニューロンも減少する．パーキンソン病の治療によりドパミンの刺激が乏しい状態から報酬系へ過剰刺激がなされることが，病態に関係しているものと考えられる[29,30]．

2 他の精神障害を併存するタイプ

　すでに述べたように，アルコールや薬物などの物質依存と比較して，病的ギャンブリングにはさまざまな要素が含まれるため，その引き込まれ方も多様である．病的ギャンブラーがほかの精神障害を併存している場合には，精神科医療機関のスタッフや社会福祉資源のスタッフのその病態への理解は深く，より適切な支援が可能であろうと推測される．できるだけ早い段階で，信頼できるこれらの機関への相談を試みるべきである．これらの連携を円滑に行うためには，医療機関や社会福祉資源のスタッフがギャンブリングの問題を理解することと，相互援助（自助）グループを含めた一般の人たちや他職種への精神障害に関する適切な啓発を行うことがそれぞれ必要である．

　併存する障害が確定診断に至らない場合でも，ギャンブリングの問題が深刻であるケースはしばしばみられる．たとえば，IQが境界域のケースなどである．問題を生じている人たちがどのような困難を抱えているか，診断にとらわれず個別に支援に結びつけるための評価を行っていくことが大切である．

(1) うつ病，うつ状態の併存

　病的ギャンブラーは，ギャンブリングを最もやり込んでいた時期には，45.7％にうつ病エピソードが認められると報告されている[10]．これは，米国における調査と比較しても高い割合である[31]．ひょっとするとこの値は，回復や治療に関する適切な啓発が進んでいない国内においてギャンブリングの問題を抱えるというやり場のなさという一面も反映しているのかもしれない．ここでのうつ病の併存とは，DSM-Ⅳの操作

的診断基準に従って評価されているため，依存(単純嗜癖)タイプが，債務問題や周囲との人間関係を損なった結果としてうつ状態を呈する場合も含まれている．

一方で，ギャンブリングの問題よりもうつ病の問題を主にとらえるべきケースもあると考えられる．うつ症状が比較的重くて周期性が明らかである場合や，うつ病の発症時期がギャンブリングの問題が生じる時期より明らかに以前である場合などである．これらのケースのなかには，ギャンブリングをすることで抑うつ気分の若干の軽減が実感できるため，やめられなくなっている人もいると推測される．

(2) 双極性感情障害の併存

躁病エピソードによるギャンブリングの問題は，病的ギャンブリングの診断では除外されている．臨床的には，躁状態で誇大的になっている状況でのギャンブリングにおけるトラブルは，しばしば認められる．また，躁状態の際にはギャンブリングの問題を生じず，うつ状態のときにお金の被害が多くなるケースもみられる．また，依存(単純嗜癖)タイプのギャンブリングにのめり込んでいる際の興奮状態を軽躁病エピソードととらえる意見もある．

(3) 社会不安障害の併存

依存(単純嗜癖)タイプの病的ギャンブラーのなかにも対人接触を苦手とする人は見受けられる．しかしながら，それがあまりにも著しい場合には，社会不安障害の併存を考慮すべきである．人から注視されることへの恐れや，さまざまな不安などから他者との交流に著しいエネルギーを要するこれらの人たちが，人と人との適度な距離を保ちながら楽しむことのできるギャンブリングに，癒しの場を求めてのめり込むことが推測されている．

(4) ほかの嗜癖問題の併存

治療を受けたり回復を目指す人が，ギャンブリングをやめることには成功したが，アルコールなどのほかの嗜癖にのめり込んでしまうことがある．また，ギャンブリングの問題と同時にほかの嗜癖問題を抱えることもある．嗜癖問題には，脳内報酬系における何らかの問題の関与が推測されているが，このクロスアディクションの問題に関する研究が，解明の糸口になるのではないかとの意見もある．

(5) 統合失調症の併存

妄想などの陽性症状に従ってギャンブリングの問題を生じる場合と，陰性症状が主体で病状的にはある程度落ち着いてはいるが，認知機能の障害から現実検討能力に問題をもつことにより，ギャンブリングの問題を生じる場合が考えられる．

(6) 反社会性パーソナリティ障害の併存

国内における病的ギャンブラーの特徴として，反社会性パーソナリティ障害の併存

率の低さが挙げられる[31]．これは，幼少期において"行為障害"の診断がつく人の割合が低いためである．実際には，ギャンブリングの問題が深刻化すれば触法行為に及んでしまう可能性があることについてはすでに述べたとおりであるが，これは，自らがギャンブリングをやめられなくなるリスクがあることについて知らなかったこと，やめられない状況が生じたときにどのようにするべきであるか教えてもらえなかったこと，やめられない事態が生じた自分に社会が不寛容であることを知っていたことにより追い詰められた結果である．これを，本人の性格や意志の弱さが問題と評するのは酷というものである．

(7) 広汎性発達障害の併存

社会性，コミュニケーション能力，想像力の障害により，生活のなかでさまざまな困難を抱えるリスクのあるこの人たちについて，現在多くの人が関心を寄せている．依存(単純嗜癖)タイプの人たちのなかにも，元来コミュニケーションが苦手である人や，ギャンブリングを続けるなかで，物事のとらえ方が歪んでくる人がいる．これらは，それぞれの回復過程において修正されることが多い．このため，広汎性発達障害の安易な診断や方向づけはするべきではないとの意見もある．しかしながら，グループミーティングによる手法で感情を表出するだけでは，著しく誤った方向に考えを進めてしまうリスクがある一群であり，その支援のあり方[32,33]についても関心が高まっている．

(8) 精神遅滞の併存

資本主義社会では，いかに客を惹きつけ消費を促すかということが1つの目標となると思われる．知的機能に障害のある消費者にも"わかりやすさ"や"刺激"をコンセプトとしたギャンブリングを提供すれば，楽しんでもらうことは可能であろう．しかしながらその結果，自らが不利益を被ることを十分に理解できないまま，のめり込んでしまうことが起こりうる．問題を深刻化させるのは，重度の障害をもっている場合よりもむしろ軽度の障害をもっている場合であるとの指摘もある．

より多様な支援を実現するために

ギャンブリングの問題について，国内でいち早く警鐘を鳴らしたのは，ギャンブリングをクリエイトする立場の研究者らである[14]．彼らはその後も継続して，ギャンブリングの魅力と問題点に関する優れた考察を続けている[34]．また，ギャンブリングを運営している団体や企業からもこの問題への理解を示す動きが出てきており[35]，これらは今後も大いに推奨されるべきである．ギャンブリングの種類によっても，多様なのめり込み方があることが推測される．ギャンブリングの運営をする方々の鋭い視点と力量を，ぜひ予防や回復支援のためにも向けていただきたい．

病的ギャンブリングの問題をもつ当事者等による取り組みは，国内のギャンブリン

グの問題への支援を常にリードしてきている．相互援助(自助)グループの数は増加傾向にあり，ギャンブリングの問題を扱うリハビリ施設については，先進的な取り組みと見直しが行われ，着実に成果を挙げてきている[4]．当事者の基本的な考え方は，ギャンブリングの問題が複雑に絡み合った社会のなかで，よりよく生きるための方法を学んでいくということと思われる．一方で，ギャンブリングの存在やそのあり方について，すべて見直しをしていくべきとの考え方から，一切のギャンブリングを認めないという立場をとる人たちもいる[36]．

　精神科領域においては，ギャンブリングの問題への関心は低いと考えられていたが，精神科医療や行政での取り組みの現場からの報告[15-18]をきっかけに，国内における論文報告数は 2008 年頃より著しく増加している．実際に，国内の精神科医療機関 1,205 施設における調査でも，およそ 200 弱の施設においてギャンブリングの問題の診療，相談対応，関連機関への紹介が行われているとの結果が得られている[37]．

　ギャンブリングの問題への支援に関心をもつ人には，実にさまざまな職種の方々がいる．行政機関職員，職業安定所職員，精神保健福祉士，心理士，精神科医師，看護師，司法書士[38,39]，弁護士，社会保険労務士，消費者センター職員，教育機関職員，司法機関職員[40,41]などである．地域におけるギャンブリングの問題への理解に乏しい地域においても，他職種との個々のつながりを心がけることにより多様な支援は可能であり，いずれはその広がりが一般の方々の理解へとつながることを期待したい．

● 文献

1) 松本俊彦：DSM-5 ドラフトにおける物質関連障害．精神科治療学 25：1077-1082, 2010
2) 松下幸生：ギャンブル依存．日野原重明，宮岡 等(監)：脳とこころのプライマリケア 8 依存．pp 413-425, シナジー, 2011
3) 磯村 毅：図解でわかる依存症のカラクリ．秀和システム，2011
4) 中村 努，高澤和彦，稲村 厚：本人・家族・支援者のためのギャンブル依存との向き合い方．明石出版，2012
5) 宮岡 等，田中克俊，田辺 等，ほか：いわゆるギャンブル依存症の実態と地域ケアの促進．厚生労働科学研究費補助金(障害保健福祉総合研究事業)平成 19 年度分担研究報告書，2006
6) 廣中直行，遠藤智樹：「ヤミツキ」の力．光文社，2011
7) 広田すみれ，増田真也，坂上貴之：心理学が描くリスクの世界—行動的意思決定入門．慶應義塾大学出版会，2002
8) 赤木健利：隠される嗜癖：病的ギャンブリングと否認．アディクションと家族 28：262-265, 2012
9) 田辺 等：ギャンブル依存症(病的賭博)と自殺．精神科治療学 25：223-229, 2010
10) 宮岡 等，田中克俊，田辺 等，ほか：いわゆるギャンブル依存症の実態と地域ケアの促進．厚生労働科学研究費補助金(障害保健福祉総合研究事業)平成 20 年度分担研究報告書，2007
11) 宮岡 等，田中克俊，田辺 等，ほか：病的ギャンブリング(いわゆるギャンブル依存)の概念の検討と各関連機関の適切な連携に関する研究．厚生労働科学研究費補助金(障害保健福祉総合研究事業)平成 23 年度分担研究報告書，2012
12) Potenza MN, Steinberg MA, Skudlarski P, et al：Gambling urges in pathological gambling：a functional magnetic resonance imaging study. Arch Gen Psychiatry 60：828-836, 2003
13) 鶴身孝介，高橋英彦：病的賭博の脳科学．医学のあゆみ 242：875-876, 2012
14) 谷岡一郎：ギャンブルフィーヴァー．中央公論新社，1996
15) 岩崎正人：今の私は仮の姿—平成パチンコ症候群．集英社，1998
16) 田辺 等：ギャンブル依存症．NHK 出版，2002
17) 帚木蓬生：ギャンブル依存とたたかう．新潮社，2004

18) 伊波真理雄：病的ギャンブラー救出マニュアル．PHP 研究所，2007
19) 岩崎正人：定年依存症．WAVE 出版，2009
20) 帚木蓬生：やめられない―ギャンブル地獄からの生還．集英社，2011
21) 森山成彬：病的賭博者 100 人の臨床実態．精神医学 50：895-904, 2008
22) 太田健介：病的賭博者の特徴―医療機関を受診した 105 例の検討から．精神経誌 110：1023-1035, 2008
23) 原田貴史，稲葉宣行，園本 建，ほか：病的賭博 120 症例の臨床背景の後方視調査．精神医学 52：145-152, 2010
24) Hollander E, Kwon JH, Stein DJ, et al：Obsessive-compulsive and spectrum disorders：overview and quality of life issues. J Clin Psychiatry 57 (Suppl 8)：3-6, 1996
25) Hollander E：Treatment of obsessive-compulsive spectrum disorders with SSRIs. Br J Psychiatry Suppl(35)：7-12, 1998. Review
26) Roy A, Adinoff B, Roehrich L, et al：Pathological gambling. A psychobiological study. Arch Gen Psychiatry 45：369-373, 1988
27) Steeve TD, Miyasaki J, Zurowski M, et al：Increased striatal dopamine release in Parkinsonism patients with pathological gamblinga[^{11}C]raclopride PET study. Brain 132：1376-1385, 2009
28) Kassubek J, Abler B, Pinkhardt EH：Neural reward processing under dopamine agonists：Imaging. J Neurol Sci 310：36-39, 2011
29) 百瀬敏光：神経伝達機能イメージング．Annual Review 神経 2013, pp 50-62, 中外医学社，2013
30) 藤本健一：パーキンソン病治療に伴う脱抑制性の行動異常．BRAIN and NERVE 64：373-383, 2012
31) 佐藤 拓, 宮岡 等：病的ギャンブリング―その鑑別と対応．精神科治療学 27：715-721, 2012
32) 朝倉 新：発達障害とアディクション―病的賭博を中心に．精神科治療学 25：607-613, 2010
33) 河本泰信：回復過程からみた病的賭博の類型分類―「葛藤型」と「自閉型」を鑑別することの有用性について．アディクションと家族 28：195-205, 2012
34) 梁 亨恩：ギャンブルの近接性と依存性についての考察．大阪商業大学アミューズメント産業研究所紀要 10：201-223, 2008
35) 特定非営利活動法人リカバリーサポート・ネットワーク：2011 年度ぱちんこ依存問題電話相談事業報告書．2012
36) 大崎大地：ギャンブル人生末路と希望．文芸社，2006
37) 宮岡 等, 田中克俊, 田辺 等, ほか：病的ギャンブリング(いわゆるギャンブル依存)の概念の検討と各関連機関の適切な連携に関する研究．厚生労働科学研究費補助金(障害保健福祉総合研究事業)平成 22 年度分担研究報告書，2011
38) 稲村 厚：病的ギャンブリングの回復へのかかわり．法学セミナー 645：52-55, 2008
39) 稲村 厚：対人援助職としての法律専門家―多重債務相談におけるクライアント中心アプローチの研究．南山大学人間文化研究科教育ファシリテーション専攻修士論文，2011
40) 染田 惠：日本における犯罪者の社会内処遇の課題―薬物及び依存症関連犯罪者の処遇並びに仮釈放の充実を中心に．法学新報 117：591-632, 2011
41) 染田 惠：犯罪者の社会内処遇の探求―処遇の多様化と修復的司法．成文堂，2006,

〔佐藤　拓〕

第 3 章

わが国の病的ギャンブリングの現状と治療的アプローチ

● 病的ギャンブリングの用語について

　巨大化した消費者金融がテレビCMで多数のスポンサーとなり，その経営者らが高額納税者に名を連ねたバブル経済の末期，精神保健福祉センターにはコントロールを失った病的なギャンブラーの相談が来るようになった．筆者はギャンブル問題の外来集団精神療法で治療的に関与し，これは，ギャンブルへの病的な執着のために自己のギャンブル行動を制御できず（loss of control），治療的アプローチがなければ，ギャンブルへの強い欲求（craving）が再燃し，やめ続けることの困難な状態だと認識した．従来の依存関係の概念でいえば「精神依存」に相当する病理である．しかし英語圏の用語は pathological gambling で，訳語は「病的賭博」である．筆者も当初は訳語を使ったが徐々に"ギャンブル依存症"と呼称するようになった[1-4]．「病的賭博」は，日本の日常性とは乖離した語であり，かつ「賭博」は刑法185条以下の条項で禁止された違法行為である．これでは，大企業，公務員，教育関係者などの当事者への診断用語としては活用しにくい．その後，厚生労働省の科学研究班の討議で，暫定的に「病的ギャンブリング」の呼称を使うこととなった．そこで，本章も pathological gambling に「病的ギャンブリング」（PG）の表記を用いた．

　一般にPGの相談事例の共通項として多額の債務経験があり，"借金はPGの必発の合併症"である．ギャンブルのために数百万円の借金をするということの問題性は誰にも明らかであるが，それが精神医学的に「依存」ないし「嗜癖」という病理である，すなわち，疾病性があって治療的アプローチが必要である，との認識は一般社会では浸透していない．したがって通常のケースは，200～300万円の借金処理を2～3回繰り返してから，ようやく「これは変である」と家族が考え出し，問題をインターネットで検索し，初めて精神保健相談やクリニック受診につながる．

　それゆえ受診までに自殺念慮や自殺企図を経験することは珍しくないし，不祥事扱いですませてもらった公金の着服など不法行為も時にある．英語圏の当事者メンバーの間で，「強迫的ギャンブラー（米国の当事者はこのように自称）の歩む道は一方通行の進行性．出口は3つのドアのみ」との"読み人知らず"の格言があり，"死のドア（自殺が多い），社会的死のドア（金銭関連の犯罪での刑務所くらし），回復のドア（グループミーティング場のドア）の3つのドア"という．

PGは，わが国のバブル経済の高まりと，その崩壊過程で増加した新たな嗜癖問題である．昭和の高度経済成長期の主たる依存症は間違いなくアルコール依存症であったが，バブル経済以後では，パチンコやスロットなど日本特有のギャンブルに対する嗜癖問題が精神保健の新たな課題となった．「新型うつ」「新型インフルエンザ」などの言い方を真似れば，21世紀の「新型嗜癖」「新型依存症」といえる．

PGの疾病概念，病態・病型の分類は，前章で述べられているので，本章では，わが国のPG問題を概観したうえで，治療的接近の在り方，そして回復に必要な精神療法・心理療法について考察してみたい．

わが国の病的ギャンブリングの現状

PGは一体どのくらいいるのかという点では，海外での有病率は数％程度で，佐藤[5]がまとめた諸外国の調査結果では1.4～2.1％の生涯有病率であり，米国の著名な精神医学の教科書では有病率は3％，青年や大学生は2.8～8％とされている[6]．日本の調査が遅れていたなかで，大規模な社会調査の結果が2002年に出された．業界団体自身が調査研究シンクタンクを使って，2段階無作為抽出で18歳以上約2,000人に行った世論調査であるが，その結果は興味深い．「自分は××の依存症と思うか」という回答の分析調査研究で，いわば各種の依存症の「自認率」であるが，ニコチンでは9.4％，これを成人人口に換算して967万人，アルコールが2.5％の257万人，ギャンブルは1.6％，165万人という結果であった[7]．この結果が興味深いのは，アルコールの257万人という数値はアルコール依存症予備軍といわれた大量飲酒者推計値に近く，ギャンブルの1.6％は米国での推計値に近かったからである．

その後，厚生労働省の研究班が，欧米の調査研究で使用するSOGS（South Oaks Gambling Screen）をスクリーニングテストとして調査を行った．その結果によると，PGは成人男子の9.6％，女性の1.6％，と実に驚くほど高率であった[8]．これは人口では500万人以上にあたるが，わが国のパチンコ，スロットという大衆娯楽遊技が遊技場近辺ですぐに換金可能なため，繁華街でも郊外でも，どの市町村でも，日常的にギャンブルを楽しめる社会となっていることとの関連が考えられる．1990年代にはパチンコ産業だけで年間30兆円以上の消費を記録して，当時の国民総医療費を超える金額であることが話題になった．現在は店舗数もユーザー人口も頭打ちで，やや減数傾向にあるが，レジャー白書2012によると，なおも1年間に1,200万人以上のユーザーが18兆円以上をパチンコで消費しているという．研究班の調査結果における欧米に比して高率な有病率は，パチンコ，スロットのギャンブルが一般市民層に広汎に，かつ日常的に普及していることを反映した高い数値であると考えるべきであろう．

わが国の相談，診療にみる病的ギャンブリングのプロフィール

　米国では，わが国の臨床報告よりも，PG 診断にパーソナリティ障害，物質使用障害との合併が多く，また学歴についても低く国内外での違いがある．森山[9]の外来クリニックでは筆者らの精神保健に比べ，男性が多く，平均の債務が高い．また入院施設では薬物依存などの合併精神疾患がやや増え[10]，多少とも北米カナダの傾向に近づく．さらに児童精神科医や，成人の発達障害を診療するクリニックではギャンブルの問題をもつ人に高率な発達障害の診断がつくという[11]．

　わが国では，前述した調査が示すように，ギャンブルが一般市民社会に広汎に普及しており，欧米でのスクリーニングテストを適用すると，PG 疑いケースが高率に存在することになるので，各報告での患者プロフィールや併存症の有無の差異は，各機関の利用者層の違いが反映されていると考えられよう．したがって診断概念や対処すべきアプローチ，転帰を巡る議論では，このような利用機関による患者層の違いからのバイアスを慎重に考慮すべきである．

PG 臨床経験での小括

　上記のことを前提としつつ，PG の精神保健福祉相談と PG 嗜癖を標的とした集団精神療法を約 20 年実施し，厚生労働省の PG の科学研究班の討論に参加して，ほかの専門家とも意見交換した結果，筆者の PG に関する現在の見解をまとめると以下のようになる．

a) PG の本質は，ギャンブル嗜癖すなわち強烈なギャンブルへの「精神依存」で，物質使用による物質への依存症と同様に，①対象への強烈なとらわれ，②再使用の強烈な欲求（渇望），③使用した際の量的制御の困難，④心理社会的状態の進行性の悪化がある．

b) PG 相談来所者は，30〜40 歳代が多いが，20〜70 歳代まで幅広く，職業は，学生，主婦，サラリーマン，公務員，年金生活者など多様である．相談現場での男女比は 4〜5：1 程度だが，診療機関受診者や一般人口での調査では 6〜10：1 と男性優位である．

c) 性差では，男性はギャンブルの初体験と習慣化が女性より早く，借金の金額は女性より高額である．他方，女性は，習慣化から借金の反復などギャンブルが問題化するまでの期間は，男性より短い（アルコール依存症の男女差と同様である）．

d) 診断では，ほかの精神障害の合併のない中核群が PG の 8 割程度を占め，ここでは嗜癖モデルの治療が有効である．

e) 診断上のサブグループは，①うつ病との合併，②アルコール依存症断酒期に続発（いわゆるクロスアディクション），③広汎性発達障害や統合失調症慢性期に続発，④パーキンソン病治療中の急性発症などがある．

f) 高額多重な債務のストレスに起因する 2 次性の精神障害は，神経症性障害，うつ

病性障害，未治療下での自殺関連問題がある．
　g）集団療法の治療では，1年以上の参加で安定が得られ，2～5年の間は月1～2回程度の継続参加によって抑制可能が持続しやすい安定期がある．安定期に入っても，治療から離脱すると病状が再燃する傾向がある．

PGへの治療的アプローチ

　PGの治療的対応の現状を調べるための2010年度の調査[12]では，1,205施設で回答が得られたのは460施設のみであったが，そのうちの308施設がギャンブルの問題の相談を経験していた．しかし，厚生労働省研究班の2011年度の報告資料[13]では，39病院，39診療所，心理福祉系11相談室が，PGに臨床的に対応している施設として把握されたのみであった．どの地域でもPGの当事者はいるので，PGに対する治療的対処法がより広範囲に普及されることが望まれる．

　研究班の報告では，PGを，タイプⅠ：単純嗜癖型（いわゆる「依存症」の中核群），タイプⅡ：ほかの精神障害先行型（大うつ病，双極性感情障害，アルコール依存症などが先行している群），タイプⅢ：パーソナリティなどの問題型（反社会性パーソナリティ障害，広汎性発達障害，精神発達遅滞，認知症などで衝動制御が困難な状態などの併存がみられる群），の3群に分け，タイプⅠは嗜癖の回復プログラムへ結びつける，タイプⅡは精神科医療での治療を優先したうえで，タイプⅠ同様に嗜癖対応の回復プログラムに結びつける，タイプⅢはさらに社会資源の活用も付加する，などを提案している．

　PGは脳がギャンブル刺激に反応しやすく変化しているにしても，物質使用の依存症と異なり，物質による脳や身体への直接的薬理作用がないので，精神病性障害や残遺性障害がない．また内臓疾患の医学治療ニーズもない．ギャンブルの長期乱用で必発する関連障害は，アルコールの肝障害のような医学的問題ではなく，借金という社会的問題である．"肝臓が壊れるのではなく，財布が壊れる"のだから，対応は医療ではなく，ケースワークということになる．

　PGの取り組みに医療がおよび腰になるのは，①医師が嗜癖病理の概念自体を受け入れられない，②嗜癖病理を標的とした治療プログラムを自前で用意できない，③基本的に使用できる治療薬がない，④併存する問題もケースワーク対応が主になる，などが関係していよう．

　しかし治療的アプローチを具体的に考えると，嗜癖を標的とした精神療法プログラムをもたないとしても，精神科医療の果たすべき役割は少なくない．上記報告でも，単純嗜癖型（中核群）以外は精神神経疾患の合併があり，たとえば，アルコール・薬物依存症とのクロスアディクション，うつ病や双極性障害との合併がある．そして発達障害，統合失調症慢性期でのPGないしギャンブル乱用，さらにパーキンソン病治療中の急性発症などがある．これらは原疾患ないし1次障害への診断と，それに即した治療や支援が基本として必要で，そのうえでPGへの対処も必要になる．1次疾患の

表 3-1　病的ギャンブリングの治療と支援

1) 本人／家族への相談―主として相談機関の役割
　　①家族相談による早期介入，家族の自助グループ（ギャマノンなど）への動機づけ
　　②本人相談における診断的アセスメントと回復プログラム＊への動機づけ
2) 精神科診断と関連問題ケースワーク―主として一般精神科医療機関の役割
　　①医学的診断（PGと併存疾患の診断）と回復プログラム＊定着までのサポート診療
　　②併存症，続発疾患への治療（発達障害等の1次性併存疾患，債務ストレスの2次性疾患）
　　③関連問題へのケースワーク（経済問題，家族問題での支援）
3) 嗜癖を標的とした回復プログラム―専門医療機関，当事者グループ，施設の役割
　　①集団療法，内観療法，認知行動療法など専門家による種々の心理療法
　　②ギャンブラーズアノニマス（GA）への定着による"嗜癖問題をもつ者としての健康な生き方"
　　　の確立
　　③治療共同体的施設の活用

＊：回復プログラム
嗜癖の病理を標的とした種々の精神療法的アプローチ（専門家による集団精神療法，認知行動療法，内観療法など），GAなど12ステップグループの自助グループ（相互支援グループ）活動，12ステップの回復プログラムを基礎とする嗜癖リハビリ施設の回復プログラムなどの総称

担当者と嗜癖治療の担当者の連携が必要になる．
　また債務ストレス由来のうつ状態，不安障害，自殺傾向などが，続発性精神障害として治療を要する程度になっていることがある．筆者も，PGの多額の債務から自殺企図し，その直後に解離性健忘を起こした事例の経験がある．このときは，最初は記憶障害の治療を一般精神科病棟で別の主治医が行い，記憶の回復に伴い，債務や今後の生活への心構えの構築が必要となり，そこでPGを標的とした治療を筆者が担当したというものである．元の主治医と，嗜癖の精神療法担当者の連携協力が有効な事例であった．
　また併存精神障害がない場合でも，受診者をPGと診断した後，ギャンブラーズ・アノニマス（GA）のグループに紹介し，そこへ定着するまでを見据え，診療所で月に1回のサポート診療を継続するような関与が望まれる．ちなみにGAのミーティング場の情報はインターネットで得られる．
　このときには，嗜癖問題をもつ者が，治療初期で起こしやすいアクティングアウト，繰り返す否認／他者との違い探し，嗜癖抑制初期の情緒不安定，などの嗜癖治療で起こりやすい現象を取り上げて，心理教育的に個別サポートする．
　嗜癖への薬物治療では，SSRIなどの薬物療法や，海外で渇望抑制の薬物投与治療が試されたが，エビデンスがあるとはいえない段階である．
　またPGとうつとの合併の薬物療法は，物質依存の治療と同様であり，最初は嗜癖そのものへの治療プログラムを優先して実施し，この1～2か月は薬物投与を可能な限り控えて経過をみるほうがよい．
　以上，PGの治療的アプローチの基本について概要を述べたが，これらをふまえ，PGへの治療と支援で何が必要か，誰が主に担うのか，基本原則を表3-1にまとめた．

PGへの治療的アプローチにおける留意点

1 | 家族への支援で留意すべきこと

　家族から本人の本来の人柄を聞き，現状と照らし合わせ，ギャンブルへののめり込みによって言動が変化してきた様を確認し，診断的アセスメント（パーソナリティ障害と鑑別）を行うが，併せて「人間性の問題なら治療は難しいが，ギャンブルのために別人格的な言動になっているので治療で改善する」と説明すると動機が高まる．

　PG の家族は，借金問題の後始末と約束を反故にされたことでの精神疲労が強い．借金の尻拭いはまさにイネイブリングだが，家族なら誰もが借金の利息に追われないよう早く処理したいし，そのうえで本人を信じて約束を交わしたいのも当然である．家族支援の大事な点は，これまでの関わりは家族の孤軍奮闘の努力としてリスペクトし，受容することである．そのうえで嗜癖の病理をわかりやすく説明し，本人と真剣に向き合い，一緒に相談に来るよう勇気をもって働きかけるように促す．

　またできる限り，家族にはギャマノンなどの家族の自助グループへの参加を勧める．PG の長い期間隠されていた莫大な経済損失は，それ以後の家族の人生設計を大きく狂わせる．財産の喪失は，それをともに所有していたはずの家族へのダメージになる．本人のギャンブルが抑制されても，家族の将来の不安は解消されにくいし，ギャンブルのための虚言が繰り返されていたという事実は家族を深く傷つける．PG に伴うトラブルは，夫婦間の信頼と親密さを喪失してしまう体験となり，配偶者に事後抑うつが遷延することがある．森山は妻の精神疾患罹患が高率である[9]ことを指摘している．家族が同じ立場の家族と交流し，こころの傷を癒し，家族自身の回復や成長を求めていくことはきわめて重要である．

　本人のギャンブル嗜癖に対し，家族自身が嗜癖理論を拡大して適用し，自分たちは当事者への"人間関係嗜癖"をもつと受け入れているのがギャマノングループである．専門家側は，人間関係の嗜癖を嗜癖の疾患カテゴリーのなかに含めるか否かの議論は議論として，家族が人間関係嗜癖の当事者であると自認し，自らの生き方を変えようとする「生き直し」の過程をリスペクトし，できる協力をすべきである．

2 | PG の否認への対処法

　PG を嗜癖概念で本人に説明するとき，必ずや否認があると考えたほうがよい．"やめられそうなとき（初期）には，やめたくない"，そして"やめたいとき（進行期）には，やめられない"というのが嗜癖である．初回面接で否認を取り除こうとするのは，難病の中核症状を 1 回で治そうと考えるようなもので無理である．

　否認は，基本的には，ほかの当事者と交流できるプログラムのなかで徐々に解消される．当たり前のことであるが，他人と同じ問題性が自分にあると徐々に理解し，受け入れの心的準備性が高まって，ようやく自分の診断や障害名を受容できるのであ

る．ここで肝要なことは，半信半疑でよいから，他メンバーと交流できる集団のプログラム（集団精神療法，集団内観，集団認知行動療法，GA など）への参加へ導入することである．

働きかけ方としては，「これからはギャンブル問題をどうしたいか」という今後への問いかけがポイントになる．当事者には「やめたい」気持ちと「やめたくない」気持ちが併存している．この両価的考えこそが嗜癖の特徴であるから，それを攻撃したり否定したりしない．「なるほど，そうだよね」とそのままを承認し，「やめたい気持ちを育てる」「やめた人の話を参考とする」機会として，嗜癖を標的としたプログラムの参加への合意を得る．最近は，かつてのロジャースの来談者中心療法を応用した動機づけ問答のスキルが紹介されている[14]．当事者の動機づけに成功しない専門職は，このような方法の体系的学習は有効であろう．

いずれにしろ，働きかけがうまくいくためには，①嗜癖問題の基本知識がある，②嗜癖をもつ当事者の考えのあるがままを理解しようという姿勢がある，③問題は必ず解決していくという専門職としての確信がある，④難しいことでも少しずつ一緒にやろうとの誠実な提案ができる，など援助者の姿勢や態度が重要である．それがあって，初めて当事者が心を開いてくれるようになる．

3 | 自殺傾向について

アルコール依存症や薬物依存症と同様に PG には自殺傾向が高い．カルガリー大学の研究[15]で，ギャンブルをやめ出して 2 週間以内の研究協力者 101 名で，33 名は自殺企図を，39 名が自殺念慮など，海外では PG に高率な自殺傾向の報告があったが，厚生労働省の研究班の調査[16]でも，PG の自殺念慮の生涯経験率は 62.1% で，これは薬物依存入院者よりは低いが，アルコール依存入院者よりも高く，また 1 年以内の自殺念慮経験率は 26.7% で，大うつ病性障害よりも高い結果であった．筆者らの経験[17]でも自殺傾向は高く，自死遺族へのサポート活動の聞き取りでも，債務に追いつめられての自殺ケースもあり，集団精神療法参加者の日常の簡易アンケートも高い比率になる．ほかの研究でも治療参加者では自殺念慮や自殺企図が高率な傾向である[18,19]．

他方で，自殺念慮，すでに自殺企図がある場合でも，債務へのケースワークを併行導入して，嗜癖を標的とした治療でほかの回復者と出会う体験をしてもらい，"必ず問題は改善するのでパチンコで死ぬことはない"とサポートすれば危機は十分回避できる．気分が相当に落ち込んでいても，債務ストレス続発性であれば薬物治療は補助的なものと考えてよい．

広汎性発達障害（PDD）など重複障害があるケースは援助希求能力が低いので，孤立しないように，特にケースワーク的な支援を丁寧にすべきである．

嗜癖を標的とした精神療法・心理療法を考える

1 | 嗜癖の回復に精神療法・心理療法的な関与は必須

　近年の嗜癖治療では，動機づけ面接や認知行動療法など種々の精神療法的な治療手技が外国から紹介され，開発されて，PGでの試みも進んできたが，その一方で治療の意義が関係者に十分に共有されていない．嗜癖の治療は単に嗜癖対象を断つことではない．それは，薬物嗜癖をもつ薬物事犯者を懲役刑に処しても，薬物乱用から脱慣できないことでも明らかである．

　しかるに幻覚妄想のような精神病症状，脳萎縮，認知障害などの神経症状，振戦せん妄など離脱期精神神経症状をもつケースは，どの精神科医も治療の必要性を認めるが，それ以上の治療，すなわち嗜癖を標的とする治療は，"やめるのは自分の意志次第"としばしば放棄されている．

　大多数の精神科医は，ICD-10疾患カテゴリーでいえば，依存症（F1x.2）は精神病性障害（F1x.5）や遅発性残遺性精神病性障害（F1x.7）を伴うことがあるので，精神科医の関与は必要と考えている．しかし，仮に依存症と正しく診断しても，病理の本質への治療には認識が浅い．すなわち，「嗜癖では対象への病的な執着があり，強烈な再使用の渇望（craving）が反復して生じやすい脳となっており，自分の意志では制御できなくなった（loss of control）病的状態が成立している」という疾病理解や，「その病態を脳へのbiological（生物学的）なアプローチで健康な機能に戻すこと（完治）は困難であるので，再燃防止のためにも精神療法的接近が不可欠である」という嗜癖治療への理解が十分でないのである．

　自らのギャンブル行為を自らの意志力で制御できないPGの病理は，何らかの治療的接近がなければ自己破壊的に進行し，種々の心理的，社会的障害をもたらす．ギャンブルへの病的執着によって，常軌を逸した高額な債務，一時的な金銭取得のための無謀な退職，配偶者やほかの家族との不和，友人関係の破壊，破産，公金の着服・横領，金銭絡みの犯罪などが出現する．これらの社会的障害，経済的障害に加え，虚言，自己中心思考，自責感・罪悪感，自己嫌悪，抑うつ，自殺念慮などの心理的障害が出現する．これは，PGの病理の進行が，当事者の人生に多大な損失を与えてきたことを意味するが，その現実を受け入れ，あるがまま，あったがままを認め，内省を深めるには，心理的な苦痛を癒しつつ，新たな認識や行動を獲得しうる心理療法的過程が必要である．

　仮に，生物学的治療（例：anti-craving drugによる渇望抑制の薬物療法など）が普及してきても，薬物は，嗜癖の進行でもたらされた心理的社会的障害を治療するものではない．生き方を変えるものでもない．嗜癖による心理的，社会的障害を認め，嗜癖問題をもつ者として新たなアイデンティティを得て，生き方を再確立していくには，精神療法・心理療法的支えが必要なのである．

2 | 自助グループがもつ精神療法・心理療法的要素

　専門家が行うのが「治療」，GAの12ステップは「自助活動」で，治療ではないとの言い方は，正しいようで本質を誤解させる可能性がある．

　12ステップグループの元祖は，アルコホーリクス・アノニマス(AA)であるが，通称ビッグブックと言われる書[20]の序文にはAAの支援者で，ニューヨークの病院で長年アルコール依存症の治療を担当していた精神科医長のウィリアム・シルクワース医師のコメントが記載されている．当時，AAはシルクワース医師たちの"アルコール依存症はアルコールに対する体質的病気，アレルギー体質のような体の病気である"との医学的概念を受け入れ，シルクワースのほうは，"治療にはmoral psychologyとも呼ぶべき心理学が必要だが，それは(当時の)医学や心理学では提供できない．しかしAAのメンバーはそれを実践した"とAAの心理療法的な取り組みへの賛辞を書いている．つまりAAの自助活動は，12の道標を心の課題とし，グループミーティングを活用して内省を深め，依存症者の行動を変えていく過程であり，それはspiritualな変化をもたらす心理療法的な営みであることを認めたのである．

　現在，GAは全国に130以上のグループがあり，そこでは，いわゆる12ステップの回復プログラムに則ったグループミーティングが実施されている．AAに始まった12ステップのプログラムでは，第1～3のステップは嗜癖特有の否認の問題を扱いつつ回復の希望を示し，4，5ステップで嗜癖の心理的，社会的障害を点検し，6，7ステップで嗜癖を必要としていた自分自身の心的問題や性格を内省する．そして，8～11ステップでは行動(生き方)を変える提案をし，特に最後の12ステップは新たな当事者への述べ伝えの意義を示している[20]．すなわち，この回復のための12の道標は，きわめて精神療法的，心理療法的なプロセスなのである．

3 | PGの治療における精神療法・心理療法の課題と扱うテーマ

　PGの治療が目指すものを単純に示せば，"二度としない"と約束させるのではなく，"二度としない人間に変わっていく"ことである．やめようと考えていても，強烈な渇望(craving)が生じると抑制できずに再体験(いわゆるスリップ)してしまい，再体験しだすと制御が困難になる(out of control)というのが嗜癖の病理である．この病理では脳の機能変化が伴うと推測しうる研究[21]が出始めている．このような嗜癖の病理にある者が，"2度と○○しない人間に変わっていく"という目標を果たすためには，以下のような2つの大きな課題がある．

　a) 再体験の渇望(craving)に対抗しうる内的システムをうまく起動できるようになる
　b) 人間的成長spiritual (growth)により再体験したいというニーズが減衰する

　前者a)は強烈な渇望(craving)が生じたときに早期に処理する心的システムで，後者b)は，そもそも渇望が生じにくいような心的環境を整えることである．これを"嗜癖との戦争"にたとえていえば，前者は"極地紛争を早期に迎撃し抑圧するシステム"，

後者は"紛争予防の日常的平和外交"である．これで全面戦争への突入を防ぐのである．

前者a)では，cravingによる失敗（スリップ）を振り返って，「自分の場合は何がtriggerとなったのかを学習する」「そうなりかけたときにほかの当事者がとる方法で最も成功率が高いものを知る」「失敗した当事者が事後に体験した複雑な心情を傾聴し，自分にシミュレーションして考えてみる」などの，再燃防止のための知恵や工夫，ノウハウを吸収できることが重要になる．

後者b)については，PGのために，どのように自分の人生が一変したかという，いわゆる体験談を語る時間を十分にとって，内省を繰り返すことである．そのことで「嗜癖のために大切なものを人生で失ってきたこと」「嗜癖が人間関係，家族関係に悪影響を与えていたこと」「なぜそこまで嗜癖対象に嵌ったのか，自分が本当に必要としたものは何だったのか」などの「ギャンブル嗜癖を必要とした自分」への自己理解を深める作業ができる．また「やめ続けたことで人生にもたらされた喜び」を言語化することは，「ギャンブルのない生活に慣れて穏やかに過ごせている自分」「こころの安定を得ている自分」を自覚し，「ギャンブルを必要としない人生」のイメージを作れるようになる．

現在，嗜癖では，認知行動療法[22]，内観療法[23]，集団精神療法[24]などが技法として使われている．これらの治療法の内容から考えると，認知行動療法はどちらかといえば上記のa)の課題への効果的対処をよく取り上げ，内観療法における内省の深化は上記b)の課題を目指しており，集団精神療法と12ステップ自助グループセッションは，a)，b)の両方の要素がある．

このような各種の精神療法的アプローチでは，治療理論，治療構造，働きかけの技法はそれぞれ異なるが，それぞれの理論が目指している嗜癖の回復のイメージ，各治療法での治療的機序，治療過程で焦点を当てて扱う課題などでは，共通な要素がありそうだと筆者は感じる．しかし，これについての専門家同士の討論はまだ十分なされていない．

筆者の場合，集団精神療法を採用してきたが，嗜癖問題では，嗜癖病理への誤解も多いところから，心理教育的助言が要所要所で必要になる点が，他疾患の集団精神療法と異なる印象である．この心理教育的な部分と，いわゆる「言いっ放しの，聴きっ放し」的体験発表の要素が含まれる運営のなかで，メンバーたちが自由に発言する．発言内容で，筆者がグループ全体で理解を深めるべきテーマとして，注意を払うもの5点を表3-2に示す．

表3-2のテーマは，セッションのなかで，ある発言者の表現に，参加者の多くが「なるほどな」と納得したり，深く考えたり，凝集性が共有されるテーマである．たとえば，あるメンバーが"自分のギャンブルは病気"であり，PGは"脳に入ったウイルスのようなもの"で，この会（＝集団精神療法）に月に1回来ることは，"再発予防のワクチン注射を月に1回打ちに来るようなもの"と言った．これは「疾病理解」と「再発予防のノウハウ」のテーマに関する発言で，その場では実感のこもった共通理解が進み，

表 3-2　嗜癖の集団精神療法で重視するテーマ

①疾病理解―自分のこれまでの行動や心理を具体的エピソードで振り返り，それを嗜癖の病理に関連づけて理解し直す
②対人関係の理解―嗜癖がこれまでの対人関係に与えていた問題や影響を具体的なエピソードを通して理解する
③再使用を防ぐノウハウの理解―対象への渇望(craving)，再使用の衝動に対抗する具体的な知恵と工夫を共有する
④嗜癖対象への"脆弱性"の自己理解―なぜ自分に嗜癖が必要であったか，嗜癖に親和性のあった自分の"脆弱性"は何かを，自分なりに考察し納得していく
⑤人生への理解―嗜癖対象を必要としない生き方，人生や家族について改めて学んでいく

皆が納得し覚え帰ることができた．セッションの自然な流れで，こうしたテーマが発言者から出てきたとき，筆者は進行役として丁寧に扱い，グループ全体でシェアするように心がける．嗜癖の各種精神療法を巡る今後の議論でも，これら5点は重要なファクターではないかと考える．

嗜癖からの回復は「生き直し」のプロセス

　PGは人間のストレス対策の娯楽としてのギャンブルが，人間の自己制御システムを逸脱して，逆に人間を支配していく，人間と対象の関係が逆転した障害である．この病態成立時の脳内メカニズムの研究が国内でも徐々に着手されてきており，厚生労働省も臨床的な研究班を立ち上げた．また「自殺総合対策大綱」でもほかの嗜癖同様，PGに言及がなされた．これらの変化は，われわれ臨床家にとって非常に嬉しい変化で，精神医学の端っこに追いやられていた嗜癖問題にようやく光が当てられてきた感があり，今後，PGの機序や治療の研究がいっそう進む可能性がある．

　他方で，どのような科学的知見が出てきても，いったんギャンブルでの興奮，スリルにこころが魅せられてしまった人間が，ギャンブルのない人生を送ろうとすることは，きわめて人間的な「生き直し」のプロセスであるともいえる．PGをはじめとする嗜癖問題の当事者を自認し，変えられる自分を変え，変えられないものを受け入れて，人生の生き直しを図ろうとするのが当事者運動のエッセンスであるが，これはspiritual growthな要素をもつ精神療法的・心理療法的なプロセスともいえる．嗜癖という危機に陥った人が，危機にあった自分を理解し，危機から成長していく精神療法的・心理療法的なプロセスをどう作るか，ということは，これからも臨床家に与えられた課題である．

　またPGからの回復を地域で可能とするために，相談機関，医療機関，自助グループによる地域でのPGへの支援体制を構築する必要がある．今後も，PGに関する精神医学的議論の積み上げをしていくことで，さらなる実践の深まりや広まりが得られると期待したい．

● 文献

1) 田辺 等，ほか：病的賭博にたいする治療的アプローチ．北海道立精神保健福祉センター年報 29：84-90, 1997
2) 田辺 等：ギャンブル依存症．pp 32-39, 日本放送出版協会，2002
3) 田辺 等：精神保健相談のすすめ方Q＆A．pp 133-141, 金剛出版，2002
4) 田辺 等：ギャンブル依存症—治療的アプローチを探る．こころの科学 146：2-7, 2009
5) 佐藤 拓：いわゆるギャンブル依存（特集 数字で知るこころの問題）．こころの科学 139：36-40, 2008
6) ベンジャミン・J・サドック，バージニア・A・サドック（著），井上令一（監訳）：カプラン臨床精神医学テキスト DSM-Ⅳ-TR 診断基準の臨床への展開．pp 850-856, メディカル・サイエンス・インターナショナル，2004
7) 日本遊技産業の在り方特別委員会：パチンコ遊技と依存に関する調査．社団法人日本遊技関連事業協会，2002
8) 尾崎米厚，樋口 進，松下幸生，ほか：我が国の成人における問題飲酒，ニコチン依存，インターネット依存，ギャンブル依存の頻度と相互関係．平成 21 年度アルコール・薬物依存関連学会合同学術総会抄録集，pp 380-381, 2009
9) 森山成彬：病的賭博者 100 人の臨床的実態．精神医学 50：895-904, 2008
10) 太田健介：病的賭博患者の特徴—1 医療機関を受診した 105 名の検討から．精神経誌 110：1023-1035, 2008
11) 朝倉 新：発達障害とアディクション—病的賭博を中心に．精神科治療学 25：607-613, 2010
12) 宮岡 等（分担研究者）：病的ギャンブリング（いわゆるギャンブル依存）の概念の検討と各関連機関の適切な連携に関する研究．厚生労働科学研究費補助金（障害保健福祉総合研究事業）平成 22 年度分担研究報告書，2011
13) 宮岡 等（分担研究者）：病的ギャンブリング（いわゆるギャンブル依存）の概念の検討と各関連機関の適切な連携に関する研究．厚生労働科学研究費補助金（障害保健福祉総合研究事業）平成 23 年度分担研究報告書，2012
14) ウィリアム・R・ミラー，ステファン・ロルニック（著），松島義博，後藤 恵（訳）：動機付け面接法．星和書店，2007
15) Hodgins DC, Mansley C, Thygesen K：Risk factor for suicide ideation and attempts among pathological gamblers. Am J Addict 15：303-310, 2006
16) 田中克俊（分担研究者）：いわゆるギャンブル依存症の実態と地域ケアの促進．厚生労働科学研究補助金（障害保健福祉総合研究事業）平成 20 年度分担研究報告書，2009
17) 田辺 等：ギャンブル問題と自殺予防．アディクションと家族 27：310-314, 2011
18) Petry NM, Kiluk BD：Suicidal ideation and suicide attempts in treatment-seeking pathological gamblers. J Nerv Ment Dis 190：462-469, 2002
19) Battersby M, Tolchard B, Scurrh M, et al：Suicide Ideation and Behavior in People with Pathological Gambling Attending a Treatment Service. Int J Ment Health Addiction 4：233-246, 2006
20) アルコホーリクス・アノニマス（著），AA 日本出版局（訳）：アルコホーリクス・アノニマス—無名のアルコホーリクたち．序文，AA ゼネラルサービスオフィス，2002
21) Potenza MN, Steinberg MA, Skudiarski P, et al：Gambling urges in pathological gambling：a functional magnetic resonance imaging study. Arch Gen Psychiatry 60：828-836, 2003
22) 野村和孝，田代恭子，嶋田洋徳，ほか：病的賭博に対するセミオープン形式の集団認知行動療法プログラムの取り組み—ドロップアウト率と参加者の相互作用の観点から．日本アルコール関連問題学会雑誌 14：95-100, 2012
23) 河本泰信：初期診断から洞察的精神療法へ．精神科治療学 24（増刊）：300-301, 2009
24) 田辺 等：病的賭博（ギャンブル依存症）の集団療法と自助グループ．精神科治療学 24（増刊）：302-303, 2009

（田辺 等）

第4章

インターネット嗜癖の現状と対処法

インターネットを取り巻く状況

　インターネットの起源は米国における1969年の長距離ネットワークであるAdvanced Research Project Agency Network(APRAネット)の実験が端緒であるとされている．わが国では1970年代後半からローカルエリア・ネットワークの研究が進み，1980年代初めころより大学の研究室やオフィス内などのローカルエリア・ネットワークが作られるようになった．わが国における当初の長距離ネットワークとして，1984年の大学間のネットワークであるJUNETの実験がある[1]．その後研究が進み，ネットワークも次第に広がった．またパソコンやソフトの性能が高まったことにより，一般にも利用できるものになった．現在では携帯電話やスマートフォン，タブレット端末などによって，屋外でのインターネットの使用も容易となり，より簡便で身近なものとなっている．

　総務省による2011年の通信利用動向調査[2]では，わが国でのインターネット個人利用率(人口普及率)は79.1％，推計9,610万人であり，2001年の利用率46.3％，推計5,593万人と比較して急増している．それによるとインターネットの利用目的もブログ・ホームページの閲覧・作成，メールの送受信など情報に関するもの，買い物，金融取引，オークション，デジタルコンテンツの入手などの取引に関するもの，ゲームなど趣味的なもの，通信教育，在宅勤務など多岐にわたっている．一方でインターネットによる弊害もあり，その1つとしてインターネット嗜癖(依存)が挙げられる．本章ではインターネット嗜癖の診断，疫学，治療について述べる．

インターネット嗜癖に関する診断基準・スクリーニングテスト

　わが国での代表的な精神疾患の診断基準には，世界保健機関(WHO)の診断基準である「国際疾病分類 第10改訂版」(ICD-10)[3]と，米国精神医学会の診断基準である「精神疾患の分類と診断の手引き 第4テキスト改訂版」(DSM-Ⅳ-TR)[4]がある．
　ICD-10では行為の嗜癖については「F63 習慣および衝動の障害」の項で，「F63.0 病的賭博」「F63.1 病的放火」「F63.2 病的窃盗」「F63.3 抜毛癖」が定義されており，その他(インターネットなど)の嗜癖については「F63.8 他の習慣および衝動の障害」に属

表 4-1　Young によるインターネット嗜癖診断質問票

① あなたは，自分がネットに心を奪われていると感じていますか．つまり，直前にオンラインでしていたことを考えたり，次のオンラインセッションをワクワクして待っているようなことです．
② 満足を得るために，ネットを使っている時間をだんだん長くしていかなければならないと感じていますか．
③ ネット使用時間を制限したり，時間を減らしたり，完全にやめようとしたけれども，うまくいかなかったことが何度もありましたか．
④ ネット使用時間をひかえようとしたり，完全にやめようとすると，落ち着かなくなったり，機嫌が悪くなったり，気持ちが沈んだり，またはイライラしますか．
⑤ はじめに考えていたよりも，長い時間オンラインですごしてしまいますか．
⑥ ネットのために，大切な人間関係，仕事，勉強や出世の機会を失いそうになったことがありますか．
⑦ ネットへのはまり具合を隠すために，家族，治療者や他の人たちに対して，嘘をついたことがありますか．
⑧ 問題から逃れるため，または，いやな気分から解放される方法としてネットを使いますか．嫌な気分とは，たとえば，無気力，罪悪感，不安，落ち込みなどです．

〔Young KS : Internet Addiction : The Emergence of a New Clinical Disorder. CyberPsychology and Behavior 1 : 237-244, 1998 より〕

する．

　DSM-Ⅳ-TR では「14 他のどこにも分類されない衝動制御の障害」の項で ICD-10 同様に，「312.32 窃盗癖」「312.33 放火癖」「312.31 病的賭博」「312.39 抜毛癖」が定義されており，その他（インターネットなど）の嗜癖については「312.30 特定不能の衝動制御の障害」に属する．しかし 2012 年現在は両方の診断基準ともインターネット嗜癖を特定した定義はない．2013 年 5 月発表予定の DSM-5 においてインターネット嗜癖が診断基準に入ることが提唱されている[5,6]．

　インターネット嗜癖は今までにいくつかの診断基準が提唱されているが，代表的なものを挙げる．Young は DSM-Ⅳ の診断基準のうち，病的賭博がインターネット嗜癖と最も類似していることを見出し，病的賭博の診断基準をもとに，8 項目（5 項目以上 YES でインターネット嗜癖とする）からなる診断質問票（Diagnostic Questionnaire；DQ）を作成した（表 4-1）[7]．これをもとに Beard らはインターネット嗜癖の診断基準を作成した（表 4-2）[8]．Shapira らは DSM-Ⅳ-TR の衝動制御の障害をもとにインターネットの問題使用の診断基準を作成した（表 4-3）[9]．これらの診断基準はいずれも，①過剰使用（しばしば時間の感覚を忘れ，基本的な活動の無視と関連している），②離脱（インターネットができないときの怒り・緊張状態，抑うつ状態を含む），③耐性（よりよいコンピュータ設備，ソフトウェア，より多くの時間を必要とすることを含む），④悪影響（論争やうそ，業績悪化，社会的孤立，疲労を含む），の 4 つの構成要素をもつとされている[10]．また大野らは，インターネット嗜癖はその利用するサービスによって，①リアルタイム型（チャットやオンラインゲームなど，利用者同士がリアルタイムにコミュニケーションを行うことを前提としたウェブサービス），②メッセージ型（ブログ・BBS・SNS への書き込みやメール交換など，利用者同士がメッセージを交換し合うウェブサービス），③コンテンツ型（ネット上の記事や動画な

表 4-2　Beard らが提唱するインターネット嗜癖の診断基準

次の①〜⑧のうち 5 つ以上存在すること
① インターネットに心を奪われていること(以前のインターネット活動について考え，次のインターネットについて待ち望む).
② 満足感を得るためにインターネットをする時間が増加することの必要性.
③ インターネット使用を削減したりやめたりするなど，制御しようとする努力が不成功に終わること.
④ インターネット使用を減らしたり，やめたりしようとしたときに，落ち着きなくなったり，不機嫌になったり，落ち込んだり，イライラする.
⑤ 当初に意図していたよりもインターネットをより長くやり続けていること.
⑥ インターネット使用によって重要な関係，仕事，教育的または経歴に関わる機会を失う危機または危険となる.
⑦ インターネットにおける関連の範囲を隠すために家族や治療者，またはほかの人たちに嘘をつく.
⑧ 問題事から逃れたり，不快な気分(たとえば無力感や罪悪感，不安，抑うつ感など)を和らげるためにインターネットを使用する.

〔Beard KW, Wolf EM：Modification in the Proposed Diagnostic Criteria for Internet Addiction. CyberPsychology and Behavior 4：377-383, 2001 より著者訳．専門家によるバックトランスレーションや日本語訳の妥当性検証は行われていない〕

表 4-3　Shapira らの提唱するインターネット嗜癖の診断基準

① インターネット使用による不適応的な没頭，以下の(1)，(2)のうち少なくとも 1 つ以上によって示される.
　(1) インターネット使用への没頭によって抵抗できないくらいの経験をしていること.
　(2) 予定していたより長時間インターネットを過度に使用していること.
② インターネット使用もしくはインターネット使用への没頭によって，社会的，職業的もしくは他の機能的に重要な分野において，臨床的に重大な苦痛もしくは障害をきたしていること.
③ 過度なインターネット使用が軽躁状態や躁状態の間にのみに起こるわけではなく，または I 軸障害(精神疾患)でよく説明することができない.

〔Shapira NA, et al：Problematic internet use：proposed classification and diagnostic criteria. Depression and Anxiety 17：207-216, 2003 より著者訳．専門家によるバックトランスレーションや日本語訳の妥当性検証は行われていない〕

どのコンテンツなど，受信のみで成立する一方向サービス)の 3 つに類型化される[11]としている．

インターネット嗜癖の検索などに，質問紙法によるスクリーニングテストが有用である．代表的なものとして Young によるインターネット依存度テスト(Internet Addiction Test；IAT)[12]がある．IAT は 20 項目の質問からなり，それぞれ「全くない(1 点)」「まれにある(2 点)」「ときどきある(3 点)」「よくある(4 点)」「いつもある(5 点)」のどれかにチェックする．合計点が 40〜69 点でインターネット問題使用の疑い，70 点以上をインターネット嗜癖疑いとすることが多い．

インターネット嗜癖の有病率に関する調査

わが国の調査では，2008 年の厚生労働省研究班による全国成人 4,123 名を対象とした無作為抽出調査で，IAT 40 点以上でインターネット嗜癖が疑われる人は，若年者

のほうがより頻度は高く，日本全国で成人のうち約271万人存在すると推計されている[13]．佐賀大学における大学生の調査では，IAT 40点以上の者は，2004年の調査では242名中9.1%，2009年の調査では40%以上を占めたと報告されている[14]．

未成年者の調査では，2010年9〜11月と2011年2〜3月の2回行っており，東京23区の公立中学校の中学1年生に行った840名を対象とした縦断調査では，Internet Addiction Questionnaire(IADQ)を中学生にわかりやすい表現とした質問で，1回目の調査では3.0%が，2回目調査では3.7%が8項目中5項目以上該当する依存群であった．1回目も2回目も依存群であったものは1.1%に該当した[15]．2011年に香川県下の小・中・高等学校12校の生徒1,008名を対象とし，IATをもと作成にした質問紙調査を行ったところ，全体では低依存群18.9%，中依存群76.5%，高依存群4.7%であった．小学校5年生〜中学2年生までは高依存群は0.0〜3.1%であったが，中学3年生では6.7%と増加し，高校生では8.4〜9.1%を占め，全体では男女間に有意差はなかった[16]と報告されている．

これらを総合すると現在のところ，青年期から若年成人にかけて，インターネット嗜癖者が特に多いことが推定される．しかし今後何らかの対策をとらない限りインターネット使用の広がりを受け，嗜癖者の年齢層がより広がり，その割合も増加することが想定される．

インターネット嗜癖に合併する障害と家族関係

インターネット嗜癖は，その嗜癖による障害のみならず，さまざまな精神症状を合併することが，若年者を中心とした調査において多く報告されている．

インターネット嗜癖と全般的な精神症状について，台湾の中高生や職業高校生3,662名対象の質問紙調査では，Chen Internet Addiction Scale(CIAS)で64点以上のインターネット嗜癖群(20.8%)は，非嗜癖群に比べてBrief Symptom Inventoryの9つの精神症状(抑うつ，不安，恐怖，精神病質，妄想，強迫，敵意，身体化，対人関係への敏感さ)のすべてで有意に悪化が認められた[17]．イランの大学生250名(平均年齢22.5歳)対象の調査では，IADQでのインターネット嗜癖群は，非嗜癖群に比べてSymptom Checklist-90-Revision(SCL-90-R)での9つの精神症状(身体化，敏感さ，強迫，抑うつ，不安，焦燥感，恐怖，精神病質，妄想)のうち妄想以外の症状すべてで有意に悪化が認められた[18]．

インターネット嗜癖と睡眠について，香港の中学生719名対象の質問紙調査では，CIASで64点以上のインターネット嗜癖群(16.1%)は，非嗜癖群に比べて有意に平均睡眠潜時がより長く，睡眠導入剤の使用がより多く，主観的な睡眠の質が悪く，Pittsburgh Sleep Quality Index(PSQI)6点以上の不眠者が多かったが，平均合計睡眠時間には有意差はなかった[19]．韓国の高校生2,336名対象の質問紙調査では，日中の過度の眠気はIAT 70点以上〔インターネット嗜癖群(2.3%)〕で37.7%，IAT 40〜69点〔インターネット嗜癖疑い群(47.4%)〕で13.9%，IAT 39点以下(非嗜癖群)で7.4%で

あった．若年者においてインターネット嗜癖と日中の眠気の有意な関連性が報告されている[20]．

　韓国の高校生432名対象の質問紙調査では，IAT 50点以上のインターネット嗜癖群は，非嗜癖群と比べてCenter for EpidemiologicStudy for Depression(CES-D)とMaudsleyObsessive Compulsive Inventory(MOCI)で，有意に抑うつ症状や，強迫症状の悪化が認められた[21]．わが国の大学生81人を対象の質問紙調査では，IAT 40点以上のインターネット嗜癖群(17.0%)は，コントロール群と比べてState-Trait Anxiety Inventory(STAI)とZung Self-rating Depression Scale(SDS)では有意に不安，抑うつ症状の悪化が認められたが，Beck Depression Inventory(BDI)では有意差は認められなかった[22]．韓国の小学生(4～6年生)535名対象の質問紙調査では，IAT 50点以上のインターネット嗜癖群(14.0%)は，両親・教師への調査である韓国版DuPaul's ADHD rating scale(K-ARS)で，ADHDが疑われる者は22.8%(非嗜癖群では8.1%)と有意に高い比率を示した[23]．

　インターネット使用時間と家族などの関係については，米国の高校生89名対象の質問紙調査では，1日平均2時間以上のインターネット使用群は，1時間以下の群と比較して，有意に母親や友人との関係の質が低かったが，父親との関係と，CES-Dによる抑うつ状態は両群間で有意差はなかった[24]．韓国の中高生903名を対象の質問紙調査では，IAT 70点以上のインターネット嗜癖群(10.7%)では，39点以下の非嗜癖群と比較して，有意に両親の育児態度が積極的ではなく，家族のコミュニケーションやつながりが希薄であった[25]．

　インターネット嗜癖が原因で，これらの精神症状や家族関係の希薄さを引き起こしているとはいいきれない．しかしインターネット嗜癖者を診察する場合には，これらの精神症状・疾患の合併や家族関係などを考慮することが望ましいと考えられる．

インターネット嗜癖治療概論

　物質依存の場合には，断酒・断薬が治療目標になることがほとんどである．しかしインターネットは日常生活に深く入り込んでおり，それをなくしては生活や仕事などに支障をきたしてしまう場合が多い．そのためインターネット嗜癖者に対しては，インターネット使用を減らすことや制御して使用することを治療目標とすることが多い．

　2013年1月の時点で薬物療法に関しては大規模な研究は散見されておらず，インターネット嗜癖の治療は精神療法が主に用いられる．この項では主な精神療法について述べる．

1 | 認知行動療法

　認知行動療法(cognitive behavioral therapy；CBT)は，1970年代に米国の精神科

医であるアーロン・T・ベックによって開発された精神療法であり，その概要は認知を変えることで，自分の行動や感情，生活を改善しようとする治療法である[26]．うつ病[26]やアルコール依存症などの依存性疾患にも用いられる治療法であるが[27]，インターネット嗜癖の治療においても用いられる[28-30]．

Youngはインターネット嗜癖者に対するCBTで，3段階の治療を紹介している．1段階目はインターネットに費やす時間を徐々に減らす．具体的には，クライアントにインターネット使用などに関する詳細な日記をつけてもらうことで，過剰使用に結びつくハイリスクな状況を確認し，目標の設定に役立てる．そしてインターネットの使用時間の目標を明確にする．2段階目はインターネット嗜癖者の間にしばしば存在する否認に対処し，インターネットの過剰使用を合理化するのを修正するための認知療法を行う．3段階目は継続的な回復と再燃の防止のためにharm reduction therapy（HRT）を行う．具体的にはクライアントの生活上におけるインターネット問題使用につながるストレスなどに関しての対処を検討する[29]．Youngは，インターネット嗜癖ハイリスク者114名にCBTを行い，3，8，12セッション目と6か月後に自己評価の質問を行ったところ，いずれの時期においてもインターネットをやめようとする動機づけ，インターネットの時間管理，社会的孤立，性的機能障害，問題のあるオンラインアプリケーションを節制することにおいて，有効であったとの評価を受けていたと報告している[28]．

2 ｜ グループ療法

グループ（集団精神）療法も依存性疾患の治療でよく用いられる手法である．今道はアルコール依存症の集団精神療法の治療的因子を表4-4のようにまとめている[31]．インターネット嗜癖の治療にも類似の利点が期待できると考えられる．

Kimらは，大学生のインターネット嗜癖者に現実療法（reality therapy；R/T）によるグループ療法を行った治療群13名と対照群12名を比較したところ，治療群ではK-Internet Addiction Scale（K-IAS）によるインターネット嗜癖とCoopersmith's Self-Esteem Inventory（CSEI）による自己評価が改善したと報告されている[32]．Duらは，12～17歳のインターネット嗜癖者にCBTによるグループ療法を行った治療群32名と対照群24名を比較したところ，両群とも介入後と6か月後のInternet Overuse Self-Rating Scaleによるインターネット嗜癖は改善したが，両群間に差はなかった．時間管理や感情面において治療群では改善が認められたと報告されている[33]．

3 ｜ 韓国におけるインターネット嗜癖対策

韓国は1999年の政府主導のインターネット普及政策「サイバーコリア21」により急速にインターネット環境が整備された．その結果インターネット嗜癖も問題化したため，政府を中心とした対策も行われている．主なものは，「全国調査によるインター

表 4-4　集団精神療法の治療的因子

a. 孤独からの解放(希望,普遍性)
b. 疾病の認識(病識の獲得)
c. メンバーを介しての自己の客観化(飲酒問題などへの洞察)
d. 感情状態の同定,内的葛藤の意識化(カタルシス)
e. 自己評価と他者の受容(人間関係の習得)
f. 危機の予防および危機における具体的対策の伝達(再飲酒予防)
g. 自助グループへの抵抗の緩和(集団の力の発見)
h. 断酒生活の喜びと意味の発見(価値の転換)
i. 治療グループに対するセラピストの役割
　ⅰ) グループ形成の維持
　ⅱ) グループ・カルチュアの創造
　ⅲ) 「ここ―いま」の問題に焦点を向け,プロセスの理解を助ける

〔今道裕之:アルコール依存症―関連疾患の臨床と治療.p209,創造出版,1986 より〕

表 4-5　性・年齢階級別 2012 年 センターネット依存治療研究部門本人受診者

年齢	男性	女性
14～19	30	3
20～29	11	2
30～39	5	3
40～	5	3
合計	51	11

ネット嗜癖の調査・治療導入」「24 時間ネット嗜癖についての相談ができるホットラインの設置」「指定病院への紹介・治療」「Rescue School(11 泊 12 日の治療キャンプ)」「ネットワークのシャットダウン制度」「小・中・高校生に対する予防啓発活動」などが挙げられている[34,35].

久里浜医療センターにおけるインターネット嗜癖治療

　久里浜医療センター(以下当センター)では近年のインターネット嗜癖の広がりなどの問題を受け,長年のアルコール依存症治療の実績なども生かし,2011 年 6 月にネット依存治療研究部門(Treatment of Internet Addiction and Research;TIAR)を立ち上げた.2013 年 1 月現在医師 4 名,臨床心理士 1 名,看護師 2 名,精神保健福祉士 1 名を中心に診療を行っている.受診者は徐々に増加傾向にある.

　表 4-5 に 2012 年の当センター TIAR の本人受診者の性・年齢階級を示した.本人受診者は 62 名(男性 51 名,女性 11 名)であり,10 歳代の受診者が多く最低年齢が 14 歳,最高年齢が 85 歳であった.表には示していないが男性の 10～20 歳代では最も利用するサービスとしてゲームの使用が多く,不登校や学業不振,生活習慣の乱れなどの深刻な問題を伴う場合が多かった.本人不在で家族のみの受診者も 34 名(男性 31 名,女性 3 名)であり,やはり対象者は 10 歳代が多かった.

1 | 個人精神療法

臨床心理士が電話で予約を受け，初診時には臨床心理士がインテークをとる．通常の精神科的な内容に加え，ゲーム・パソコン・インターネットなどの使用歴，使用時間，種類，その問題点，生活実態，その他の問題行為などを詳細に聞き取る．またIATやIADQを記載してもらい，インターネット問題使用の自覚を促す．その後医師と面接し個々の事情に合わせて方向性を決め，家族に対してのアドバイスをする．必要に応じて検査(採血，心電図，骨密度，MRI，脳波，体力測定など)や食事調査も行う．再来時には，患者に生活状況やインターネット使用状況を記載する日記をつけてきてもらい，それらをもとに目標を決めながら治療を進めていく場合が多い．また臨床心理士による心理テストや心理療法なども併せて行う．

2 | 家族会

インターネット嗜癖者の家族同士が，スタッフを交えた安心できる環境で，それぞれの悩みや不安などの共有，問題の解決に向けて意見交換，インターネットやその嗜癖に関連する情報交換・知識の習得，家族の対応や嗜癖者の心理について理解を深めることを目的とし，2011年12月から開始した．具体的には，最初に30～40分程度のスタッフによる講義を行い，その後1時間程度をかけて家族の体験談や意見交換を行う．2013年1月現在は月2回のペースで行っている．

3 | インターネット嗜癖者専門デイケア

インターネットから離れる時間をつくり，生活習慣を改善し，インターネット以外の活動を楽しみ，他者との現実でのコミュニケーションをとることによって，インターネット嗜癖からの脱却を目的とし，2012年6月よりインターネット嗜癖者専門のデイケア(当センターでの通称 New Identity Program；NIP)を開始した．具体的には朝9時から開始し，スポーツや芸術活動，電子的ではないゲームなどを行い，またスタッフによる短時間の講義や参加者同士のディスカッションを行う．2013年1月現在は週1回のペースで行っている．

4 | 入院治療

インターネット環境から離れ，生活を整える目的で入院治療も受け入れている．他の依存症治療と同様に，本人の治療意志を尊重し開放病棟での治療としている．個人によって異なるが，生活習慣の立て直しやインターネットから離れた生活を送ることを目的とする場合が多い．治療は入院病棟においてインターネットから離れた環境で，生活指導，認知行動療法を中心とした個人精神療法，作業・運動・芸術療法，講

義，NIP参加などのプログラムを行い，入院期間は4～6週間程度とすることが多い．2013年1月現在までに数名の入院患者を受け入れている．

5 インターネット依存（嗜癖）国際ワークショップ

　インターネット嗜癖の知識の習得，共有を目的に2012年3月にインターネット依存国際ワークショップを横浜で開催した．当センターを含めた日本の発表者からはわが国のインターネットやその嗜癖に関する現状などを，韓国の発表者からは韓国でのインターネット嗜癖の現状とその治療法などについて発表いただいた．2013年も開催予定である．詳細については久里浜医療センターのホームページをご参照いただきたい[12]．

　インターネット嗜癖は，学業不振や生活の乱れ，仕事への悪影響，睡眠不足などの深刻な問題を呈する．今後インターネットの普及とともに嗜癖の問題も広がっていくと考えられる．しかしわが国においてその実態の詳細も不明な部分が多く，予防や治療も確立されていない部分も多い．多くの嗜癖や依存と同様に，インターネット嗜癖は予防可能である．今後はさらに実態を把握するとともに，行政，医療，教育，職域などとの協力のもと1次，2次，3次予防を進めていくべきであると考えられる．

● 文献
1) 村井　純：インターネット．pp 136-169，岩波書店，1995
2) 総務省．平成23年通信利用動向調査．http://www.soumu.go.jp/johotsusintokei/statistics/statistics05.html，2013年1月23日閲覧
3) 融　道男，中根允文，小見山実，ほか（監訳）：ICD-10 精神および行動の障害．pp 221-224，医学書院，1993
4) 髙橋三郎，大野　裕，染矢俊幸（訳）：DSM-Ⅳ-TR 精神疾患の診断・統計のマニュアル，新訂版．pp 227-230，医学書院，2004
5) American Psychiatric Association DSM-5 Development Press Releases. http://www.dsm5.org/Newsroom/Documents/Addiction%20release%20FINAL%202.05.pdf，2013年1月23日閲覧
6) Block JJ：Issues for DSM-V：Internet Addiction. Am J psychiatry 165：307-308, 2008
7) Young KS：Internet Addiction：The Emergence of a New Clinical Disorder. Cyberpsycho Behav 1：237-244, 1998
8) Beard KW, Wolf EM：Modification in the Proposed Diagnostic Criteria for Internet Addiction. Cyberpsychol Behav 4：377-383, 2001
9) Shapira NA, Lessig MC, Goldsmith TD, et al：Problematic internet use：proposed classification and diagnostic criteria. Depress Anxiety 17：207-216, 2003
10) Young KS：Internet Addiction：Diagnosis and Treatment Considerations. J Contemp Psychother 39：241-246, 2009
11) 大野志郎，小室広佐子，橋本良明，ほか：ネット依存の若者たち，21人インタビュー調査．東京大学大学院情報学環紀要情報学研究・調査研究編27：101-139, 2011
12) 久里浜医療センター．http://www.kurihama-med.jp/tiar/index.html，2013年1月23日閲覧
13) Mihara S, Nakayama H, Maezono M, et al：Internet addiction among the adult population in Japan results from two major surveys. The 16th World Congress of the Internet Society for Biomedical Research on Alcoholism, September 9-12, 2012
14) 佐藤　武：なぜ日本人大学生は自信がないのか―諸外国との比較．こころの健康27：2-7, 2012
15) 堀川裕介，橋元良明，小室広佐子，ほか：中学生パネル調査に基づくネット依存の因果的分析．東京大学大学院情報学環紀要情報学研究・調査研究編28：161-201, 2012

16) 中山真貴子, 田島信元, 宮下孝広, ほか：ゲーム・インターネット依存尺度の構成と依存予防・克服の条件の分析(4)―尺度化と依存関連要因との関係からみたインターネット依存予防・克服のあり方. 生涯発達心理学研究 3：141-156, 2011
17) Yen JY, Ko CH, Yen CF, et al：Psychiatric symptoms in adolescents with Internetaddiction：Comparison with substance use. Psychiatry Clin Neurosci 62：9-16, 2008
18) Alavi SS, Maracy MR, Jannatifard F, et al：The effect of psychiatric symptoms on the internet addiction disorder in Isfahan's University students. Journal of Research in Medical Sciences 16：793-800, 2011
19) Cheung LM, Wong WS：The effects of insomnia and internet addiction on depression in Hong Kong Chinese adolescents：an exploratory cross-sectional analysis. J Sleep Res 20：311-317, 2011
20) Choi K, Son H, Park M, et al：Internet overuse and excessive daytime sleepiness in adolescents. Psychiatry Clin Neurosci 63：455-462, 2009
21) Ha JH, Kim SY, Bae SC, et al：Depression and Internet Addiction in Adolescents. Psychopathology 40：424-430, 2007
22) 佐藤 武, 中島久美子, 木道圭子, ほか：情報化社会における学生のメンタルヘルス―インターネット中毒の有病率と心理的状態. 総合病院精神医学 18：131-138, 2006
23) Yoo HJ, Cho SC, Ha J, et al：Attention deficit hyperactivity symptoms and Internet addiction. Psychiatry Clin Neurosci 58：487-494, 2004
24) Sanders CE, Field TM, Diego M, et al：The relationship of Internet use to depression and social isolation among adolescents. Adolescence 35：237-242, 2000
25) Park SK, Kim JY, Cho CB：Prevalence of Internet addiction and correlations with family factors among South Korean adolescents. Adolescence 43：895-909, 2008
26) アーロン・T・ベック(著), 大野 裕(訳)：認知療法―精神療法の新しい発展. 岩崎学術出版社, 1990
27) 澤山 透：アルコール依存症の認知行動療法の理論と実際. 日本アルコール関連問題学会雑誌 5：44-48, 2003
28) Young KS：Cognitive behavior therapy with Internet addicts：treatment outcomes and implications. Cyberpsych Behav 10：671-679, 2007
29) Young KS：CBT-IA：The First Treatment Model for Internet Addiction. Journal of Cognitive Psychotherapy 25：304-312, 2011
30) Hall AS, Parsons J：Internet Addiction：Collage Student Case Study Using Best Practices in Cognitive Behavioral Therapy. Journal of Mental health Counseling 23：312-327, 2001
31) 今道裕之：アルコール依存症―関連疾患の臨床と治療. p 209, 創造出版, 1986
32) Kim JU：The Effect of a R/T Group Counseling Program on The Internet Addiction Level and Self-Esteem of Internet Addiction University Students. International Journal of Reality Therapy 27：4-12, 2008
33) Du YS, Jiang W, Vance A：Longer term effect of randomized, controlled group cognitive behavioural therapy for Internet addiction in adolescent students in Shanghai. Aust N Z J Psychia 44：129-134, 2010
34) 前園真毅, 三原聡子, 樋口 進：韓国におけるインターネット嗜癖(依存)の現状. 精神医学 54：915-920, 2012
35) 清川輝基：青少年のネット依存症対策を急げ！―先進国韓国に学ぶ. 小児科診療 74：850-851, 2011

（中山秀紀, 三原聡子, 樋口 進）

第4部

回復支援施設からみた依存・嗜癖

第 1 章

ダルク入寮者にみる依存と嗜癖
どのような問題を抱え，どう対処しているのか

● ダルクとは？

　ダルクは1985年東京の日暮里に薬物依存症者の居場所として，当事者による自助グループ（NA，AA）につなげるための施設として近藤恒夫が開設した．当時はその目的から12ステップ（自助グループにおける12段階のプログラム）を用いた1日2回のミーティング（ピアカウンセリング）を基本としていた．その後2000年頃から施設が急速に増え，現在は全国に40か所以上のダルクが開設している．形態はそれぞれの地域性を生かしプログラムにおいても従来の2ミーティングを継承している施設もあれば，栃木ダルクのように治療共同体を手本とした階層式を取り入れている施設があり，多種多様化している．このような事情から連携機関もさまざまで，医療に近い施設もあれば司法色の強い施設もある．また運営費の面でもそれぞれ独立していて，自立支援法の枠内の施設もあれば，助成を受けることなく事業ごとの委託金と利用費で運営しているところもある．

● 栃木ダルクの沿革と施設概要

　栃木ダルクは2003年，栃木県那須町に初期型（断薬）の施設を開設した．那須町は栃木県の県庁所在地である宇都宮市から約60 kmのリゾート地であることから薬物やアルコールを売っている場所も少ないため，外的欲求の入りにくい場所として断薬型の施設を運営するには最適である．だが周知の通り薬物依存からの回復は完全断薬ではない．断薬後には若年からの使用による社会適応性の低さを改善していくための期間を要する．このためには就労環境に近い施設がある必要性があり，都市部に施設を作る必要があると考え，社会復帰型の施設を2006年に宇都宮に開設した．これにより階層式のプログラムを提供することができるようになり，米国の治療共同体（Therapeutic Community；TC）というシステムを参考にして5段階の回復ステージを設け，断薬の1，2，3ステージを那須で，社会復帰の4，5ステージを宇都宮で行うこととした．

　このような形で施設を運営階層式のプログラムが定着してきた頃，新たな問題が浮上してきた．発達障害を代表とした薬物依存との重複障害をもった人たちへの対応で

ある．このような人たちはピアカウンセリングのように自分の体験を話したり，聴いたりすることやグループワークのように意見を出し，コミュニケーションを必要とするプログラムにはなかなか適応できず，入寮生活においてもうまく役割をこなせないといったこともあり，施設のなかでは浮いた存在となっていて，本人にとってもほかのメンバーにとってもよくない影響があった．そのため何か手だてはないかと感じていたところ，いくつかの方面から物作りをすると効果があるという助言があり，特に土とのふれあいを通した農業がよいということになり，以前から親交のあった栃木県那珂川町でぶどう農園を営んでいる農家の協力を得て，ステージ外で農業をプログラムの中心に据えた施設を2010年に開設するに至った．何人かの発達障害や統合失調症をもつ利用者が入寮し，プログラムを実施したところ，農業以外のグループワークなどでも意見を活発に出すようになり，効果を実感するに至った．

2007年には特定非営利活動法人の認可を受け，栃木県薬物依存症対策推進事業の一環として，県の委託を受け薬物再乱用防止教育事業を同年から行っている．これは覚せい剤取締法違反の初犯から再犯に至る割合が全国的にみて7割近いことから，その間に何かを講じることはできないかということで，栃木県独自で始めた事業である．初犯者に向けたプログラムで栃木ダルクが実施している．

また女性向けの施設を2012年1月に開設した．特に女性の依存症者が増加したということではないが，精神保健福祉センターなど相談機関との連携が深まったり，依存症という病気自体の一般への啓発が功を奏したりしているのか，女性の相談件数が増えたことを契機に開設に至った．男性と比較してもやはりプログラムは薬物使用自体へのアプローチに加え，使用までの経緯に焦点を当て生活力の向上を大きな回復目標としている点に違いがある．

また県委託事業としては乱用防止啓発として県内の繁華街やショッピングモールなどに出向き，パンフレットの配布などを行っている．これはダルクプログラム修了者や前述の再乱用防止教育事業の参加者が行っている．啓発を行うことにより，社会の有用な一員となっている自覚や回復者としての実感に大いに役立っている．

また今後成立が見込まれる法務省保護局の刑の一部執行猶予制度（仮称）の先行事業として，昨年度に契約し事業を始めた保護観察所の自立準備ホームは，出所後ダルクに入寮しプログラムを受ければ，期間限定ではあるが利用費を国がまかなうというもので，これまで栃木ダルクでは男女ともに20人弱を受け入れていて利用者は継続率も高い．

このような形で，さまざまな行政機関が薬物依存回復に向け新たな取り組みを実施し始めており，数字化はされていないが成果を上げている．

利用者の動向

栃木ダルクはこれまで10年の活動のなかで約500名の利用者のリハビリテーション（リハビリ）に関わってきた．現在はすべての施設で常時55～60人がプログラムを

受けている．2011年度の利用者の主要薬物の割合は，覚醒剤45％，アルコール40％，その他(向精神薬，市販薬，脱法ドラッグ，有機溶剤など)15％となっている．

　最近の傾向としては，これまでは単一の薬物の使用(主要薬物が覚醒剤なら覚醒剤のみの使用)が多かったのに比べ，近年はどの薬物の使用者も同時に向精神薬の使用が多いという点が挙げられる．理由としてはネットなどから情報を入手しやすくなっているということと，内科など薬物依存の知識に乏しい医療機関からの入手が容易であるということではないかと思われる．このように多剤(いろいろな薬物の組み合わせ)依存の場合，たとえば覚醒剤などで不眠になっているときに睡眠薬を服用して若干の睡眠を得，社会活動にできるだけ支障がないようコントロールをするということが可能になってくる．これは依存の状態を長引かせることにつながり，主要薬物のみの使用よりも離脱や再発，さらには無動機症候群などの副作用を起こし，社会復帰までのリハビリもつらいものとなり，時間も要するようになる．このような人たちは精神症状が起きている場合が多く完全断薬をすることが難しいので，まずは向精神薬の適用処方と適用服用にしてから，減薬に取り組むといった二重の手間をかけなければならず，必然的にリハビリ期間も長くなるという負のスパイラルに陥ることになる．

　那珂川コミュニティーファーム(CF)に数多く入寮している発達障害をもつ人たちのなかには，自分の子が発達障害であるという認識がない親によって，幼少の段階から，コミュニケーションをうまく取ることができず理解のできないわが子への教育と称した虐待行為が繰り返されてきたケースは少なくない．彼らは学校での成績が悪くないことから，単に親の言うことがきけない子として認識され，本人も自分が悪いのだと思い込み，自己肯定感も低くなり，家族の厄介者となってしまう．逃げ場としてのパチンコやアルコールにのめり込んでいき，依存症となってしまうが，自活能力の低さから実家を出ることができないという悪循環に陥っている．ダルクを利用する頃にはそんな家族への恨みが強くなり，家族関係は破壊している．本人は発達障害に対する理解が進んでいくと，依存症の問題は徐々に時間をかけて改善されていくが，家族への悪感情から原家族の再構築には長い道のりが待っている．

　また2012年に開設した女性施設ピースフルプレース(PP)は，まだ開設して1年に満たないが，これまでに15名が利用している．このうちの使用薬物の割合は覚醒剤が80％を超えている．ただし向精神薬の使用もほぼ100％あり，摂食障害や自傷の問題をもつ者も少なくない．要因として子どもの頃の虐待や成人(薬物使用時も含む)してからのパートナーからのDVによるものが多いように思われる．もともと生活力が低く，養護される立場に長くあったというケースも多く，共依存的な関係になりやすいのではないかと思われ，自己肯定感を上げ，生活力を上げていくようなプログラムを考え，取り入れている．

栃木ダルクのプログラム

1 │ 5 stage system の概要

1つのステージを3か月として5つのステージを設けている．基本的には報酬と制裁というシンプルなルールのもとにステージアップとステージダウンが行われる．ステージごとに指標があって，その指標をクリアするために必要な要件（テキストやほかのメンバーの評価など）があり，ステージが上がっていくごとに責任と権利が増し，これを報酬としている．またステージが上がらないと何も与えられない．さらに問題行動（薬物使用，プログラム放棄，暴言暴力など）があった場合にはその問題の重さによって，①退寮を含んだ処分となるもの，②ステージダウンの対象となるもの，③軽微の処分となるもの，というように3段階の処分になる．これは処罰的な意味合いではなく，処分の重さによって薬物依存に基づく2次的な問題の大小を認識するために設けられている．

2 │ ロールモデル

経済的な理由による人的資源の乏しさをカバーするため，米国の TC を参考に作られた役割の階層（ロールモデル）もあり，ステージアップに相対する形でメンバー，サポート，トレーニー，チーフ，マネージャーと昇進していく．日常業務におけるリーダーとして施設内での発言権が大きくなり，それぞれの部屋（4人部屋）のリーダーとなり，プログラムにおいても単に参加するだけという立場から，指導する立場に変化していく構造となっている．本人に支給される生活費についても，日給から週給，月給へと変化していき，金銭管理も自由になっていく．マネージャーに至っては，少額ではあるがほかのメンバーの生活費の管理，向精神薬を服用するメンバーの処方薬管理も任せられる．また，チーフ以上は休暇が与えられ，初めは1日施設内での休暇，続いて外出も可能な休暇，マネージャーとなって家族の再構築の済んだメンバーは，実家に帰り2〜3日の休暇がもらえるなど段階的になっている．その際には施設の自動車を貸与される．

また，それぞれの回復ステージではプログラムの間の余暇時間を使い，テキストを用いた課題がある．2nd ステージ，3rd ステージは米国のサルベーションアーミーで使われているテキストをもとに作られ，10冊1組になっているもの（認知行動療法や作業療法，健全な感情表現などが主）を使い，4th ステージでは AA と NA の文献を参考に作られた過去の振り返り（恨み，恐れ，性の関係について）を行い，その発展形として 5th ステージで日々の振り返り（日記のようなもの）を自主的，継続的に行っていくよう提案する．このようにステージとロールモデルが上がるにつれ，責任と権利が与えられるとともに，作業療法を中心としたプログラムから認知行動療法，グループワークを用いて自分の内面に目を向けることも要求されるプロセスとなっている．

3 | 回復プログラム

(1) 那須TC，宇都宮OP

那須トリートメントセンター(TC)，宇都宮アウトページェント(OP)ではそれぞれの施設の回復テーマである断薬と社会復帰に基づいて，目的にあったプログラムを組んでいる．

那須TCでは，回復初期ということからグループワークはあまり向かないと考え，毎日1時間半のミーティングのみとし，生活習慣の改善と肉体的な健康を取り戻すことに主眼を置き，規則正しい生活をする．午後のプログラムは充実感や達成感の強化をはかることに主眼を置き，作業やスポーツなどの体験型のものを多く取り入れている．

那須TCのプログラム全体を通して依存症者が取り戻す必要がある感覚として，1つに充実感，2つ目に安定感，3つ目に所属感と考えている．充実感は薬物依存によって失われた脳の報酬系のホルモンが自然な形で回復するように，安定感は感情のコントロールがうまくできずに再発につながるといったことを減らすために，所属感は原家族との機能不全を経験した利用者が共依存的ではない関係を同じ立場のメンバーのなかで育まれるように，そしてこの3つをできるだけ効率よく感じられるようにプログラムが組まれている．

a ミーティング

ミーティングは那須TC，宇都宮OP共通のプログラムで，午前中にほぼ毎日1時間半の枠をとっている．これは全ダルク唯一共通のプログラムであり，自助グループであるNAミーティングを手本として，言いっぱなし，聞きっぱなしのルールに則って行われるピアカウンセリングである．司会者は発言者に一切のコメントはせず，場のコントロール(長過ぎる話を停止したり，場にそぐわない話を止めたり)のみをする．テーマは過去の自分と薬との関連性(特に不利益を被った経験)について話すものである．薬の影響による負の強化を目的として毎日行うことで，薬物を使い続けたことによる，「薬物はよいものだ」という考え方の偏りを，一時の快楽は得られるが長期的にみればリスクのほうが大きいという逆の刷り込みを繰り返しすることによって修正していけるという効果が出るものと思われる．

b オキュペイショナル

オキュペイショナルは主に山林作業や農作業を行い，ほかのメンバーとともに汗をかき充実感を得ることを目的としている．最近の傾向として，働いたことがなく，引きこもりがちで，このような経験を全くしたことがないというメンバーが施設全体の大半を占める．作業自体は決して楽なものばかりではなく，つらい作業を一緒にするということも協調性を身につけることに役立っている．

c カホン

カホン(Cajon)とはこのプログラムで使う楽器の名前である．ペルーで生まれた楽器で，スペイン語で引き出しという意味の名称である．文字通り箱のような形をしていて，ホームセンターで手に入る材料を使い，自分たちで作ることができる．中にギ

ターの弦が張ってあり，ジャズなどのパーカッションで使われ，繊細な音色が楽しめる楽器である．作ることもさることながら，年に7～10回ほど参加している演奏発表の場もメンバーたちのモチベーションを上げることにつながり，自主性という意味合いにおいても，発表前にはスタッフが声をかけなくてもメンバー同士で毎朝練習をしている．多くの人たちの前で自分たちが作った楽器を演奏し，たくさんの拍手をもらえるという経験は，自己肯定感の低い依存症者にとって効果が大きいものと思われる．

d スポーツ

スポーツにおける一番の目的は体力回復であるが，内容はソフトボールやバレーボールなど団体競技を多く取り入れている．対人関係の苦手なメンバーがチームワークを通して克服をはかることも視野に入れている．

e プレジャー

プレジャーはこの言葉の意味が示す通り，楽しむということである．月に一度メンバーの希望を聞いて行っている．山登りやゴルフ，映画鑑賞など月によって違うが，薬物以外の楽しいことを見つけるというのが目標である．

宇都宮OPは，社会復帰間近の4，5のステージを行うための施設である．那須TCで断薬を目的とした規則正しい生活や体力回復，自分の薬物使用を見つめるきっかけを身につけたメンバーが，実際に社会に近い環境で，社会性と健全な家族関係を身につけるプログラムが組まれている．

f コモンセンス

コモンセンスは劣等感をなくすという目的のために行われている．常識力を高めるために，市販の教材を使いクイズのような形式で行っている．

g ウイークリーセッション

ウイークリーセッションは，人間関係を含めた自分の問題に向き合うためのプログラムで，社会に出るにあたって生きづらさの要因となっている自分の感情面における問題点を，この先の1週間で具体的にはどうすれば解決に近づくか課題として提起し，1週間後に自己採点するというものである．ほかのメンバーの前で課題提起するので，実行に移した際に不正直なことはできないという意味でもメンバー同士，問題の共有化をはかれるというのもよい点であり，自分を変えていくための手本となり合うことができる．

h ドッグコミュニケーション

ドッグコミュニケーションはほかの団体と協力して行っている．宇都宮市内に拠点を置く東日本盲導犬協会に毎週出かていき，仕事の一部を手伝わせてもらっている．具体的には盲導犬の散歩，グルーミング，シャンプーなど大人しい犬たちとのふれあいで生まれる癒し効果と，金銭の授受がなくても気分がよくなるという経験，また盲導犬協会職員の方たちの犬たちに対する無償の愛情を感じ，これまで薬物使用によって培われてきた，薬を得るために金銭を手に入れるという即物主義から解放されるという点でも効果がある．

ⓘ コンゲーム

　コンゲーム（con-game）とは，信用詐欺という意味である．メンバーたちは以前は薬を使い続けるためには他人や自分自身を騙す必要があった．コンゲームは，薬物の再使用に至る生活習慣や感情の流れ，行動と思考パターンの見直しに目を向け，それを変えていくためにはどうしたらよいかをブレインストーミングやロールプレイング，時には絵を描いたりして考え，答えを導いていくプログラムである．このプログラムは黒羽刑務所，喜連川社会復帰促進センターでの薬物依存離脱指導と栃木県薬務課の委託事業で初犯の執行猶予者に向けた再乱用防止教育事業でも行っている．

ⓙ ソーシャルミーティング

　ソーシャルミーティングは社会性を身につけるプログラムである．施設に入寮したメンバーは那須での9か月間は，外部との連絡は遮断され，自分の薬物問題と向き合い続けることになる．これは断薬という意味ではとても効果のあることではあるが，その反面社会性という点では片手落ちのところがある．毎日自分の薬物問題と向き合っているために，社会への関心が薄れていくのである．ダルクスタッフを目指すのであれば，ある意味において効果が期待できる面があるが，社会に出て行くメンバーにとっては，一般の人たちとの接点が見出せなくなるおそれもある．そのためこのソーシャルミーティングはダルク生活からの解毒という意味合いもある．メンバーはその週7日分の新聞の1面から自分が興味をもった記事を選び出し，各々がなぜ興味をもったかを発表し，ひと通り発表をしたら多数決でその日に話し合う記事を選び，意見を言い合ってより理解を深める．薬だけに興味をもち，社会に対して偏った見方をしてきたメンバーにとっては，事実をそのまま受け入れ，素直な意見を話すという新たな行動を起こすきっかけとなる．それまでメンバーによって一度として開かれたことがなかった新聞であるが，実際このプログラムを始めてからは，メンバーたちの普段過ごしている部屋に足を踏み入れると，新聞を読む姿をよく見かけるようになった．

ⓚ ヨガ教室

　ヨガ教室は，メンバーの希望により試しに利用してみたところ，効果がありそうだということで取り入れた，メンバー主導で始めたプログラムである．隔週で午後のプログラムの後に通っている．ヨガの講師によると，自分の身体に意識を集中させ行うことで生命力が高まり，心身をコントロールすることができるという．ダルクとしては腹式呼吸が多く取り入れられているので，感情的に不安定になったり，落ち着かなくなったりした際に役立つと考えている．

(2) 那珂川 CF

　那珂川コミュニティファーム（CF）は，薬物依存症との重複障害（発達障害，統合失調症など）を併発していてグループセラピーや認知行動療法など通常のプログラムには適さない人たちや，55歳以上で回復後の社会復帰に危機感のあるメンバーを対象としたプログラムである．栃木県那珂川町にある星農園の指導のもと無償で作業を

行っている．近年栃木ダルクでは発達障害の人や55歳以上の，特にアルコール依存症のメンバーの入寮が増えた．リハビリとしては特にアルコールと薬物を分けているわけではないが，年齢的な理由で若年のメンバーに比べ，モチベーションの低さが気になっていた．初めは全員で年に1,2度イモ掘りなどのイベントに参加していたが，メンバーたちの反応をみて，土と親しむことの効果が期待できそうだということになり，同農園と協力をしてその近辺に場所を確保し，施設開設した．

(3) ピースフルプレース

ピースフルプレースは女性専用の施設として開設したものである．開設当初，全国における女性施設の数は4か所しかなく，女性の依存症者の居場所が極端に少ないなか，栃木ダルクへの女性の相談件数は年々数を増していた．そんなニーズの高さから施設開設にこぎつけた．期間は男性より短い3ステージの9か月を設定しており，単なる薬物依存からの回復だけではなく生活力を上げるための物作りなども取り入れたプログラム構成になっている．

5 stage system 効果の考察

以上のプログラムを階層化，また構造化することにより以下の4つの点において効果があると考えられる．

1 | 社会性の獲得

ステージが上がるごとに責任と権利が与えられる構造，これは一般社会と同様である．しかも薬物への欲求から守られた環境のなかで実現できる社会生活のシミュレーションであり，依存症者に欠けている所属感を得るために有効である．

2 | モチベーションの強化

それぞれのステージにおいて指標があり，やるべきことをすれば次のステージに上がっていくので，自分の回復の経過をある程度自覚できるため，モチベーションの低下を最小限に抑えることができる．

3 | プログラム継続の維持

5 stage system 導入前には，メンバーが問題行動(再使用，暴言など)を起こした場合，プログラムの初めからやり直すという仕組みになっていた．これはメンバーのプログラムを継続するためには脅しの効果があり，問題行動を起こさなくなるのではという期待からの処遇であったが，実際にはメンバーの投げやりな行動を生み，施設を

出て行ってしまうという結果になりがちであった．これを（問題行動の程度によるが）ステージの初めからというようにある程度の基準を設けたことにより，自主的なプログラム放棄を防ぎ，またその処遇の重さ（1段階ダウンや2段階ダウンなど）によって，起こした問題がどの程度の問題なのかを認識する手助けになっている．

4 | 援助側の評価

ステージが上がっていくための要件が明確なため，援助する側の個人的な感情による評価になりにくく，援助側スタッフとメンバーの共依存的な関係になることを防ぐ効果があり，問題行動が起きた際にその処置で悩む必要も最小限にとどめることができ，スタッフの精神的なストレスや個人に向けられた責任の軽減につながっている．またステージごとに指標が設定されているため，指標をクリアできないのは何らかの障害がある可能性が高いため，医師に相談するうえでの材料になるので重複障害の有無の判定の材料にも利用できる．

● 家族支援の重要性

栃木ダルクでは開設当初より家族支援にも力を注いできている．利用者が回復し，社会復帰を果たした後で原家族との関係性をうまく保持できずに，また再使用に至るというケースが多いこともあるが，家族自身も精神的な健康を損ねているケースも多く，これらは家族が依存症の要因や対応の仕方がわからないために起こっている場合が多いため，家族教室を開催しその支援をしている．その目的は，①薬物依存症の知識を得る，②依存症者本人への対応を学ぶ，③家族の健康を維持するという大きく分けて3つである．

これを8回に分けてブレインストーミングやロールプレイを交え，講義形式で行っている．1回の時間は1時間半から2時間で，その後個別相談も受けている．家族関係も膠着し，考え方も偏ってしまってきている機能不全の家族が多く，その自動思考を変えていくということが大きな柱となっている．

少なくとも1クールを終えた家族は，利用者と家族の意思にもよるが，ダルク介入のもとで家族の再構築に入り，憂いなく社会復帰に向けたプログラムに移行していく．

● まとめ

このようにたくさんのプログラムを用意し，各階層に分け段階的にしたことにより，利用者本人が回復の指標を定め，一律に提供されているさまざまなプログラムのどこに重点を置くかを個人が選択することができる．また重複障害などにより通常の階層式に合わない利用者は，ファームに移動し別のプログラムを受けられるようにし

たり，女性は女性の回復の場を設けたりといった施設ごとの役割分担もしてきている．これらは不足を補うという形をとり，相談者のニーズを満たす目的で施設を多様化してきた結果である．今後は効果測定と評価を取り入れ，アルコール・覚醒剤モデルだけではなく，複雑化する薬物依存者に提供できるプログラムの開発や回復環境なども考えられた計画をしていくことが必要と思われる．

（栗坪千明）

第 2 章

パチンコに耽溺する人の特性と支援について
NPOからみえる支援の課題

● **ワンデーポート設立の経緯**

　　　ギャンブルに耽溺する問題を解決するための当事者活動は，米国で1957年に開始されたGA(Gamblers Anonymous)に遡る．わが国においては，米国のGAで発刊されている書籍を翻訳し1989年にGAのミーティングが始められ，その後全国各地でミーティングが開かれているようになった．1980年代は，家族問題やAC(アダルトチルドレン)概念について社会的な関心が高まり，さまざまな「依存症」に関連する相互援助グループが誕生したが，わが国のGAもそうした影響を強く受けているといえよう．当事者主体ではあるものの，グループの広がりには当時アディクションアプローチを広めた医療福祉関係者の思惑と働きかけが強く影響しているのではないかと考えられる．

　　　ワンデーポートはそうした社会背景のもと，2000年に活動を始めた．わが国初のギャンブルの問題を支援する回復支援施設として産声を上げた．設立にあたっては，アルコール依存症の回復施設であるマックや薬物依存症回復施設のダルクをモデルにした．その活動に中心的に関わった筆者もギャンブルの問題をもつ当事者であり，立ち上げ直後は当事者性を「売り」にしていた．

　当時の考え方やプログラムの概略を記す．
- 「ギャンブル依存症」はアルコール依存症や薬物依存症と同じであり，進行性の病気であること
- 回復のアプローチは，ミーティングが不可欠であること
- GAの基礎(12ステップ)を伝えること
- 3か月間，1日3回のミーティングに参加してもらうこと
- 本人の回復のためには，家族が共依存からの回復し，イネイブリングをやめてもらうことが不可欠であること

　　　開設2～3年後には，施設の体裁は整い，アパートを借り上げ入所のプログラムも開始した．セミナーを各地で開催し新聞にも取り上げられ，ワンデーポートという名前も知られ，全国各地から利用者が集まるようになった．

　　　当時のカリキュラムは，いったん離職してもらったうえで，午前・午後のミーティングに加え，夜はGAに参加することを義務づけていた．つまり，3か月間でGAの

基礎を徹底的に学び，GAに参加する習慣をつけてもらうことを目的とした内容であった．

ワンデーポートが考える回復とは，よりよいGAメンバーになってもらうことをイメージしていた．しかし，そのような回復の道をたどる人は，2割程度であり，ドロップアウトしていく人のほうが多かった．ワンデーポート内の人間関係で行き詰まって退所する人や，ギャンブルは勝てるものだと主張し自分の考えに固執したまま無断退所する人もいた．GAのミーティングが理解できず去って行く人も多く，GAミーティングに行く習慣が身についても，仕事をするとギャンブルをやってしまう人など，GAに定着できない理由もさまざまであった．

「依存症」の回復はとても難しいと考えられているため，2割程度の回復者でもカリキュラム自体に問題があるとは考えなかった．自ら退所した人も，いずれ白旗を上げて戻ってくるであろうと思いもあり，開設4年くらいまでは，GAの基礎を伝えることを目的とした方法を変える必要性は感じなかった．

しかし，開設4〜5年が経過した頃，ワンデーポートのカリキュラムから落ちこぼれる人の生育歴や生活歴，そして日常生活での様子を詳しくみていくと，ギャンブルの問題とは別の課題を有しているケースがあることがわかってきた．

「依存症モデル」に依存しすぎていた

ワンデーポートのカリキュラムやGAのミーティングが合わない（変化がない）人の特徴を挙げる．
- 学齢期より，お金の使い方に問題がある．お小遣いや，お年玉はもらったらすぐに使ってしまうエピソードを有している
- ギャンブルを始める前に，学齢期より人間関係が苦手であったり，いじめに遭うなどの経験をしている
- 学齢期の適応は悪くなくても，社会に出た後の適応が悪く，仕事を転々としている，あるいは仕事をしていないなどの自立の問題を有する
- ギャンブルをやめようという気持ちや葛藤が弱い
- 家族との距離が近い
- 「依存症」特有の否認がないか，弱い
- ミーティングでの反応が悪い

(すべて当てはまるというわけではない)

こうした人たちへの適切な支援は試行錯誤の連続だった．ワンデーポートで対応できる問題なのか，そもそもこの人の問題は「依存症」といえるのか，スタッフ会議や運営委員の間でも議論に議論を重ねた．暗中模索の取り組みを続けるなかで2005年頃，発達障害や知的障害の視点を取り入れたことで，少しずつ道が開けた．ミーティングなどの適応が悪い人の課題をあえて「依存症」とはみなさないことで，その人の問題が解決されるケースがあることがわかってきた．きめ細かな金銭管理や就労支援を行う

ことで自立や生活の改善につながる人がいたり，ミーティングを控えてもらい，対人関係のストレスを減らすだけでギャンブルが止まる人もいた．みえてきたのは，個別性に配慮することであった．

知的障害や発達障害がある人の支援は診断名で一律に決まるわけではない．その人の特性を鑑みて1人ひとりに合った支援を考えるのが普通である．そのためには「(個々の)人をみる」ということがとても重要視されている．この考え方は，まさに目から鱗であった．ワンデーポートでは，知らず知らずのうちに，はじめに「依存症」ありきですべての利用者を支援してきてしまった．ミーティングを中心にした「依存症モデル」の有効性に依存しすぎていたのである．

2007年頃からは，個々の特性から理解し，問題解決に必要な個別的な支援をしていくことが仕事だと考えるようになった．GAへの参加は1つの選択肢と考えるようになった．個別支援の考え方は，「依存症モデル」への適応がよい人にも有効であった．たとえば，若い利用者にはGAの参加に合わせて就労支援やボランティア活動などのソーシャルワークを入れることで，ワンデーポートを出た後の生活はより安定することがわかった．老齢の利用者のなかには，ミーティングではなく，ギャンブルに代わる趣味を見つけてもらうことで安定するケースもあった．

2008年頃には，ギャンブルにハマっている人を一律な病理として扱うべきではないと考え，「依存症」という言葉も「ギャンブル依存症は病気」といういい方も封印した．

こうした経緯を経て，私の仕事はギャンブルに耽溺した過去がある当事者としてではなく，多様な背景をもつ人の自立を支援するソーシャルワーカーとなったのである（ワンデーポートは2005年にNPO法人化し，2011年に認定NPO法人の認可を受けた）．

Aさんの事例

「依存症」モデルを外したことで，自立につながった事例を紹介する．

〈事例：40歳，男性〉

出生時に手に軽微な障害があり，手術を受ける．小学校2～3年生の頃からの記憶はあるが，幼少時の記憶はきわめて曖昧．勉強や運動は苦手，手先は不器用．小学校5年時に特殊学級に入っていたが，そのなかでは勉強ができるほうだった．家族は，障害を意識したものの，健常者のなかでギリギリできると思ったという．しかし，中学校でも成績不振が続いた．高校卒業後飲食店に就職する．仕事はまじめにやっていたが，収入は飲み代や遊び代に消えた．ただ，この時期は，実家から通勤していたため，浪費しても大きな問題にならなかった．

20歳のときにパチンコを覚える．その直後に新店舗の責任者に抜擢され，異動になる．実家を離れ，1人暮らしをするようになったこともあり，パチンコはエスカ

レート．21歳のときには消費者金融に手を出し，アパートの家賃を滞納することがあったという．家族は何度か尻拭いしたものの，パチンコはやめられず32歳のときに自己破産．

パチンコで失敗をした後は罪悪感に駆られるが，給料をもつと衝動を抑えられなくなってしまったという．仕事は何とか継続できていたが，33歳のときに給料をもって1週間失踪し，離職．家族は精神保健福祉センターに相談する．親の勧めで本人は精神保健福祉センターに行き，紹介されたGAに行ったが，効果はなかった．「依存症」特有の否認は全くなかったようだ．親は，家族の相互援助グループのギャマノンで「共依存」を指摘された．精神保健福祉センターでも手を離すように言われたが，家族は，弱い息子が自分の力で生きていくことができるとも思えず，悩んだという．あるときに，Aさんはお金を使い果たし，食べるお金も家賃の支払いもできないと家族に泣きついた．家族は，共依存はいけないと考え「自分で考えるように」と言ったら，直後に万引事件を起こしてしまったという．その後もパチンコは止まらず，仕事も転々とし，Aさん自身も家族も途方に暮れる毎日だった．

失敗を繰り返すなかで，2010年，家族の勧めでワンデーポート入所．ワンデーポートでは，入所前の電話で家族からの聞き取りと本人へのインテークにより軽度の精神遅滞が疑われると見立てた．家族には，「ギャンブル依存症」ではなく，何かしらの障害か弱さに起因する依存行動である可能性が高いことを伝える．入所後は，あえてGAの参加はさせず，更生相談所で知的障害の判定を受けてもらった．

判定の結果が出るまでの間，ワンデーポートのミーティングやプログラムに参加してもらうことにした．ミーティングでの変化は乏しいものの，無理を強いられない環境で安心したためか，人間関係やミーティングでの緊張感は軽減されていった．ワンデーポートでは，ギャンブルの問題をもっていても1人ひとりの背景は違うと利用者全体に説明していたので，Aさんは，他の利用者から一定の理解を得ながら生活することができた．

入所半年経過した頃，更生相談所での判定により「B2」の手帳を取得した．その結果を受けて，障害年金を申請．併せて障害者職業センターや市の就労支援センターの支援を受け，入所8か月目に障害者枠で一般企業に就職した．

ワンデーポートの生活のなかでは，1週間まとめて渡す生活費をパチンコに使ってしまうことが何度かあったが，渇望現象が起きている様子はなかった．気持ちを切り替えて仕事は継続することができた．給料や年金はワンデーポートで管理していたため，破綻することはなかった．Aさんは，金銭管理はできないことが唯一の課題であった．見方を変えれば，金銭管理さえやっていれば，安定すると考え，地区の障害支援者や行政機関の支援を受け，本人の意思を確認したうえで知的障害者のグループホームに入所した．ワンデーポートの利用は1年3か月で終えた．

その後1年が経過するが，仕事は順調に継続し，安定している．グループホームの職員に週に1度パチンコ代として3千円出してもらい，休みの日は1円パチンコ

> を楽しむ日々だという．もちろん，この2年あまりの間にGAには一度も参加していない．

　Aさんのご家族や本人は精神保健福祉センターに何度も足を運んでいるが，おそらく生育歴をみていくときに「依存症」の視点からしか読み取られなかったことで，見立て違いが起き，適切な支援に結びつかなかったものと思われる．パチンコに耽溺する人には，軽微な障害があったり，なんらかの弱さをもった人が多く，「共依存」という概念を安易に使うと逆に問題が深刻化するケースも少なくない．

進行性の病気ではない人たち

　ここで取り上げる図はワンデーポートの利用者・OBへの調査である（2012年10月調査・N＝45）．

　まず，図2-1「ギャンブルにハマる前のお金の使い方の問題」についての質問では，問題がなかったという人はわずか14%にすぎない．図2-2「いつからお金の使い方に問題があったか」という質問に対しては，約半数が小学生の頃からお金の使い方に問題があったと回答している．

　この2つの調査結果は，ギャンブルにのめり込んだ結果お金の使い方に問題を生じたというわけではなく，お金の使い方に問題があったためにギャンブルにハマってしまったことを示唆しているといえる．

　次に，図2-3「ギャンブルをやり始めて問題になった期間」についてであるが，「やり始めてすぐ」と回答した人が17%もいた．約6割が3年未満の時点で，生活に影響を及ぼすようになったと回答している．この調査結果からも，もともとお金の使い方に問題があった人がギャンブルをやることにより，問題が顕在化していることが垣間みえる．

　「依存症」は進行性の病だといわれる．たとえば，アルコール依存症の場合，楽しく飲んでいた時期があり，体に耐性ができコントロールを失うまでに10年以上かかるといわれている（女性は短いとされている）．ワンデーポートの利用者に限っての数字ではあるが，コントロールできている期間がないか，あっても極端に短く，アルコール依存症とギャンブルへの耽溺は同一な病理とみることに疑問を生じる調査結果となったといえる．

「パチンコ依存」は病的賭博なのだろうか？

　ワンデーポートの利用者の好んだギャンブルは圧倒的にパチンコ，パチスロである（図2-4）（風営法ではパチンコやパチスロは，賭博として規定されているわけではないが，ギャンブルの1つとして考え話を進める）．

　パチンコ台は近年めざましい変化を遂げている．大きく華やかな液晶画面にアニメ

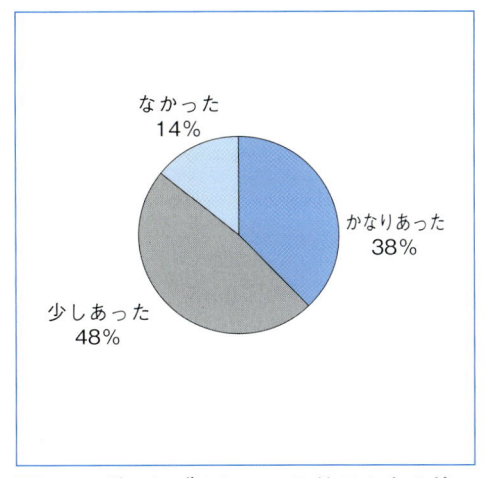

図2-1 ギャンブルにハマる前のお金の使い方の問題
- かなりあった 38%
- 少しあった 48%
- なかった 14%

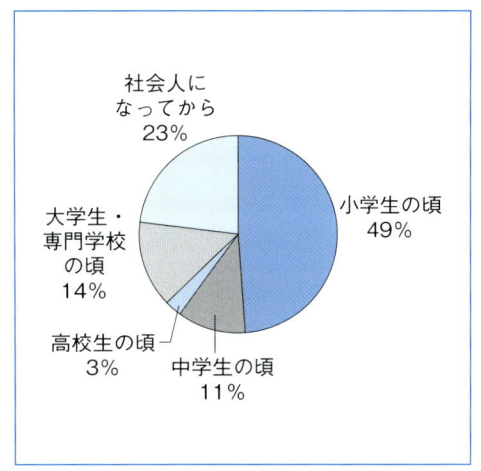

図2-2 いつからお金の使い方に問題があったか
- 小学生の頃 49%
- 中学生の頃 11%
- 高校生の頃 3%
- 大学生・専門学校の頃 14%
- 社会人になってから 23%

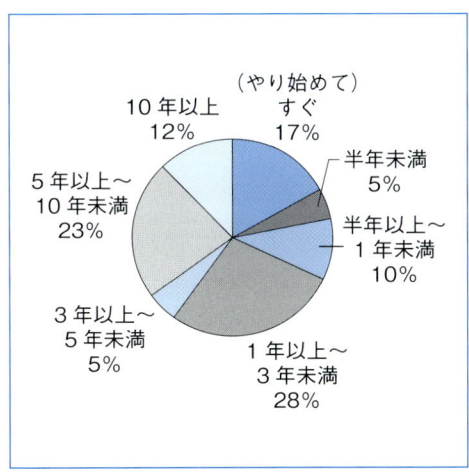

図2-3 ギャンブルを日常的に始めて生活に影響を及ぼすようになるまでの期間
- （やり始めて）すぐ 17%
- 半年未満 5%
- 半年以上〜1年未満 10%
- 1年以上〜3年未満 28%
- 3年以上〜5年未満 5%
- 5年以上〜10年未満 23%
- 10年以上 12%

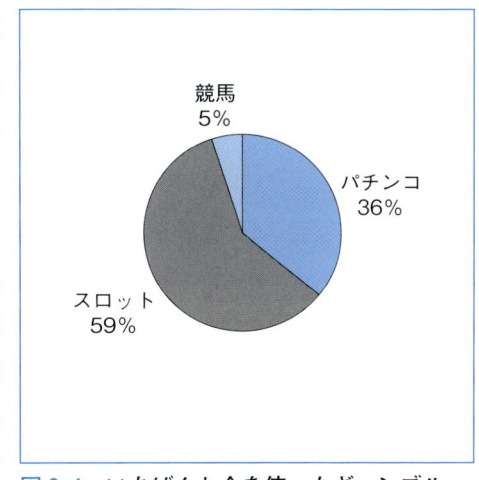

図2-4 いちばんお金を使ったギャンブル
- パチンコ 36%
- スロット 59%
- 競馬 5%

キャラクターやアイドルがテレビ画面のように登場し，さまざまなリーチアクションを演出し，大当たりの期待感を高める．パチンコは，ギャンブルであると同時にゲームであると認識すべきであろう．近年低額で遊べる1円パチンコ（通称イチパチ）や5円スロット（通称ゴスロ）が流行っている．ゲームセンター感覚で遊ぶことができるのが，いまどきのパチンコなのだ．

ワンデーポートの利用者も，以前は最低でも3万円くらい所持金がないとギャンブルをやりたいとも思わなかったという人が多かったが，最近の利用者は千円でもあれば，1円パチンコをやるという人も多い．1円パチンコをやっていた人に「何をパチンコに求めていたか」と質問すると，勝ちたいという目的とは別に，パチンコのリーチアクションが見たかったとか，やることがなかったと答える人は多い．射幸性の高い

パチスロの4号機が流行っていた2005～2007年の頃には，ワンデーポートの利用者も攻撃的で破滅的なギャンブラーが多かった．彼らは口を揃えて借金を返済するためにとか，とにかく勝ちたくてパチンコをやっていたと話していた．ここ数年の間にパチンコに求めるものが変化し，パチンコにハマる人の特性にも変化が起きていると考えられる．

こうしたパチンコ（パチスロ）台や遊び方の変化に伴い，「もともと何かしらの弱さ」を抱えている人が，日常生活に近いところに存在するパチンコに逃避的に依存するようになり，ワンデーポートの利用者の特性も変化しているのではないかと推察している．

わが国では近年「ギャンブル依存症」という言葉が医療関係者のなかでも用いられるようになってきた．多くの医療従事者はパチンコも競馬もその他のギャンブルも同じものとみなし，病的賭博（pathological gambling）として扱っている．しかし，そもそもパチンコが存在しない国で作られた診断基準に，わが国独自で，やや異質のギャンブルであるパチンコに耽溺している人を当てはめることは妥当といえるのであろうか．たとえ病的賭博として診断が可能であったとしても，支援の方法は個別性が担保されるべきではないかと思うのだが……．

● 支援の個別化とネットワーク

パチンコにハマる人の特性に向き合うことで，この12年あまりの間にワンデーポート利用の目的やカリュキュラムは大きく変化を遂げた．これまでに述べてきたようにパチンコにハマる人は軽度の障害がある人や，障害とみなすことはできないが「弱さ」を抱えている人は多い．こうした個々の課題に沿った支援をしていくためには，ワンデーポート単独では難しいため，ネットワークが必要となる．

家族からの詳細な生育歴・生活歴などの聞き取りはとても重要である．本人の特性を聞き取ることに加えて，家族支援の方向性をアセスメントする意味もある．こうした家族支援（相談）については，浦和まはろ相談室（代表：高澤和彦）に依頼している．また，発達障害の診断を行っている精神科クリニックとも密に連携し，医療的な側面からも評価してもらう．さらに，「依存症モデル」を使わない利用者の就労支援については，ハローワーク専門援助担当者や，障害者職業センター，就労支援センターなどにも協力をお願いする．長期的な生活支援や見守りについては，地域のNPOや行政機関の理解も必要だ．さまざまなネットワークを1人ひとりの特性に合わせて使いながら，問題をもつ人に寄り添うことがワンデーポートの役割だと考えている．

● 支援のあるべき姿とは？

ギャンブルへの耽溺については画一的なアプローチによる解決は限界があるのは明らかである．「依存症」という診断に付随するようにGAへの参加を提案する方法で

は，落ちこぼれる人はあまりにも多い．ギャンブルに耽溺する人の背景は複雑であり，ほとんどの場合，一朝一夕に問題が解決されることはないはずである．パチンコに耽溺する人には，前述のAさんのように長期的な関わりや見守りのなかで，時には失敗をしながら，解決していくのが普通である．

　冒頭で述べたように，わが国では1980年代より，医療福祉関係者が主導で当事者活動が広がってきた．その結果，当事者活動の自主性が弱くなり，治療という言葉が一人歩きして，生活課題という視点が失われたのではないだろうか．そして，医療機関から相互援助グループに案内されるというエビデンスさえ疑わしい画一的な方法が注目され，「治療を受ければ，誰でも簡単に短時間でよくなる」という安易な解釈を広めてしまっているように思えてならない．そうした風潮のなかで，パチンコに耽溺している「なんらかの弱さ」をもった人たちが，適切な生活支援を受けられないまま「依存症モデル」のなかや周辺で，右往左往しているように思えてならない．

　米国のアルコールを中心としたアディクション支援の文化は，医療主体で築き上げられたものではない．当事者を主体にNPO的な自由な発想のなかで，1つの運動として展開されてきたものである．社会の変化をみながら柔軟かつ迅速にプログラムを変えてきたワンデーポートの取り組みは，米国アディクション支援の発展と重なる部分があると自負している．これまで述べてきたように，パチンコにハマる人の特異性に向き合うことができたのは，ワンデーポートが社会に根ざしたNPOであるからにほかならない．

　わが国の依存症支援の課題は，医療偏重によってもたらされたNPO的な発想の欠如ではないだろうか．ギャンブルやギャンブルに付随する諸問題は社会のなかで常に変化していくものである．その変化を察知できるNPOが，社会のニーズをくみ取ることで，その時代に合った支援を提案し，提供できるはずである．

　ギャンブルに耽溺する人の問題については，生活に即した包括的な支援を行うことが不可欠であり，DSM-5において，ギャンブルへの耽溺が物質依存と同列に扱われるようになっても，医療主導で解決できる問題ではないのは明らかである．いま求められているのは，福祉領域の機関や人，あるいはGAメンバーが医療の僕に成り下がるのではなく，主体的に考え動くことである．

● Further Reading
● 認定NPO法人ワンデーポート（編）：ギャンブル依存との向きあい方．明石書店，2012

〔中村　努〕

■索引

和 文

●あ

アサーティブ 112
アセトアルデヒド 98
アルコール
　——と自殺の関係 69
　——と衝動的行動 63
　——とセックスの相乗効果 122
アルコール依存症 141
　——の遺伝的要因 90
　——の合併症 99
　——の治療 79
　——のリスク 80
アルコール性肝硬変 99
アルコール代謝酵素遺伝子多型 94
アルコール脱水素酵素 90
アルコール乱用 64
アルコホーリクス・アノニマス 163
アルデヒド脱水素酵素 90
亜硝酸エステル 118
愛着障害 81

●い

イネイブラー 132,133,141
インターネット依存度テスト 169
インターネット嗜癖 167
　——の治療 173
生きづらさ，患者の抱える 80
医療観察法 66
依存 2,3
依存症回復支援アプローチ 60
依存症患者の特徴と対応 39
依存症支援の課題 195
依存症治療 18,21
　——，外来での留意点 29
　——，精神科救急と 35
　——の問題点，治療者の 25
　——の原則，米国の 30
依存性薬物に特有の薬理効果 8
意識変容，覚醒剤による 66
違法薬物患者への対応と法的根拠 43

遺伝子多型 91
飲酒行動，遺伝子型と 93

●う

ウェルニッケ-コルサコフ症候群 99
うつ病と病的ギャンブリング 150

●え

エイズ予防指針 118
エクスポージャー治療 109
援助のポイント，依存症とトラウマを合併する人への 105

●か

化学的解離仮説 84
家族
　——，依存症患者の 45
　——，薬物依存症者をもつ 127
　——に対する個別支援 133
　——のとるべき行動，嗜癖問題のある人の 143
　——への支援 59
家族会，インターネット嗜癖の 174
家族支援，病的ギャンブリング者の 160
過剰適応 83
回復 88
　——，依存症からの 41
　——に至る流れ，精神病性障害を併存する患者の 56
回復プログラム 182
解離 79
解離性障害 81
外来治療，依存症の 28
概念，嗜癖の 141
覚醒剤 49
覚醒剤患者への対応 28
覚醒剤関連精神障害の治療 54
覚醒剤精神病研究の歴史 51
覚醒剤精神病の治療 20

覚醒剤乱用 66
渇望期自己チェックリスト 34
合併症，アルコール依存症の 99
合併症，薬物依存症患者の 45
漢方精力剤 119
関係性への嗜癖 141

●き・く

ギャマノン 160
ギャンブラーズ・アノニマス 188
ギャンブリングの定義 148
ギャンブル依存症 140,155,188,194
基礎研究，物質依存の 7
機会使用者 85
虐待の苦痛 84
急性期の治療，精神病性障害を併存する患者の 57
共依存 132,133,141
強化効果 8
強迫スペクトラム障害 149

グループ療法 172

●け

ゲイにおける薬物使用 118
解毒 22
幻覚妄想，覚醒剤による 66
幻覚妄想をもつ薬物依存症者 56
幻覚を併存する薬物依存症者 49

●こ

ごほうび療法 26
故意の自傷症候群 72
個人精神療法 174
個別支援，家族に対する 133
広汎性発達障害と病的ギャンブリング 152
向精神薬の使用，依存症者における 180
行動嗜癖 142
行動修正プログラム 22

抗精神病薬の副作用　58
高血圧　99

● さ

再発防止　88
再発予防の導入期　58
再犯率，覚醒剤事犯者の　18
債務，病的ギャンブリングによる　155

● し

ジェンダー・アイデンティティ　116
支援体制，薬物依存症者をもつ家族に対する　128
嗜癖　2, 140
――, DSM-5 の　7
――の定義　142
――への薬物治療　159
嗜癖的行動　10
嗜癖問題の治療プログラム　145
自覚効果　8
自己投与　8
自殺，アルコールと　69
自殺，物質使用と　67
自殺関連行動の頻度　69
自殺傾向　161
自殺対策　71
自殺予防　74
自傷行為，物質使用と　70
自傷行為への対処法　45
自助活動，依存症者の家族の　131
自助グループ　23
――, 嗜癖の　145, 163
自立支援，DV 被害者の　108
疾病教育　22
実行機能の衝動性　11
社会性　12
社会精神医学的な報告，覚醒剤に関する　52
社会不安障害と病的ギャンブリング　151
習慣　3
集団心理教育，家族を対象とした　135
集団精神療法　164, 172
初期援助者の役割　86
初診時の対応　28
症候性精神病質による薬物優位型暴力　64
衝動性　11
衝動的行動　63
条件契約療法　29
条件づけ場所嗜好性実験　9
心神喪失者等医療観察法　66
心理教育プログラム，家族を対象とした　135
心理療法，嗜癖を標的とした　162
身体依存　4
身体的・心理学的有害事象，覚醒剤乱用による　53
身体的暴力　106
神経基盤，薬理効果の　10
診断基準，インターネット嗜癖に関する　167
診断基準の変遷，依存と嗜癖の　3
診断的アセスメント，嗜癖の　144
診断用語にまつわる議論，依存と嗜癖の　140

● す

スクリーニングテスト，インターネット嗜癖に関する　167
随伴性マネジメント　26, 30
――, 入院治療における　38

● せ

セックスとドラッグとの関係　120
セックスの相乗効果，アルコールと　122
性的暴力　106
性的マイノリティ　116
――, 薬物問題を抱える　124
――と薬物依存　115
性同一性障害　116
精神依存　4
精神障害支援アプローチ　60
精神症状に対する薬物療法　22
精神遅滞と病的ギャンブリング　152
精神的暴力　106
精神療法，嗜癖を標的とした　162
摂食障害　71
――と自殺リスク　75
――と物質依存（症）　71
――の治療　73
選好の逆転　12
全国薬物依存症者家族連合会　131

● そ

双極性障害と病的ギャンブリング　151
相談機関，薬物依存症者をもつ家族の　129

● た

ダウンレギュレーション　13
ダルク　18, 42, 178
ダルク家族会　131
ダルクプログラム　58, 181

多衝動性過食症　72
代謝，アルコールの　90
脱法ドラッグ患者　20
単純嗜癖　149
単純性 PTSD　104

● ち

治療
――, インターネット嗜癖の　173
――, 覚醒剤関連精神障害の　54
――, 精神病性障害を併存する患者の　57
――と支援，病的ギャンブリングの　159
――の動機づけ　21
治療関係づくり　21
治療的対処，嗜癖問題への　143
治療導入，依存症患者への　87
治療プログラム，嗜癖問題の　145
遅延報酬割引　11
中毒性精神病　49
――の治療　22
中脳-辺縁系ドパミン神経　10
長時間曝露療法　109

● つ・て

通報に関する問題　28

デイケア，インターネット嗜癖の　174

● と

トラウマ，暴力や虐待など　102
トラウマ・ボンド（トラウマの絆）　104, 112
トラウマの心理療法　109
ドパミン神経系　10
ドラッグとの関係，セックスと　120
統合失調症と病的ギャンブリング　151
糖尿病　99
動機づけ面接法　26

● な

ナラノン　131
内観療法　164

● に

入院治療，依存症の　32
入院治療，インターネット嗜癖の　174
人間関係嗜癖　141

人間関係の問題　41
認知行動療法　110, 164, 171
認知行動療法的アプローチ　25

● は

ハーム・リダクション　25
バイセクシュアル男性における薬物使用　118
パーキンソン病と病的ギャンブリング　150
パチンコ依存　192
発育期ストレス　12
発達トラウマ障害　81
── , 解離と　81
反社会性パーソナリティ障害と病的ギャンブリング　151

● ひ

被害妄想　66
被虐待経験　103
病的ギャンブリング（病的賭博）　140, 147, 155, 194
── とうつ病　150
── と統合失調症　151
── と併存疾患　150
── の治療と支援　159
── の治療目的　163

● ふ

プロセス依存　147
複雑性PTSD　104
物質依存（症）　149
── と摂食障害　71

物質使用障害
　── , 精神病性障害と　65
　── とPTSDの合併　103
　── に対する苦手意識　67
　── の治療の原則　30
物質使用と自殺の関係　67
物質使用と自傷行為　70

● ほ

補助介入ツール　31
報酬系　10
報酬効果　9
報酬の認知に関する衝動性　11
暴力行動, 重複障害における　65
暴力犯罪, 物質使用と　63
暴力被害　105
本態性精神病質による人格優位型暴力　64

● ま

マトリックスモデル　25, 30
慢性石灰化膵炎　99

● め・も

メタンフェタミン　49

妄想を併存する薬物依存症者　49

● や

薬物依存, HIV/AIDSと　117
薬物依存症　19
　── とPTSD　110

　── と衝動的行動　63
　── の治療　79
　── の治療とトラウマの問題　102
　── の治療の流れ, 中毒性精神病と　37
　── の入院治療　33
　── のリスク　80
薬物依存症者
　── , 精神病性障害を併存する　49
　── をもつ家族　127
　── をもつ家族に対する支援体制　128
薬物渇望期　33
薬物弁別　8
薬物問題を抱える性的マイノリティ　124
薬物療法, 嗜癖への　159
薬物療法, 精神症状に対する　22
薬理効果, 依存性薬物に特有の　8

● ゆ

有病率, インターネット嗜癖の　169
有病率, 病的ギャンブリングの　156

● り

リハビリ施設　23
リラプス・プリベンション　25

● わ

ワンデーポート　188

欧文

数字

5-methoxy-N, N-diisopropyltryptamine(5-MeO-DIPT) 119

A

A Relational Intervention Sequence for Engagement(ARISE) 132
AA 163
acetaldehydism 98
addiction 3,140
ADHの遺伝子多型 92
adult children of alcoholics 141
alcohol dehydrogenase(ADH1B) 90
aldehyde dehydrogenase(ALDH2) 90
ALDH2の遺伝子多型 93

C

co-dependence 141
cognitive behavioral therapy(CBT) 110,164,171
Community Reinforcement and Family Training(CRAFT) 132
conditioned place preference(CPP) 9
cross addiction 88

D・E

Deliberate Self-Harm syndrome (DSH) 72
dependence 2,3
developmental trauma disorder 81
Diagnostic Questionnaire(DQ) 168
Drug Addiction Rehabilitation Center(DARC) 18,42,178
drug discrimination(DD) 8
DSMの診断基準 4
DSM-Ⅲの特徴 4
DSM-Ⅳの特徴 6
DSM-5の特徴 6,140

enabling 132,133,141

G

Gamblers Anonymous(GA) 188
gender identity disorder 116

H

habituation 3
harm reduction therapy(HRT) 172
HIV/AIDSと薬物依存 117

I

ICD-10の依存症候群 6
injection drug use(IDU) 117
Internet Addiction Test(IAT) 169

L・M

LGBT 116
LIFEプログラム 26
multi-impulsive bulimia 72

N

Narcotics Anonymous(NA) 42
needle-syringe programming (NSP) 117

P・R

Parent and Carers Training Programme(PACT) 132
pathological gambling(PG) 140,147,155,194
prolonged exposure(PE) 109
PTSD,薬物依存症と 110
PTSDの合併,物質使用障害と 103

recreational user 85

S・T・W

self administration(SA) 8

Threat/Control-override(TCO)症状 65

Wernicke-Korsakoff syndrome (WKS) 99